羽生正宗 著

医療簿記
Ⅰ

大学教育出版

はしがき

　1960年以降日本の病院の大部分は、収益管理以外、財務的管理にはあまり取り組んでこなかった。実際1980年代までは、原価管理に取り組まなくても国民皆保険の達成による医療需要の確保及び促進と経済の継続的発展を背景とした安定した経営環境のおかげで比較的容易に経営を維持することができたのである。しかし、1990年代以降の診療報酬単価の継続的な強い抑制という厳しい財務環境の到来とともに、病院の数が減少に転じている。

　企業経営の目的が利益を上げることであるのに対し、医療経営の目的は永続性を確保することである。しかし、実際には医療機関（病院、診療所、歯科医院）の倒産件数は、2002年度以降増加傾向にあり、特に2006年度以降は年間40件前後と高い水準にあり、その約半数が負債額10億円～30億円にもなっている。

　わが国では病院の7割以上が医療法人や個人が経営する、いわゆる民間病院である。厚生労働省の医療施設調査で民間病院の数の推移を見ると、病院数は1970年から漸次増加してきたが、戦後最も多かった1990年の1万病院をピークに1992年からは1万施設を割り年々減少を続けている。2009年10月現在では8,800病院を割り、昨年よりさらに約70病院減となっており、その数は今後も確実に減少傾向にある。

　こうした経営環境の変化を受けた医療機関が基本的に取り組まなければならない課題は、「コスト管理」である。医療費抑制策の下、単純な規模拡大が不可能になったことに加え、今後導入の拡大が見込まれるDPC（診断群別の医療費包括支払制度）への対策としてコスト管理の仕組みの構築は欠かせない。原価計算等によりコスト構造の把握をし、無駄な費用を削減する一方、コストに合わない事業の取扱いについては、合理的な判断の実施が必要となる。また、コスト管理と同時に、「医療の質の維持・向上」を両立させることも重要である。患者及び外部利害関係者の信頼の中核は、医療の質であり、標準化による質の管理が基本である。PDCAサイクルやTQM、クリティカルパスを始めとしたいわゆる管理手法の活用が質の安定化に役立つものであり、さらに組織的な質管理の仕組みを構築することの重要性は大きい。

　近年の新たな医療経営に関するテーマは多大であるが、医療の標準化を進め、詳細な診療情報の管理と、徹底したコスト管理により、経営の仕組みと質を大幅に向上させなければ、対応できない。

　医療機関は、より付加価値が高く、患者の満足を引き出せるサービスを提供し、支持を得なければ組織の生き残りは難しい。

　病院が提供する医療サービスは、医師、看護師等様々な専門職種の職員の技術的、組織的連携によって担われている。厳しい環境下、今後の医療ニーズの高度化、多様化に対応し、さらに患者のニーズを踏まえつつ、質の高い医療を効率的に提供していくため

には、組織全体が病院機能の一層の充実・向上を図っていく必要があり、病院自らの努力が望まれる。

これらのことを受け、医療の専門家とは別に、医療分野での経営手腕、ノウハウをもつ人材を迎え入れたいとする要請が高まってきている。また、わが国においても、欧米にくらべ立ち遅れている医療経営人材の養成に警鐘を鳴らし始めており、全国的に医療経営専門家の人材養成への期待は大きくなりつつある。

医療サービス産業の事務管理に従事する人員に関しては、1996年には72万人だったのが、2015年には97万人へと25万人増えるものと推定される。さらに大きな課題として、2015年における医療サービス産業の事務管理に従事者97万人のうち、経営執行管理者あるいはそれを補佐する上級管理職務にあたらなければならない人員が少なく見積もっても、その1割（約10万人）程度は必要になると予想される。

病院では総職員数の約1割が事務職員であり、その中にはいわゆる医療事務を主として担う職員もいるが、特に中小規模以上の病院では、総務、企画、会計、人事など一般企業における事務部門と同じ機能を担う事務職員がかなり存在している。その事務職員約16万人のうち約3割の約5万人が会計従事者と推測されるのである。

しかしながら、それに対応するための医療経営専門家の人材の供給が追い付いていないばかりか、育成する環境も整っていないのが現状である。これら会計に携わる事務職員には会計力「医療簿記」の習得が必須である。そうした意味で、本テキストは簿記能力のスキルアップには必携の書となることを確信している。

さらに、このような人材を育成するため、ベンチャービジネスとして、山口大学経済学部支援のもと、「一般財団法人医療福祉経営研究機構」を、2010年3月に設立した。これは医療福祉に関する事業を行い、医療福祉実務教育及び研究の充実と向上を図り、教育文化の発展に寄与することを目的として実施するものである。

本書は、協会における医療・福祉簿記検定試験制度の推薦図書として病院会計準則に則った医療会計をダイレクトに学ぶものであり、医療機関における円滑な会計業務を遂行する人材の育成のために、まず第Ⅰ部において、医療簿記総論として、医療簿記の意味・目的・種類および基本的前提や医療簿記の基本概念を述べ、第Ⅱ部において、病院会計準則について詳解し、さらに第Ⅲ部各論において、病院会計準則における勘定科目の解説から財務諸表の作成まで解説している。

医療機関の会計業務は年々複雑になりつつある。今後は、専門的な知識を兼ね備えた人材の育成が必要であり、会計専門員を育成することは非常に重要である。

これまで、医療機関において会計業務に携わる人達は、通常の商業簿記を学び、それを医療に置き換えて適用してきた。

「一般財団法人医療福祉経営研究機構」では、医療簿記3級レベルから、2級、1級、さらに病院経営分析も含めレベルアップ指針によるピラミッド型の積み上げ形式により、

頂点となる「医療・福祉経営士」の資格取得検定試験を行う。

　医療会計に携わる事務職員を始めとし、今後、医療機関において事務職員を目指す者にその推薦図書である本書がスキルスタンダード図書として、受け入れられることを切に願っている。

　今回の刊行にあたって、多くの方々のご指導、ご助言をいただいた。この場を借りて御礼申し上げたい。また出版事情の厳しいなかで、企画から出版までご協力、ご支援をいただいた(株)大学教育出版の佐藤守氏に衷心より感謝の意を表したい。

　2010年3月吉日
　　　「桜蕾に降注ぐ春光に、時を楽しむ」うららかな別府湾を臨む書斎にて
　　　　　　　　　　　　　　　　　　　　　　　　　　　　　　　羽生正宗

医療簿記Ⅰ
目　次

はしがき …………………………………………………………………………… i

Ⅰ．医療簿記総論 ………………………………………………………… 1

第1章　医療簿記の概要 ……………………………………………………… 2
1．医療簿記の意義 …………………………………………………………… 2
2．医療簿記の目的 …………………………………………………………… 2
3．医療簿記の役割 …………………………………………………………… 3
4．医療機関における簿記 …………………………………………………… 4
　　(1)　単式簿記と複式簿記　　4
　　(2)　現金主義と発生主義　　5

第2章　医療簿記の基本概念 ………………………………………………… 7
1．複式簿記の5大計算要素 ………………………………………………… 7
　　(1)　資産　　7
　　(2)　負債　　8
　　(3)　純資産　　8
　　(4)　収益　　10
　　(5)　費用　　10
　　(6)　医業外収益　　11
　　(7)　医業外費用　　11
　　(8)　臨時収益　　11
　　(9)　臨時費用　　11
2．貸借対照表 ………………………………………………………………… 12
　　(1)　貸借対照表とは　　12
　　(2)　貸借対照表における純損益の計算　　13
3．損益計算書 ………………………………………………………………… 16
　　(1)　損益計算書とは　　16
　　(2)　損益計算書における純損益の計算　　16
4．貸借対照表と損益計算書との関係 ……………………………………… 19

第3章　取引と勘定記入 ……………………………………………………… 21
1．取引の意義 ………………………………………………………………… 21
2．勘定 ………………………………………………………………………… 21
　　(1)　勘定の意義　　21
　　(2)　勘定科目の分類　　21
　　(3)　勘定口座の形式　　23
　　(4)　勘定記入の法則　　24
3．取引要素の結合関係 ……………………………………………………… 25

第4章　仕訳と転記 …………………………………………………………………… 29
　　1．仕訳 …………………………………………………………………………… 29
　　2．転記 …………………………………………………………………………… 32

第5章　帳簿の仕組み ………………………………………………………………… 35
　　1．仕訳帳と総勘定元帳 ………………………………………………………… 35
　　2．帳簿の種類 …………………………………………………………………… 35
　　3．仕訳帳の記入方法 …………………………………………………………… 37
　　4．総勘定元帳の記入と転記 …………………………………………………… 39
　　　　(1)　総勘定元帳の記入方法　39
　　　　(2)　総勘定元帳の転記方法　41
　　5．伝票式会計 …………………………………………………………………… 48
　　　　(1)　伝票の役割と種類　48
　　　　(2)　日計表　60
　　　　(3)　伝票からの転記　63

第6章　試算表 ………………………………………………………………………… 64
　　1．試算表の意味と目的 ………………………………………………………… 64
　　2．試算表の種類と作成 ………………………………………………………… 64
　　　　(1)　合計試算表　66
　　　　(2)　残高試算表　66
　　　　(3)　合計残高試算表　67
　　3．貸借平均の原理 ……………………………………………………………… 71

第7章　精算表 ………………………………………………………………………… 74
　　1．精算表の作成 ………………………………………………………………… 74
　　2．精算表のしくみ ……………………………………………………………… 75

第8章　決算処理 ……………………………………………………………………… 80
　　1．決算の目的 …………………………………………………………………… 80
　　2．決算の流れ …………………………………………………………………… 80
　　3．決算予備手続 ………………………………………………………………… 81
　　　　(1)　試算表作成　81
　　　　(2)　たな卸表作成と決算整理について　84
　　4．決算本手続 ─ 決算整理 ─ ………………………………………………… 87
　　　　(1)　期末たな卸処理　87
　　　　(2)　取立不能見込額　97
　　　　(3)　有価証券の評価替え　99
　　　　(4)　固定資産の減価償却　100
　　　　(5)　費用・収益の繰延べ・見越し　105

　　　　(6) 引当金の設定　112
　　5．各勘定の締切り ……………………………………………………………………… 114
　　　　(1) 締切り手続　114
　　　　(2) 英米式決算法による帳簿締切り　114
　　　　(3) 大陸式決算法による帳簿締切り　121

Ⅱ．医療機関の会計基準 ……………………………………………………………… 129

第9章　医療機関の開設主体及び準拠する会計基準 ……………………………… 130
　　1．医療機関の開設主体について ……………………………………………………… 130
　　2．医療機関の開設主体の準拠すべき会計基準 …………………………………… 130
　　3．開設主体別の会計基準の特徴 ……………………………………………………… 131

第10章　病院会計準則について ………………………………………………………… 137
　　1．病院会計準則の概要 ………………………………………………………………… 137
　　2．病院会計準則の構成 ………………………………………………………………… 139
　　3．第1章　総則（第1～第5） ……………………………………………………… 148
　　　　(1) 病院会計準則の目的　148
　　　　(2) 適用の原則　148
　　　　(3) 会計期間　148
　　　　(4) 会計単位　149
　　　　(5) 財務諸表の範囲　149
　　4．第2章　一般原則（第6～第13） ……………………………………………… 150
　　　　(1) 真実性の原則　150
　　　　(2) 正規の簿記の原則　151
　　　　(3) 損益取引区別の原則　152
　　　　(4) 明瞭性の原則　152
　　　　(5) 継続性の原則　153
　　　　(6) 保守主義の原則　154
　　　　(7) 重要性の原則　154
　　　　(8) 単一性の原則　155
　　5．財務諸表の構成要素 ………………………………………………………………… 155
　　　　(1) 資産　155
　　　　(2) 負債　156
　　　　(3) 純資産　157
　　　　(4) 収益・費用　157
　　6．認識と測定 …………………………………………………………………………… 158
　　　　(1) 取得原価主義　158
　　　　(2) 有価証券の評価　159
　　　　(3) たな卸資産の評価　165
　　　　(4) 金銭債権の評価（貸倒引当金）　167

(5) 有形固定資産の評価　170
　　　(6) 無形固定資産の評価　171
　　　(7) リース資産の会計処理　172
　　　(8) 退職給付引当金　175
　　　(9) 施設間取引について　179
　7．財務諸表の体系 …………………………………………………………………… 181
　8．第3章　貸借対照表原則（第14～第27） ……………………………………… 181
　　　(1) 貸借対照表の意義・目的　181
　　　(2) 貸借対照表の表示　182
　　　(3) 資産の勘定科目　183
　　　(4) 負債の勘定科目　184
　　　(5) 純資産の勘定科目　190
　　　(6) 貸借対照表の様式　191
　9．第4章　損益計算書原則（第28～第40） ……………………………………… 192
　　　(1) 損益計算書の意義・作成目的　192
　　　(2) 損益計算書の表示　193
　　　(3) 発生主義の原則　194
　　　(4) 総額主義の原則　194
　　　(5) 費用収益対応の原則　194
　　　(6) 実現主義の原則　195
　　　(7) 損益計算書の勘定科目　195
　　　(8) 損益計算書の様式　209
　10．第5章　キャッシュ・フロー計算書原則（第41～第48） ……………………… 212
　　　(1) キャッシュ・フロー計算書の意義、作成目的　212
　　　(2) 資金の範囲　212
　　　(3) キャッシュ・フロー計算書の表示区分　213
　　　(4) 施設間取引の取扱い　214
　　　(5) キャッシュ・フロー計算書の様式例　217
　11．第6章　附属明細表原則 ………………………………………………………… 219
　　　(1) 附属明細表の意義、作成目的　219
　　　(2) 附属明細表の種類、様式　219

(付録1) 病院会計準則と関連する注解 ……………………………………………………… 226
(付録2) ガイドライン項目と関係する開設主体一覧 ……………………………………… 229
(付録3) 病院会計準則　注解一覧表 ………………………………………………………… 230
(付録4) 病院会計準則　別表　勘定科目の説明 …………………………………………… 236

Ⅰ．医療簿記総論

第1章　医療簿記の概要

1．医療簿記の意義

　簿記とは、病院における取引を、一定のルールに従って記録したり、計算したり、集計したりする技術で、財務諸表といわれる書類を作るための一連の帳簿記入の手続きといえる。病院会計準則の一般原則に正規の簿記の原則があり、まず、病院の財政状態運営状況に関するすべての取引事象を体系的に記録し、正確な会計帳簿を作成すること（正確性）、会計帳簿が網羅的に記録されていること（網羅性）、会計帳簿が検証可能な証拠資料にもとづいていること（立証性）、病院の財務諸表は、正確な会計帳簿にもとづき作成され、相互に整合性を有しなければならないこと（整合性）が挙げられている。病院会計準則は、病院の財務諸表の作成ルールを定めたものだが、その財務諸表は簿記による会計記録にもとづき作成される。病院会計準則の詳細は、「Ⅱ．医療機関の会計基準」（P.129）で後述する。

　簿記には単式簿記と複式簿記があるが、この正規の簿記の原則の要件を備えた会計帳簿は一般に「複式簿記」による会計帳簿が該当すると解されている。しかし、複式簿記による会計帳簿でなくとも、重要性の乏しいものについては、合理的な範囲で他の簡便な方法によることも、正規の簿記の原則に従った処理として認められている。

　単式簿記は、収入は＋として、支出は－として処理しながら残高を計算する記帳技術である。一方、複式簿記は、増えたり減ったりを＋や－の記号ではなく、左（借方という）や右（貸方という）に金額を記入することで表現する。また、その取引について勘定科目で、取引によって生じた事象を表現していき、仕訳帳や（総勘定）元帳という帳簿で取引やその取引によって生じた事象を記録することになる。複式簿記では、借方と貸方の金額は一致する。これを貸借平均の原則という。

　会計上（簿記上）の取引とは、経済的価値の変動をもたらす事象、すなわち、その活動が金額で表現できる場合に取引というのである。その取引を記録したり、集計したりするときに、取引の5要素（資産・負債・純資産・医業収益・医業費用）といわれる関係が常に重要になってくる。

2．医療簿記の目的

　病院は医療法の非営利原則にもとづき非営利事業を行わなければならないとあるが、非営利の事業も他の営利事業と同様にその活動には資金を必要とする。医業活動の中で資金を調達し、投入し、医業活動をより効果的に実施するためのさまざまな経済活動を行い、活動を継続し、維持している。良質の医療サービスを提供するためには、病院経営は健全な財務状態を維持しなければならないため、経営状態を適時に把握する財務管理に資する財務情報が必要である。

　医療簿記では医業活動によって生じる財産の増加や減少を記録し、計算・整理し、結果

を報告するが、主に以下のような目的を果たしている。

1) 記録するという目的

簿記上の記録は、医業活動の発生順に行う。したがって取引があった事実を検証できるので、取引先との紛争など裁判上の問題などにも証拠として役立てることができる。

2) 外部に報告する目的

簿記によって病院の財産などの増減変化を記録することで、一定期間において医業サービスの提供、補助金の受取りなどにより、どれだけの収益を稼得したか、またその稼得に対応して要したすべての費用（医薬品の購入や給料の支払いなど）がどれだけかかったかを計算し、病院の当期の損益を明らかにすることによって、病院の一定期間の運営状況を明らかにする。このことにより、一定期間の損益が明らかになり病院の収益力や、会計期末における財政状態を知ることができる。これらの報告書類を財務諸表という。

3) 財産を保全する目的

簿記によって、現金、預金、医業収益の未収分などの債権、医薬品等の仕入代金の未払分などの債務、借入金などの現在高を確定することで、病院の一定時点における財政状態を明らかにする。現金などの残高に限らず、取引先に対する債権なども残高を把握しなければならない。医業活動によって生じる金銭その他の財産の変動を組織的に記録することによって、病院の財産管理に役立てる。

4) 経営を管理する目的

簿記によって医業活動の成果を知ることで、無駄がないかという経営の合理化を図ったり、将来の目標を立てたりして経営に役立てることができる。病院の一定期間におけるすべての収益と費用を組織的に記録することによって、当期の損益に影響を与えた重要な内容について詳細に把握する。

すなわち、簿記の目的は病院の「財政状態」と「運営状況」を明らかにし、報告することにあるのである。

3．医療簿記の役割

医療簿記の役割は、病院の財政状態（貸借対照表）及び運営状況（損益計算書）を把握することであり、それによって、経営を管理することにある。

① 病院の正確な経営状態を知らせることにより、将来の経営方針や経営計画を策定する情報となる。
② 日々の経営改善につながるきっかけを提供することで、経営体質の強化を図る。
③ 病院の財政状態や運営状況に関して、真実の報告をすることにより、病院の効率化を図るものである。
④ 財務諸表を作成することによって、必要な会計情報を明瞭に表示し、病院の状況を適切に判断し、経営分析を行う。

⑤ 病院の財政状態や運営状況に関する有用な情報を提供することで、利害関係者の判断のもととする。

4．医療機関における簿記

簿記には、単式簿記と複式簿記があるが、一般的に企業や病院などは、正確に経営成績の実態を把握し、結果を残す必要があるため、複式簿記を取り入れ記帳している。

詳細についてはそれぞれ以下のとおりである。

(1) 単式簿記と複式簿記

1) 単式簿記

単式簿記とは簡易簿記ともいい、現金の入出金を基準に日々の取引すべてをそのまま単純に帳簿に記帳していく方法である。つまり、現金や債権・債務の変動をいわゆる家計簿のように日付順に記録・計算する簿記法である。専門知識を持たずとも容易に期中の収支と現金の残高を把握することができる。ただし、現金の残高は簡単に確認できるものの、現金の増減した原因（内訳）まで把握するには再度集計が必要となり不便である。

記載項目が少なく比較的簡単に記帳ができる点において単式簿記は有効であるが、財産記帳機能が不完全で記帳の間違いを見つけづらい欠点がある。

2) 複式簿記

複式簿記とは、日々の取引の1つ1つを原因と結果に分解し、それぞれを別の帳簿に記帳していく方法である。つまり、現金や債券・債務のほか、費用や収益などを含む医業活動から生じるすべての取引を、組織的に記録・計算する簿記法である。

例えば、患者の診療を行い、医療報酬として窓口で現金を受け取ったというような場合、手元の現金の増加という結果がもたらされたのは、診療を行ったという原因の発生があったからである。つまり、医療サービスの提供という原因を収益の発生、現金の増加を資産の増加と認識し、これを会計帳簿に記録していく。このように1つの取引を原因と結果という2つの側面から把握し記帳するのである。

最終的には財産の種類ごとに複数の帳簿（元帳）に記帳するが、仕訳としては、まず増えた財産の勘定科目と金額を借方（左）に、減った財産の勘定科目と金額を貸方（右）に記帳する。したがって、貸借は常に平衡がとれているのが複式簿記の特長である。

なお、複式簿記により記録・計算・整理するためには、資産・負債・純資産・収益・費用という5つの要素に分類する必要がある。

(2) 現金主義と発生主義

医療簿記においては、取引に従い、収益及び費用を計上していくうえで、一定のルールに従って処理していかなければならない。一般的には、以下のような**現金主義**と**発生主義**があるが、医療機関は、病院会計準則に従い、発生主義にもとづいた記帳を行う。

1) 現金主義

現金主義とは、現金の受払いがなされた時点で収益及び費用を認識し計上を行う会計処理である。例えば、購入価額100万円で償却期間10年の医療用器機を購入した場合、実際に支払いをした初年度に100万円を全額費用計上するため、損益（収益と費用の差額）に偏りが発生してしまう。現金主義では損益計算は容易かつ確実に行えるが、近年のように信用取引が発達し、また、固定資産の取得に巨額の費用を要するような状況下では、現金主義による損益計算は、当該会計期間中の経営活動の結果を正しく表しているとはいえないのである。このように、現金主義は実態から乖離するため、原則として発生主義を用いて、会計処理を行う。

2) 発生主義

発生主義とは、現金主義とは相対する概念であり、取引を発生時点又は発生期間で認識し計上を行う会計処理である。つまり、現金の収入や支出に関係なく、病院における医業サービスの提供や取引発生の事実が発生した時点で、収益及び費用を認識し計上して損益計算を行うことをいう。これが発生主義会計である。

所得税法においても「事業所得の総収入金額の収入すべき時期」（所得税基本通達36-8-5）より、「人的役務の提供による収入金額については、その人的役務の提供を完了した日。ただし、人的役務の提供による報酬を期間の経過又は役務の提供の程度等に応じて収入する特約又は慣習がある場合におけるその期間の経過又は役務の提供の程度等に対応する報酬については、その特約又は慣習によりその収入すべき事由が生じた日」とされている。

例えば、医業収益は医業サービスの提供を行った時点で計上するものであって入金時ではない。

病院において、保険診療を行った場合の収益については、診療行為が実際に行われ、保険点数が算定された時点で計上する必要がある。万が一、窓口で患者負担分を受領できなかった場合や診療報酬が未入金の場合も、発生した日の取引と認識し、未収金として仕訳を記帳しなければならないのである。

＜発生主義の考え方＞

※医業サービスの提供日（現金入金の有無を問わない）

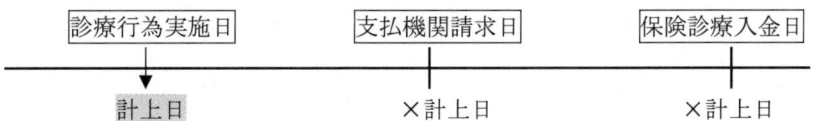

なお、収入と費用の計上の時期についてはそれぞれ以下のとおりである。

【収入計上時期】
・原則として診療行為が終了した時点で、診療行為ごとに計上する。
　　ただし、実務上では、原則にもとづいた診療行為別の毎回の計上は事務処理が煩雑化することから、窓口においての日々の入出金については、診療ごとに計上（診療時に入金がない場合は、未収金として計上）し、保険請求分については、月末において収益計上するという処理が、一般的である。

【費用計上時期】
・収入の計上時期と同じく、発生主義にもとづき計上する。
　　例えば、役務の提供を受けた費用については、支払時期に関係なく、請求書及び内訳明細書等により当期において役務の提供を受け完了していた場合は、当期内に費用として計上するのである。
　　病院会計準則においては、この発生主義の原則により、未実現の費用・収益の計上は禁止され、以下のように定義されている。

第32　発生主義の原則
　すべての費用及び収益は、その支出及び収入に基づいて計上し、その発生した期間に正しく割当てられるように処理しなければならない。ただし、未実現収益は原則として、当期の損益計算に計上してはならない。
　前払費用及び前受収益は、これを当期の損益計算から除去し、未払費用及び未収収益は、当期の損益計算に計上しなければならない。

第2章　医療簿記の基本概念

1．複式簿記の5大計算要素

前章で説明した複式簿記は、「資産」、「負債」、「純資産」、「収益」、「費用」の5つに分類されており、処理することになる。この5つの要素を簿記の5大計算要素という。

日常の取引により発生する5大計算要素の増加・減少による変化を、記録、計算、報告するという一連の過程によって会計処理を行うことになる。

まず複式簿記の5大計算要素について以下に提示する。

[5大要素]
(1) 資産　＝　現金、預金、医薬品、建物、有価証券など。　⎫
(2) 負債　＝　買掛金、借入金、賞与引当金など。　　　　　⎬　貸借対照表項目
(3) 純資産＝　当期利益など。　　　　　　　　　　　　　　⎭

(4) 収益　＝　入院診療収益など。　　　　　　　　　　　　⎫　損益計算書項目
(5) 費用　＝　医薬品費、給料、委託費、減価償却費など。　⎭

5つの要素のうち、資産・負債・純資産を記載したものが**貸借対照表**、収益・費用を記載したものが**損益計算書**である。

(1) 資　産

資産は、現金や預金、建物など貨幣的評価が可能な財産にあたるものである。資産は、一般に流動資産、固定資産の2つに分類される。なお、1年以内（短期間）に取引されるものは流動資産、1年以上（長期間）使用することを目的として所有する資産は固定資産となる。

流動資産には、現金、預金、医業未収金、未収金、短期貸付金などのほか、医薬品なども含まれる。なお、病院会計準則における貸借対照表上は、「現金及び預金」として表示するとされている。

固定資産は、さらに有形固定資産と無形固定資産、その他の資産に分けられる。それぞれの内容は以下に示すとおりである。

なお、資産は貸借対照表の借方項目として計上される。

流動資産：　貸借対照表のうち、すぐに使用が可能な現金・預金のほか、1年以内に回収できる予定の債権や、短期間に費消する物品など。

8　Ⅰ．医療簿記総論

固定資産：　貸借対照表のうち、1年以上の長期に渡って使用し、その金額が一定額以上の資産。
　　　　　　土地、建物、構築物、車両、医療用器械など物理的形態のあるものを**有形固定資産**といい、借地権などの権利やソフトウェアのように物理的形態のないものを**無形固定資産**といい、流動資産に属さない有価証券、長期貸付金並びに有形固定資産及び無形固定資産に属するもの以外の長期資産をその他の資産という。

(2) 負　債

　負債とは、一定時点において、特定の会計単位（病院）が債権者に対して、後日、一定の貨幣、財貨、あるいはサービスを提供しなければならない債務もしくは義務のことをいう。いわゆる借金のことである。返済期間によって、流動負債と固定負債に分類される。返済期間が1年以内のものを流動負債、1年を超えるものを固定負債という。流動負債には、買掛金、支払手形、未払金、短期借入金、賞与引当金などがある。固定負債には、長期借入金、退職給付引当金などがある。

流動負債：　流動負債とは、経常的に行われる医業活動による取引で生じた買掛金、支払手形等の債務及びその他期限が1年以内に到来する債務並びに引当金のうち、通常1年以内に使用される見込みのものをいう。
固定負債：　固定負債とは、長期借入金、その他経常的な活動以外の原因から生じた支払手形、未払金のうち期間が1年を超えるもの、また、引当金のうち退職給付引当金のように通常1年を超えて使用される見込みのものをいう。

(3) 純資産

　資産総額から負債総額を差し引いた残額を純資産といい、病院の正味財産を示すものである。損益計算書との関係を明確にするために、当期純利益または当期純損失を内書で記載する。また、純資産について、病院会計準則注9には以下のように規定されている。「(付録3) 病院会計準則　注解一覧表」P.231参照。

> **（注9）　純資産の意義と分類について**
> 　非営利を前提とする病院施設の会計においては、資産、負債差額を資本としてではなく、純資産と定義することが適切である。
> 　資産と負債の差額である純資産は、損益計算の結果以外の原因でも増減する。病院は施設会計であるため貸借対照表における純資産の分類は、開設主体の会計の基準、課税上の位置づけによって異なることになり、統一的な取り扱いをすることはできない。したがって、開設主体の会計基準の適用にあたっては、必要に応じて勘定科目を分類整理することになる。ただし、当期純利益又は当期純損失を内書し損益計算書とのつながりを明示しなければならない。

【問題1】

次の各項目を、資産・負債にそれぞれ分類して記入しなさい。

建物	現金	役員従業員短期借入金	医業未収金	土地
医療用器械備品	買掛金	ソフトウエア	医薬品	他会計長期借入金
退職給付引当金	前受収益	預金		

解答

資産	流動資産	現金、預金、医業未収金、医薬品
	固定資産	建物、土地、ソフトウエア、医療用器械備品
負債	流動負債	役員従業員短期借入金、買掛金、前受収益
	固定負債	他会計長期借入金、退職給付引当金

【問題2】

B病院の、平成×1年1月1日現在の資産と負債は次のとおりであった。よって、①資産総額、②負債総額、③純資産の額を計算しなさい。

| 現金 | 250,000 | 医薬品 | 200,000 | 診療材料 | 350,000 |
| 建物 | 3,000,000 | 買掛金 | 100,000 | 長期借入金 | 1,500,000 |

解答

① 資産総額　3,800,000円

　　（現金）　（医薬品）　（診療材料）　（建物）　（資産総額）
　　250,000 ＋ 200,000 ＋ 350,000 ＋ 3,000,000 ＝ 3,800,000円

② 負債総額　1,600,000円

　　（買掛金）（長期借入金）（負債総額）
　　100,000 ＋ 1,500,000 ＝ 1,600,000円

③ 純資産の額　2,200,000円

　　（資産総額）　（負債総額）　（純資産の額）
　　3,800,000 － 1,600,000 ＝ 2,200,000円

解説

① 資産に分類されるのは、現金、医薬品、診療材料、建物である。

② 負債には、買掛金と長期借入金が該当する。
③ 純資産の額は、純資産等式にもとづいて求められる。

(4) 収　益

　病院会計準則によると「収益とは、施設としての病院における医業サービスの提供、医業サービスの提供に伴う財貨の引渡し等の病院の業務に関連して資産の増加又は負債の減少をもたらす経済的便益の増加である。」と定義されている。

[医業収益]

　医業収益とは、医業損益計算に属し、「入院診療収益、室料差額収益、外来診療収益、保健予防活動収益、受託検査・施設利用収益及びその他の医業収益等に区分して表示する。（病院会計準則第35.1）」と規定されている。

　また、「医業収益は、実現主義の原則に従い、医業サービスの提供によって実現したものに限る。（病院会計準則第35.3）」とされている。これは、収益が発生した期間に会計処理を行う必要があるが、「実現」という要件がなければ医業収益として会計処理は認められないということである。

　ここで実現主義とは、診療行為等の医業サービスや診療材料等の物品の提供が行われ、かつそれが現金及び現金化されるのが確実（医業未収金、受取手形等）となったときに初めて収益を計上することをいう。

　したがって、実現主義の原則から、医業収益は入金時点ではなく、診療行為の実施時に収益を計上することが求められる。

(5) 費　用

　病院会計準則によると「費用とは、施設としての病院における医業サービスの提供、医業サービスの提供に伴う財貨の引渡し等の病院の業務に関連して資産の減少又は負債の増加をもたらす経済的便益の減少である。」と定義されている。つまり、収益を獲得するために貢献した財貨・用役の費消額のことを意味する。そして、費用は発生主義にもとづいて計上し、収益との対応関係を考慮し発生した期間に正しく割り当てられなければならない。

[医業費用]

　医業費用とは、医業損益計算に属し、「材料費、給与費、委託費、設備関係費、研究研修費、経費、控除対象外消費税等負担額に区分して表示する。（病院会計準則第35.2）」と規定されている。

　さらに、材料費、給与費、委託費、設備関係費、研究研修費、経費についてはより詳細な勘定科目を設定して損益計算書に表示する。

　医業費用とは、病院が行うさまざまな活動の結果生じた費用のうち、医業活動より生ず

る費用だけのことを示すものである。

　上記の5大計算要素のうち収益と費用は医業損益計算の区分である。これに経常損益計算の区分（医業外収益・医業外費用）と純損益計算の区分（臨時収益・臨時費用）が加わる。
　病院会計準則にもとづく損益計算書は、医業損益計算に区分される医業収益と医業費用、経常損益計算に区分される医業外収益と医業外費用、純損益計算に区分される臨時収益と臨時費用から構成される。
　病院会計準則に明記されていないが、経常利益までの損益取引は、通常の医業活動による取引を表示し、それ以外は臨時収益・臨時費用に表示する。

(6) 医業外収益
　医業外収益とは、経常損益計算に属し、「受取利息及び配当金、有価証券売却益、患者外給食収益、運営費補助金収益、施設設備補助金収益等に区分して表示する。（病院会計準則第36一部抜粋）」と規定されている。
　病院会計準則によると医業外収益とは、医業サービスの提供以外から発生する収益で経常的なものをいう。

(7) 医業外費用
　医業外費用とは、経常損益計算に属し、「支払利息、有価証券売却損、患者外給食用材料費、診療費減免額、医業外貸倒損失、貸倒引当金医業外繰入額等の医業外費用に区分して表示する。（病院会計準則第36一部抜粋）」と規定されている。

(8) 臨時収益
　臨時収益とは、純損益計算に属し、「固定資産売却益等に区分して表示する。（病院会計準則第38一部抜粋）」と規定されている。
　病院事業において、医業収益、医業外収益として計上するには相応しくない非経常的な収益が発生することがある。病院会計準則ではこれを臨時収益の区分に計上することを求めている。ただし、臨時収益に属する項目であっても金額の僅少なもの、または毎期経常的に発生するものは医業外収益に含めることができる。

(9) 臨時費用
　臨時費用とは、純損益計算に属し、「固定資産売却損、固定資産除却損、資産に係る控除対象外消費税等負担額、災害損失等に区分して表示する。（病院会計準則第38一部抜粋）」と規定されている。
　臨時費用は、臨時的に発生するものである。ただし、臨時費用に属する項目であっても

金額の僅少なもの、または毎期経常的に発生するものは医業外費用に含めることができる。

【問題3】
次の各項目を、収益・費用に分類して記入しなさい。

医薬品費	外来診療収益	検査委託費	器機保守料	室料差額収益
患者外給食収益	研究研修費	支払利息	患者外給食用材料費	入院診療収益
診療費減免額	受取利息及び配当金	運営費補助金収益	災害損失	診療材料費
固定資産売却益	保健予防活動収益	有価証券売却益	医業外貸倒損失	職員被服費

解答

収益	医業収益	外来診療収益、室料差額収益、入院診療収益、保健予防活動収益
	医業外収益	患者外給食収益、受取利息及び配当金、運営費補助金収益、有価証券売却益
	臨時収益	固定資産売却益
費用	医業費用	医薬品費、検査委託費、器機保守料、研究研修費、診療材料費、職員被服費
	医業外費用	支払利息、患者外給食用材料費、診療費減免額、医業外貸倒損失
	臨時費用	災害損失

2．貸借対照表
(1) 貸借対照表とは

　貸借対照表（Balance-Sheet：B/S）は、決算日などの一定時点において、病院の財政状況を表示するものである。なお、貸借対照表は資産と負債に区分されており、開設者、出資者、債権者その他の利害関係者に対して当該会計期間の財政状態を明らかにするために作成する財務諸表の1つである。

　貸借対照表の性質より、資産の合計金額は、負債と純資産の合計金額と一致しなければならない。これを**貸借対照表等式**という。

　資産及び負債は、流動資産、流動負債と固定資産、固定負債の順に記載され、その勘定科目は正常営業循環基準[※1]及び1年基準[※2]のルールにより表示される。

◆ 貸借対照表等式
　　資　産　＝　負　債　＋　純資産
◆ 純資産等式
　　資　産　－　負　債　＝　純資産

※1 **正常営業循環基準**(ノーマル・オペレーティング・サイクル)
　　通常の取引により生じた資産・負債は、流動資産・流動負債に計上する。例えば、未収金は、その回収期間が1年以上であっても流動資産に計上し、医薬品等の買掛金は、その支払期間が1年以上であっても流動負債に計上する。

※2 **1年基準**(ワン・イヤー・ルール)
　　1年以内に回収される債権は流動資産に、1年以内に支払われる債務は流動負債に計上する。例えば、職員等への貸付金の回収が1年を超える場合は、固定資産へ計上し、1年以内に支払わなければならない借入金は、流動負債へ計上する。ただし、正常営業循環基準が優先されることに注意しなければならない。

(2) 貸借対照表における純損益の計算

　医業活動は継続して営まれているが、財政状態等を明らかにするためには、一定の期間を区切る必要がある。この区切られた期間を**会計期間**といい、その期間の初めを**期首**、終わりを**期末**という。

　そして、それぞれ期首貸借対照表と期末貸借対照表が作成される。企業の経済活動により、期首の資産・負債・純資産の金額が増減し、期末には異なったものになっている。

　期末純資産と期首純資産を比較し、期末純資産が増加している場合は、その増加額を**当期純利益**または**純利益**という。逆に期末純資産が減少している場合の差額を**当期純損失**とまたは**純損失**という。このように期末の純資産と期首の純資産を比較して純損益を求める方法が**財産法**[※3]である。

　　◆　財産法
　　　期末純資産　−　期首純資産　＝　当期純利益または当期純損失
　　　期末純資産＝期首純資産＋期中純資産増加−期中純資産減少

※3 **財産法**　貸借対照表の純資産額（純財産額）の増減を期間損益とする考え方。財産法と対となる会計概念が損益法であり、財産法と損益法の双方の概念を取り入れているのが複式簿記の概念となる。

【問題4】

　次の病院の資料にもとづいて、(1)期首の純資産等式と、(2)期末の純資産等式を示し、(3)当期純利益を計算し、(4)3月31日の期末の貸借対照表（報告式）を作成し、①資産総額、②負債総額、③純資産の額をそれぞれ計算しなさい。

14　I．医療簿記総論

(a) 4月1日（期首）の資産と負債
　　現　　　金　　　50,000　　　当 座 預 金　　150,000
　　医　薬　品　　350,000　　　医療用器械備品　400,000
　　長期借入金　　450,000
(b) 3月31日（期末）の資産と負債
　　現　　　金　　　12,000　　　当 座 預 金　　100,000
　　医業未収金　　230,000　　　医　薬　品　　380,000
　　医療用器械備品　400,000　　買　掛　金　　280,000
　　長期借入金　　200,000

解　答

　　　　　（期首資産）　　（期首負債）　　（期首純資産）
(1)　　　950,000　－　450,000　＝　500,000 円
　　　　　（期末資産）　　（期末負債）　　（期末純資産）
(2)　　1,122,000　－　480,000　＝　642,000 円
　　　　　（期末純資産）　（期首純資産）　（当期純利益）
(3)　　　642,000　－　500,000　＝　142,000 円

(4)　貸借対照表次頁へ

解　説

(1)　期首資産－期首負債＝期首純資産
(2)　期末資産－期末負債＝期末純資産
(3)　当期純利益は期末純資産から期首純資産をマイナス（財産法）すれば、求められる。
　　　医業未収金は資産項目、買掛金は負債項目であることに注意する。

(4) 貸借対照表（報告式）

貸借対照表
平成 X1 年 3 月 31 日

科　目	金　額	
（資産の部）		
Ⅰ　流動資産		
現金及び預金※	(112,000)	
（医業未収金）	(230,000)	
医薬品	(380,000)	
その他の流動資産	0	
流動資産合計		(722,000)
Ⅱ　固定資産		
1　有形固定資産		
（医療用器械備品）	(400,000)	
その他の器械備品	0	
有形固定資産合計	(400,000)	
固定資産合計		(400,000)
①資産合計		(1,122,000)

科　目	金　額	
（負債の部）		
Ⅰ　流動負債		
（買掛金）	(280,000)	
その他の流動負債	0	
流動負債合計		(280,000)
Ⅱ　固定負債		
（長期借入金）	(200,000)	
その他の固定負債	0	
固定負債合計		(200,000)
②負債合計		(480,000)
（純資産の部）		
Ⅰ　純資産額		(642,000)
［うち当期(純利益)］		［142,000］
③純資産合計		642,000
負債及び純資産合計		1,122,000

※病院会計準則の貸借対照表上は「現金及び預金」で表示するため、現金と預金の期末残高を合計した金額を計上する。

3．損益計算書
(1) 損益計算書とは

損益計算書（Profit and Loss Statement：P/L）は、病院の1会計期間中に属するすべての収益とこれに対応するすべての費用とを記載して、当期純利益を表示し、病院の運営状況を明らかにする財務諸表の1つである。つまり、貸借対照表の純資産あるいは支払資金がどのような原因によって増減したのか、その内容を明らかにするものである。例えば、診療行為により生じた利益と不動産等を売却した利益が同一に表示されていては本来の病院の経営状態を的確に判断することが困難となる。したがって、本業である医業活動で生じた経常的な利益なのか、それ以外で生じたものかを明確にするために、損益計算書は、「医業損益」「経常損益」「純損益」の3つに区分されている。

【医業損益】通常の医業活動の中で発生する収益・費用
【経常損益】医業活動以外の中で経常的に発生する収益・費用
【純 損 益】臨時に発生する収益・費用

損益計算書は、損益計算書等式にもとづいて作成される。費用の各項目と金額を左側に、収益の各項目と金額を右側に記入する。純利益が生じた場合は左側に、純損失が生じた場合は、右側に表示する。

◆ 損益計算書等式
　　費　　用　＋　当期純利益　＝　収　　益　　（純利益の場合）
　　費　　用　＝　収　　益　＋　当期純損失　　（純損失の場合）

(2) 損益計算書における純損益の計算

損益計算書における収益とは、病院の経済活動によって利益のもととなる収入のことをいい、費用は利益を得るために支払われたものをいう。結果的に、収益は純資産の増加につながり、逆に費用は純資産の減少をもたらす。

財産法では、期末純財産と期首純財産の差額として当期純損益が求められるが、純損益は一会計期間に生じた収益総額から費用総額を差し引くことによっても算出できる。この純損益の計算法を**損益法**という。損益法で算出した純損益と、財産法によって算出した純損益は必ず一致する。これは、複式簿記が財産法と損益法の2つの面から純損益を計算し、一致するしくみを持っているからである。

◆ 損益法
　　収益総額　－　費用総額　＝　当期純利益　（マイナスの場合は当期純損失）

【問 題 5】
次のF医院の期末資料にもとづいて、(1)当期純損益を求め、下記の(2)損益計算書（報告式）を完成させなさい。

入院診療収益	2,800,000	外来診療収益	400,000	給　料	1,000,000
医薬品費	80,000	診療材料費	60,000	検査委託費	30,000
地代家賃	500,000	水道光熱費	57,000	保険料	16,000
受取利息及び配当金	10,000	支払利息	6,000		
法人税、住民税及び事業税負担額	120,000				

解　答

(1)　当期(純利益)　（　1,341,000 円　）

解　説

①　収益総額と費用総額をそれぞれ求める。

［収益総額］　3,210,000 円

　　　　　（入院診療収益）　（外来診療収益）　（受取利息及び配当金）
　　　　　　2,800,000　＋　　400,000　＋　　　10,000　　　　＝　3,210,000 円

［費用総額］　1,869,000 円

　　　　（給　料）　（医薬品費）（診療材料費）（検査委託費）（地代家賃）　（水道光熱費）　（保険料）
　　　　1,000,000　＋　80,000　＋　60,000　＋　30,000　＋　500,000　＋　57,000　＋　16,000
　　　　（支払利息）（法人税、住民税及び事業税負担額）
　　　　　＋6,000　＋　120,000　　　　　　　　　　　＝　1,869,000 円

②　①の収益総額より費用総額を差引いて当期純利益を求める。
　　　　（収益総額）　　　（費用総額）　　　（当期純利益）
　　　　3,210,000　－　1,869,000　＝　1,341,000 円

18　Ⅰ．医療簿記総論

(2)　損益計算書

損益計算書

科　目	金　額		
Ⅰ　医業収益			
（入院診療収益）		(2,800,000)	
（外来診療収益）		(400,000)	
その他の医業収益		0	a 医業収益
合　計		(3,200,000)	(3,200,000)
Ⅱ　医業費用			
1　材料費			
（医薬品費）	(80,000)		
（診療材料費）	(60,000)	(140,000)	
2　給与費			
（給料）	(1,000,000)		
賞与	0		
法定福利費	0	(1,000,000)	
3　委託費			
（検査委託費）	(30,000)	(30,000)	
4　設備関係費			
（地代家賃）	(500,000)	(500,000)	
5　経費			b 医業費用
（水道光熱費）	(57,000)		
（保険料）	(16,000)	(73,000)	(1,743,000)
医業利益			c 1,457,000
Ⅲ　医業外収益			c 医業利益
（受取利息及び配当金）		(10,000)	
その他の医業外収益		0	d (10,000)
Ⅳ　医業外費用		0	d 医業外収益
（支払利息）		(6,000)	
その他の医業外費用		0	e (6,000)
経常利益		e 医業外費用	1,461,000
			f 経常利益
Ｊ　法人税、住民税及び事業税負担額			g 120,000
当期（純利益）		h 当期純利益	h (1,341,000)

解　説

このような区分における利益算出過程は、以下のとおりである。

（注）英字 a～h は、上記各項の金額に対応するものである。

a 医業収益＝3,200,000
b 医業費用＝1,743,000
c 医業利益＝　a－　b＝3,200,000－1,743,000＝1,457,000

d 医業外収益＝10,000
e 医業外費用＝6,000
f 経常利益＝c＋d－e＝1,457,000＋10,000－6,000＝1,461,000
g 法人税、住民税及び事業税負担額＝120,000
h 当期純利益＝f－g＝1,461,000－120,000＝1,341,000

4．貸借対照表と損益計算書との関係

　貸借対照表は一定時点（決算日）の財産状態を表し、損益計算書は１会計期間中の損益を表している。
　前項での説明にあるように、財産法は期首資本と期末資本を差引くことによって損益を計算する方法であり、損益法は１会計期間中の収益から費用を差引くことによって損益を計算するという方法である。

期末純資産－期首純資産＝当期純利益……財産法
収益総額　－費用総額　＝当期純利益……損益法　　　一致

　これは、純損益が増加すれば財産が増え、減少すれば財産が減ることを示すものである。つまり、同一会計期間内において、貸借対照表で計算した当期純利益と、損益計算書で計算した当期純利益の金額は、**貸借一致の原則**により必ず一致するのである。
　また、残高試算表から貸借対照表、損益計算書の関係を示すと以下のようになる。

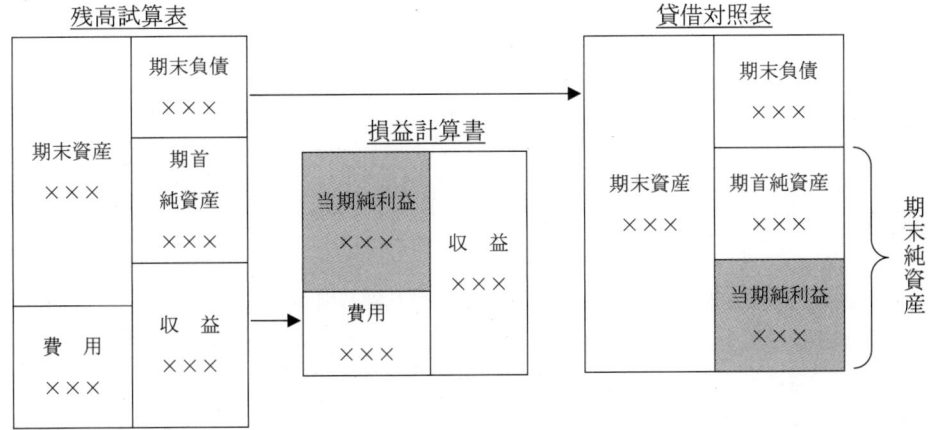

【問題6】
　C病院の次の資料によって、(1)期末資産、(2)期末負債、(3)期末純資産、(4)当期純損益（純利益か、純損失かを記入）、(5)期首純資産、(6)期首負債を計算しなさい。

I．医療簿記総論

（資料）
① 期首資産　800,000 円
② 期末資産　現　　　金　200,000 円
　　　　　　医　薬　品　450,000 円
　　　　　　医療用器械備品　350,000 円
　　期末負債　借　入　金　100,000 円
③ 収益総額　900,000 円
　　費用総額　670,000 円

解 答

(1) 期末資産： 1,000,000 円
　　（現　金）　（医薬品）　（医療用器械備品）　（期末資産）
　　200,000 ＋ 450,000 ＋ 350,000 ＝ 1,000,000 円
(2) 期末負債： 100,000 円
　　（借入金）　（期末負債）
　　100,000 ＝ 100,000 円
(3) 期末純資産： 900,000 円
　　（期末資産）　（期末負債）　（期末純資産）
　　1,000,000 － 100,000 ＝ 900,000 円
(4) 当期純利益： 230,000 円
　　（収益総額）　（費用総額）　（当期純利益）
　　900,000 － 670,000 ＝ 230,000 円
(5) 期首純資産： 670,000 円
　　（期末純資産）　（当期純利益）　（期首純資産）
　　900,000 － 230,000 ＝ 670,000 円
(6) 期首負債： 130,000 円
　　（期首資産）　（期首純資産）　（期首負債）
　　800,000 － 670,000 ＝ 130,000 円

解 説

(1) 期末の現金、医薬品、医療用器械備品の合計額が期末資産となる。
(2) 期末の借入金が期末負債となる。
(3) 期末資産から期末負債を差し引いた額が期末純資産となる。
(4) 当期純利益は、財産法で、期末純資産から期首純資産を差引くか、損益法で収益総額から費用総額を差し引いても求められる。
(5) 期首純資産は、逆に期末純資産から当期純利益を差引いて求める。
(6) 期首負債は、期首資産から期首純資産を差し引いて求める。

第3章　取引と勘定記入

1．取引の意義

　簿記の5大計算要素である「資産・負債・純資産・収益・費用」を増減させることがらを**取引**という。そして、この取引にもとづいて帳簿に記録することを**記帳**という。記帳する必要がある取引すべてを簿記上では取引という。例えば「火災により医薬品が焼失した」という場合、一般的には取引と言わないが、医薬品という資産が減少したことになるので簿記上の取引に該当する。また、「診療材料を注文した」という場合は5大計算要素に増減がないので簿記上の取引に該当しない。

　病院における取引については、病院会計準則の注3において「病院会計における損益取引とは、収益または費用として計上される取引を指し、資本取引とはそれ以外に純資産を増加又は減少させる取引をいう。」と示されている。（「（付録3）病院会計準則　注解一覧表」P.230参照。）

　病院は非営利性・公益性の施設会計であり、施設として利益配当等を前提とする利益という概念はないが、運営の状況を計算する構成要素である損益取引と純資産を増減させる資本取引の区分については明瞭に区分しなければならない。

2．勘　　定

(1) 勘定の意義

　病院の経営活動によって、5大計算要素である「資産・負債・純資産・収益・費用」は、常に増減を繰り返している。

　簿記では、資産・負債及び純資産の増減額や収益・費用の発生額を細かく区分して記帳・計算するが、細分された会計責任の計算単位を**勘定**（account：a/c）といい、勘定につけられた名称を**勘定科目**という。勘定科目は、期末において、貸借対照表や損益計算書などの財務諸表を作成するために必要なものである。

(2) 勘定科目の分類

　財務諸表の作成目的にもとづく最も基本的な分類を示せば次のとおりである。

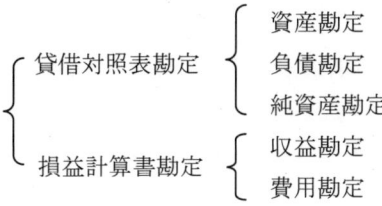

22　I．医療簿記総論

　貸借対照表勘定は、前期から今期へまた今期から次期への繰越がなされるという意味で有高勘定と称される。それに対して、損益計算書勘定は、純資産を運用した結果としての純資産価値増減原因であり、会計期末の決算手続において、収益勘定・費用勘定を通じて当該貸借差額（純損益）が純資産勘定に振り替えられて消滅してしまうので、損益勘定と称される。

　病院会計準則ではあらかじめ以下の一覧表にある勘定科目を設けて、取引が発生すると関係する勘定に割り当てるようにしている。

　病院会計準則の「別表　勘定科目の説明」（P.236参照）にある主な勘定科目を下表に示す。

　また、病院会計準則において勘定科目については、以下のような補足もされている。

別表　勘定科目の説明
　勘定科目は、日常の会計処理において利用される会計帳簿の記録計算単位である。したがって、最終的に作成される財務諸表の表示科目と必ずしも一致するものではない。なお、経営活動において行う様々な管理目的及び租税計算目的等のために、必要に応じて同一勘定科目をさらに細分類した補助科目を設定することもできる。

＜医療簿記の主な勘定科目＞

貸借対照表に表示される勘定	資産の勘定	現金※、預金※（※表示は「現金及び預金」）、医業未収金、未収金、有価証券、医薬品、診療材料、給食用材料、貯蔵品、前渡金、前払費用、未収収益、短期貸付金、役員従業員短期貸付金、他会計短期貸付金、その他の流動資産、貸倒引当金、建物、構築物、医療用器械備品、その他器械備品、車両及び船舶、放射性同位元素、土地、建設仮勘定、減価償却累計額、借地権、ソフトウエア、その他の無形固定資産、有価証券、長期貸付金、役員従業員長期貸付金、他会計長期貸付金、長期前払費用、その他の固定資産、貸倒引当金
	負債の勘定	買掛金、支払手形、未払金、短期借入金、役員従業員短期借入金、他会計短期借入金、未払費用、前受金、預り金、従業員預り金、前受収益、賞与引当金、その他の流動負債、長期借入金、役員従業員長期借入金、他会計長期借入金、長期未払金、退職給付引当金、長期前受補助金、その他の固定負債
	純資産の勘定	純資産（病院会計準則では統一的な取り扱いを示していない）
損益計算書に表示される勘定	収益の勘定	入院診療収益、室料差額収益、外来診療収益、保健予防活動収益、受託検査・施設利用収益、その他の医業収益、保険等査定減、受取利息及び配当金、有価証券売却益、運営費補助金収益、施設設備補助金収益、患者外給食収益、その他の医業外収益、固定資産

	売却益、その他の臨時収益　など
費用の勘定	材料費（医薬品費、診療材料費、医療消耗器具備品費、給食用材料費）、給与費（給料、賞与、賞与引当金繰入額、退職給付費用、法定福利費）、委託費（検査委託費、給食委託費、寝具委託費、医事委託費、清掃委託費、保守委託費、その他の委託費）、設備関係費（減価償却費、器機賃借料、地代家賃、修繕費、固定資産税等、器機保守料、器機設備保険料、車両関係費）、研究研修費（研究費、研修費）、経費（福利厚生費、旅費交通費、職員被服費、通信費、広告宣伝費、消耗品費、消耗器具備品費、会議費、水道光熱費、保険料、交際費、諸会費、租税公課、医業貸倒損失、貸倒引当金繰入額、雑費、控除対象外消費税等負担額、本部費配賦額）、支払利息、有価証券売却損、患者外給食用材料費、診療費減免額等、医業外貸倒損失、貸倒引当金医業外繰入額、その他の医業外費用、固定資産売却損、固定資産除去損、資産に係る控除対象外消費税等負担額、災害損失、その他の臨時費用など

（3）勘定口座の形式

　資産、負債、純資産、収益、費用の勘定ごとに、その増加・減少を記入・整理・計算するために設けた帳簿の記入場所を勘定口座または単に口座という。

　勘定口座の形式は、一般に、次に示す2通りの形式がある。標準式は借方・貸方の金額欄が左右対称に分割されており、残高式は併立式になっている。勘定口座を通じて会計責任額の設定・解除とともに残余会計責任額をも示すという点からすれば、残高式の方が優れている。また、実務においても残高式が多く用いられている。

［標準式］　借方・貸方の金額欄が中央から左と右に区分されている。

現　　　金　　　　　1

平成X年		摘　要	仕丁	借　方	平成X年		摘　要	仕丁	貸　方
4	1	当 座 預 金	2	1,000,000	4	2	医　薬　品	7	200,000
	3	諸　　　口	〃	100,000		4	研 究 研 修 費	20	50,000
	5	医 業 未 収 金	5	80,000		6	買　掛　金	10	30,000
						10	検 査 委 託 費	15	15,000

また、標準式を簡略化した下図のようなT字形（T字勘定またはTフォーム）がよく用いられる。記入欄を中央から左側と右側の2つに分割し、この左側を**借方**、右側を**貸方**という。

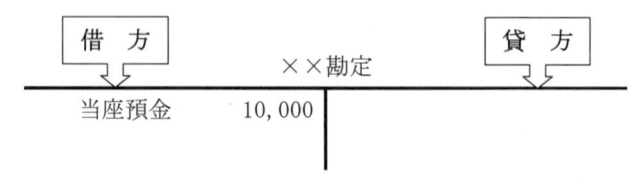

```
    借 方              貸 方
        ××勘定
    当座預金  10,000
```

[残高式] 借方・貸方の金額欄は金額欄の他に、残高欄が設けられている。
その勘定の残高（現在高）がそのつど示される。「借/貸」欄は、残高が借方か、貸方かを示す。

現　金　　　　　　　　　　　　1

平成X年		摘要	仕丁	借方	貸方	借/貸	残高
4	1	当座預金	2	1,000,000		借	1,000,000
	2	医薬品	7		200,000	〃	800,000
	3	諸口	2	100,000		〃	900,000
	4	研究研修費	20		50,000	〃	850,000
	5	医業未収金	5	80,000		〃	930,000
	6	買掛金	10		30,000	〃	900,000
	10	検査委託費	15		15,000	〃	885,000

なお、標準式・残高式元帳の記入の方法は、「第5章　帳簿の仕組み」(P.35)で説明する。

(4) 勘定記入の法則

資産・負債・純資産・収益・費用の各勘定の記入は、それぞれの勘定が貸借対照表及び損益計算書の借方・貸方のどちらに表示されるかにもとづいて、記入の法則が決められている。

		勘定科目	借方	貸方
貸借対照表	資産の勘定	現金、医業未収金、医薬品、建物、ソフトウエアなど	増加	減少
	負債の勘定	買掛金、短期借入金、賞与引当金、など	減少	増加
	純資産の勘定	利益剰余金、資本剰余金など	減少	増加
損益計算書	収益の勘定	入院診療収益、外来診療収益、有価証券売却益、など		発生
	費用の勘定	医薬品費、給料、委託費、減価償却費、研究研修費、福利厚生費、旅費交通費、水道光熱費、など	発生	

※上記以外の勘定科目は、「第3章　取引と勘定記入　2.勘定 (2) 勘定科目の分類」(P.21～22)参照。

① 資産	② 負債	③ 純資産	④ 収益	⑤ 費用
増加 / 減少	減少 / 増加	減少 / 増加	/ 発生	発生 /

① 資産は、貸借対照表の借方に表示されるので、資産の勘定は、増加を借方に、減少を貸方に記入する。
② 負債は、貸借対照表の貸方に表示されるので、負債の勘定は増加を貸方に、減少を借方に記入する。
③ 純資産は、貸借対照表の貸方に表示されるので、純資産の勘定は増加を貸方に、減少を借方に記入する。
④ 収益は、損益計算書の貸方に表示されるので、収益の勘定は、その発生額を貸方に記入する。
⑤ 費用は、損益計算書の借方に表示されるので、費用の勘定は、その発生額を借方に記入する。

3．取引要素の結合関係

取引が行われると、「勘定記入の法則」に従い各勘定口座に記入する。このためには、まず行われた取引の内容を分解し、どのような勘定科目に、どれだけの金額の増減が生じたかを明らかにしなければならない。

取引内容の分解を示すと、次のようになる。

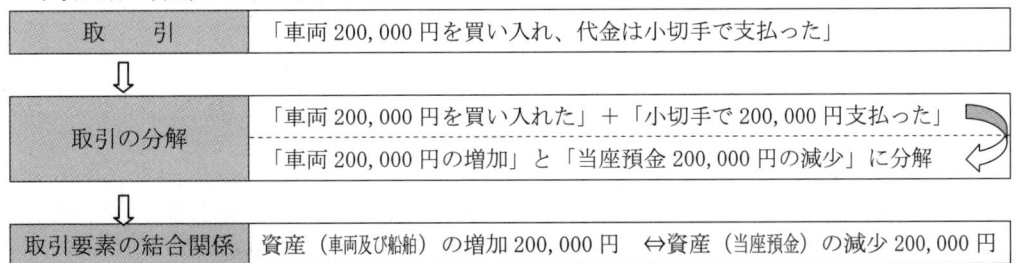

取　　引	「車両200,000円を買い入れ、代金は小切手で支払った」
取引の分解	「車両200,000円を買い入れた」＋「小切手で200,000円支払った」 「車両200,000円の増加」と「当座預金200,000円の減少」に分解
取引要素の結合関係	資産（車両及び船舶）の増加200,000円　⇔資産（当座預金）の減少200,000円

これを勘定記入の法則に従って、それぞれの勘定に記入すると次のようになる。

```
        当座預金                           車両及び船舶
        | 車両及び船舶 200,000       当座預金 200,000 |
```

このように、取引は必ず借方と貸方の取引要素に分解され、しかも借方と貸方の金額は必ず等しくなる。

また、1つの取引でも借方または貸方が2つ以上の取引要素の結合関係もある。

なお、ここでは診療材料の購入時に資産（診療材料）で計上する方法で説明する。

※「第8章　決算処理　4.決算本手続－決算整理－　(1)期末たな卸処理　2)たな卸資産の計上処理」(P.88)

26　Ⅰ．医療簿記総論

取　引	「診療材料を100個、@100円で購入し、半分は現金で支払い、残金は掛とした」
取引の分解	「診療材料100個、@100円で購入した」＋「現金と掛で払った」 「診療材料10,000円の増加」と「現金5,000円の減少」「買掛金5,000円の発生」
取引要素の結合関係	資産（診療材料）の増加10,000円　⇔　資産（現金）の減少　　5,000円 　　　　　　　　　　　　　　　　　　負債（買掛金）の発生　5,000円

```
        現　金                          診療材料
          │ 診療材料 5,000      現　金 5,000 │
                                買掛金 5,000 │
        買掛金
          │ 診療材料 5,000
```

　すべての取引は、上に示したような取引要素の組み合わせから成り立っている。これを**取引要素の結合関係**という。この結合関係を図で示すと次のようになる。

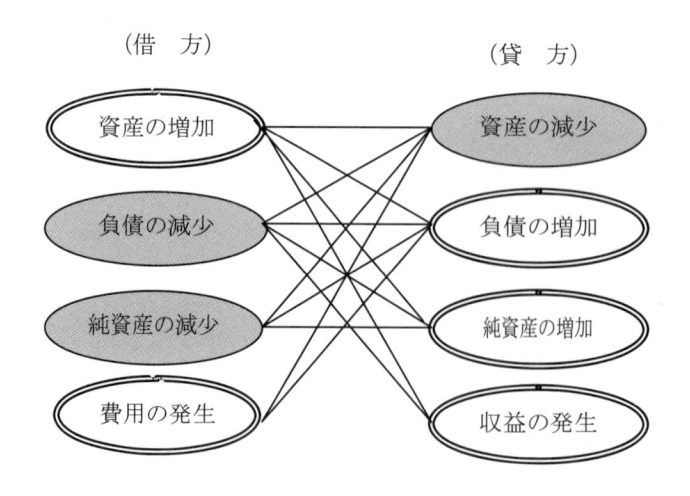

```
      （借　方）              （貸　方）
     ┌─────┐            ┌─────┐
     │資産の増加│            │資産の減少│
     └─────┘            └─────┘
     ┌─────┐            ┌─────┐
     │負債の減少│            │負債の増加│
     └─────┘            └─────┘
     ┌─────┐            ┌─────┐
     │純資産の減少│          │純資産の増加│
     └─────┘            └─────┘
     ┌─────┐            ┌─────┐
     │費用の発生│            │収益の発生│
     └─────┘            └─────┘
```

　上図は、借方が「資産の増加」の場合、貸方は「資産の減少」、「負債の増加」、「純資産の増加」、「収益の発生」のいずれかになり、「資産の増加」には決してならないことを表している。また、借方が「費用の発生」の場合、貸方は「資産の減少」、「負債の増加」のどちらかになり、「純資産の増加」、「収益の発生」にはならない。

[参 照]

A病院の次の取引について、取引要素の結合関係を示すと以下のようになる。

2月 4日 医療用器械メーカーから、医療用器械備品400,000円を購入し、代金のうち100,000円を現金で支払い、残額は掛けとした。

2月11日 B社従業員の健康診断を行った。健康診断料は350,000円である。先に実施した220,000円分は現金で受け取り、残りは月末に口座振込の予定である。

2月20日 本月分倉庫家賃30,000円を現金で支払った。

2月23日 入院患者の入院費18,000円を窓口にて現金で受け取った。

2月28日 製薬会社に医薬品代として、買掛金のうち100,000円を当座預金口座より支払った。

<取引要素の結合関係>

	借 方			貸 方	
2/ 4	(資産・増加)	医療用器械備品 400,000	⇔	(資産・減少) (負債・増加)	現　　　金 100,000 買　掛　金 300,000
2/11	(資産・増加) (資産・増加)	現　　　金 220,000 医 業 未 収 金 130,000	⇔	(収益・発生)	保健予防活動収益 350,000
2/20	(費用・発生)	地 代 家 賃 30,000	⇔	(資産・減少)	現　　　金 30,000
2/23	(資産・増加)	現　　　金 18,000	⇔	(収益・発生)	入 院 診 療 収 益 18,000
2/28	(負債・減少)	買　掛　金 100,000	⇔	(資産・減少)	当 座 預 金 100,000

取引要素の結合関係を参考にして考える。

　　2月 4日 医療用器械備品（資産）が増加し、現金（資産）が減少し、併せて買掛金（負債）が増加する。

　　2月11日 現金（資産）と医業未収金（資産）が増加し、保健予防活動収益（収益）が発生する。

　　2月20日 地代家賃（費用）が発生し、現金（資産）が減少する。

　　2月23日 現金（資産）が増加し、入院診療収益（収益）が発生する。

　　2月28日 買掛金（負債）が減少し、当座預金（資産）が減少する。

【問題7】

次のP病院の取引について、4月1日を例にし、解答欄へ取引要素の結合関係を示しなさい。なお、勘定科目については下記から選択すること。

現　　金	当座預金	医業未収金	医　薬　品	買　掛　金
短期借入金	純　資　産	入院診療収益	外来診療収益	器機保守料

I. 医療簿記総論

(例) 4月1日　P病院は、当座預金に 5,000,000 円を出資して、開院した。
　　　 4日　Q薬品から、医薬品 200,000 円を購入し、代金のうち 50,000 円を現金で支払い、残額は掛けとした。(資産で計上する)
　　　 6日　窓口にて外来患者の本日分の診療代 5,000 円を現金で受け取った。
　　　 8日　入院患者において、先月未収として計上した分の診療代 180,000 円が口座に振り込まれた。
　　　10日　銀行より 500,000 円を借入れ、預金に預け入れた。なお返済期間はある。
　　　20日　医療機器のメンテナンス料 15,000 円が口座から引き落とされた。
　　　23日　Q薬品に、買掛金のうち 50,000 円を現金で支払った。
　　　30日　今月分の入院診療報酬分 280,000 円を支払基金に請求した。

解答

	借　方			貸　方		
4月1日	(資産)の増加	当座預金	5,000,000	(純資産)の増加	純資産	5,000,000
4日	(資産)の増加	医薬品	200,000	(資産)の減少	現　金	50,000
				(負債)の増加	買掛金	150,000
6日	(資産)の増加	現　金	5,000	(収益)の発生	外来診療収益	5,000
8日	(資産)の増加	当座預金	180,000	(資産)の減少	医業未収金	180,000
10日	(資産)の増加	当座預金	500,000	(負債)の増加	短期借入金	500,000
20日	(費用)の発生	器機保守料	15,000	(資産)の減少	当座預金	15,000
23日	(負債)の減少	買掛金	50,000	(資産)の減少	現　金	50,000
30日	(資産)の増加	医業未収金	280,000	(収益)の発生	入院診療収益	280,000

解説

取引要素の結合関係を参考にして考える。

(例) 4/ 1　資産(当座預金)が増加し、純資産(純資産)が増加する。
　　 4/ 4　医薬品の購入時に資産で計上するため、資産(医薬品)が増加し、資産(現金)が減少し、負債(買掛金)が増加する。
　　 4/ 6　資産(現金)が増加し、収益(外来診療収益)が発生する。
　　 4/ 8　資産(当座預金)が増加し、資産(医業未収金)が減少する。
　　 4/10　資産(当座預金)が増加し、負債(短期借入金)が増加する。
　　 4/20　費用(器機保守料)が発生し、資産(当座預金)が減少する。
　　 4/23　負債(買掛金)が減少し、資産(現金)が減少する。
　　 4/30　資産(医業未収金)が増加し、収益(入院診療収益)が発生する。

第4章　仕訳と転記

1．仕　訳

　病院での実務においては、取引が発生すると、その取引を第2章で前述した簿記の5大計算要素である「資産」、「負債」、「純資産」、「収益」、「費用」の5つのグループごとに、決められた勘定科目を使って、取引を記録していかなければならない。また、発生した取引を、借方要素と貸方要素に分け、それにもとづき、どの勘定の借方または貸方に、いくらの金額を記入するかを決め、記録する。この一連の取引を記録する作業を**仕訳**という。

＜仕訳の考え方＞
(1)　取引が発生する。
(2)　取引の内容により、資産・負債・純資産・収益・費用（5大要素）のどのグループに属する取引か考える。
(3)　(2)で決定したグループの中のどの勘定科目を使うべきか考え、借方要素と貸方要素に分ける。
(4)　金額を計算し、借方勘定、貸方勘定にそれぞれ記入する。このとき、記入する貸方・借方の金額は必ず同額である。

＜仕訳の方法＞
　　仕訳の方法：資産の勘定の増加分は借方に、減少分は貸方に記入
　　　　　　　　負債の勘定の減少分は借方に、増加分は貸方に記入
　　　　　　　　収益の勘定の発生分(増加)を貸方に記入
　　　　　　　　費用の勘定の発生分(増加)を借方に記入
　　なお、表に示すと以下のようになる。

借　方	貸　方
資産の増加	資産の減少
負債の減少	負債の増加
収益の減少	収益の発生（増加）
費用の発生（増加）	費用の減少

＜仕訳の流れ　例＞
　ここでは、購入時に資産（医薬品）で計上する方法で説明する。
※「第8章　決算処理　4.決算本手続—決算整理—(1)期末たな卸処理　2)たな卸資産の計上処理」(P.88)参照。

30　Ｉ．医療簿記総論

取引の発生	(1) 5月10日　医薬品 500,000 円を掛で仕入れた。
取引要素の結合関係	(2) ・医薬品の増加　→　資産の増加（借方） ・買掛金の増加　→　負債の増加（貸方） (3) （借）医薬品　/　（貸）買掛金
仕　　訳	(4) 5/10 （借）医薬品　500,000　（貸）買掛金　500,000

[例 題]

次の取引を仕訳すると、以下のようになる。

① 6/1　A病院は、当座預金に 5,000,000 円を出資して、開院した。
② 6/5　B薬品会社から医薬品 300,000 円仕入れ、代金のうち 100,000 円を現金で支払い、残りは掛けとした。（医薬品で計上）
③ 　7　外来診療後、患者自己負担分 7,500 円を窓口で収受した。
④ 　16　本月分家賃 50,000 円を現金で支払った。
⑤ 　22　利息 2,000 円が口座に振り込まれた。
⑥ 　27　B薬品会社に買掛金のうち、100,000 円を口座より支払った。

<仕 訳 例>

	日付	借　　方	金　額	貸　　方	金　額
①	6/1	当 座 預 金	5,000,000	純 資 産	5,000,000
②	5	医 薬 品	300,000	現　　　　金 買 掛 金	100,000 200,000
③	7	現　　　　金	7,500	外来診療収益	7,500
④	16	地 代 家 賃	50,000	現　　　　金	50,000
⑤	22	当 座 預 金	2,000	受取利息及び配当金	2,000
⑥	27	買 掛 金	100,000	当 座 預 金	100,000

仕訳の考え方は以下のようである。

① 借方の勘定科目は「当座預金」で資産の増加である。なお、出資のため、貸方の勘定科目は「純資産」となる。
② 支払額の一部を現金（→資産の減少）で、「残額は掛とした」（→負債の増加）とあるので、貸方の勘定科目は「現金」と「買掛金」である。
③ 窓口での現金収受があった場合の貸方の勘定科目は、「外来診療収益」である。

④ 支払った家賃（→費用の発生）であるから、貸方の勘定科目は、「地代家賃」である。
⑤ 受け取った利息であるので、貸方の勘定科目は、医業外収益の「受取利息及び配当金」である。
⑥ 買掛金の支払（→負債の減少）なので「借方」に記入する。

【問題8】

次の取引を仕訳しなさい。ただし勘定科目は次の中から選択すること。なお、医薬品や診療材料などは購入時にそれぞれ資産で計上するものとする。

現　　　　金	当座預金	医業未収金	医薬品	診療材料
医療用器械備品	買　掛　金	純　資　産	入院診療収益	外来診療収益
保健予防活動収益	地代家賃	給　　料		

(1) 4/ 1 預金に3,000,000円と医療用器械200,000円を出資して、開院した。
(2) 　 4 A薬品会社から薬剤300,000円を仕入れ、代金は掛けとした。
(3) 　11 窓口にて、患者より本日の外来診療代10,000円を現金で受け取った。
(4) 　14 B社の健康診断を行い、代金120,000円は月末に受け取る予定である。
(5) 　19 C医療メーカーより、診療材料70,000円を仕入れ、20,000円を現金で支払い、残額は掛けとした。
(6) 　25 看護婦に当月分給料200,000円を口座より振替えて支払った。
(7) 　28 当月分の家賃80,000円が口座より引き落とされた。
(8) 　29 買掛金のうち、150,000円をA薬品会社に現金で支払った。
(9) 　30 今月14日に行った健康診断の代金がB社より口座に振り込まれた。

解答

	日付	借　方		貸　方	
(1)	4/1	当　座　預　金 医療用器械備品	3,000,000 200,000	純　資　産	3,200,000
(2)	4	医　薬　品	300,000	買　掛　金	300,000
(3)	11	現　　　　金	10,000	外来診療収益	10,000
(4)	14	医業未収金	120,000	保健予防活動収益	120,000
(5)	19	診　療　材　料	70,000	現　　　　金 買　掛　金	20,000 50,000
(6)	25	給　　　　料	200,000	当　座　預　金	200,000
(7)	28	地　代　家　賃	80,000	当　座　預　金	80,000
(8)	29	買　掛　金	150,000	現　　　　金	150,000

32　Ⅰ．医療簿記総論

| (9) | 30 | 当座預金 | 120,000 | 医業未収金 | 120,000 |

※解説は【問題9】の解説（P.33）を参照。

2．転　記

　医療簿記では、取引を仕訳した後に、仕訳にもとづき各勘定口座への記入を行う。この手続きを**転記**という。なお、転記は以下のような手順で行われる。
(1)　仕訳の借方の勘定科目について、その勘定口座の借方に日付と金額を記入する。
(2)　仕訳の貸方の勘定科目について、その勘定口座の貸方に日付と金額を記入する。
　なお、仕訳と転記との関係を示すと以下のとおりである。

| 取　引 | 7月10日　銀行から現金1,000,000円を借り入れた。
7月15日　利息30,000円を現金で支払った。 |

| 仕　訳 | 7/10　（借）現　　金　1,000,000　（借）借入金　1,000,000
7/15　（借）支払利息　　30,000　（借）現　　金　　 30,000 |

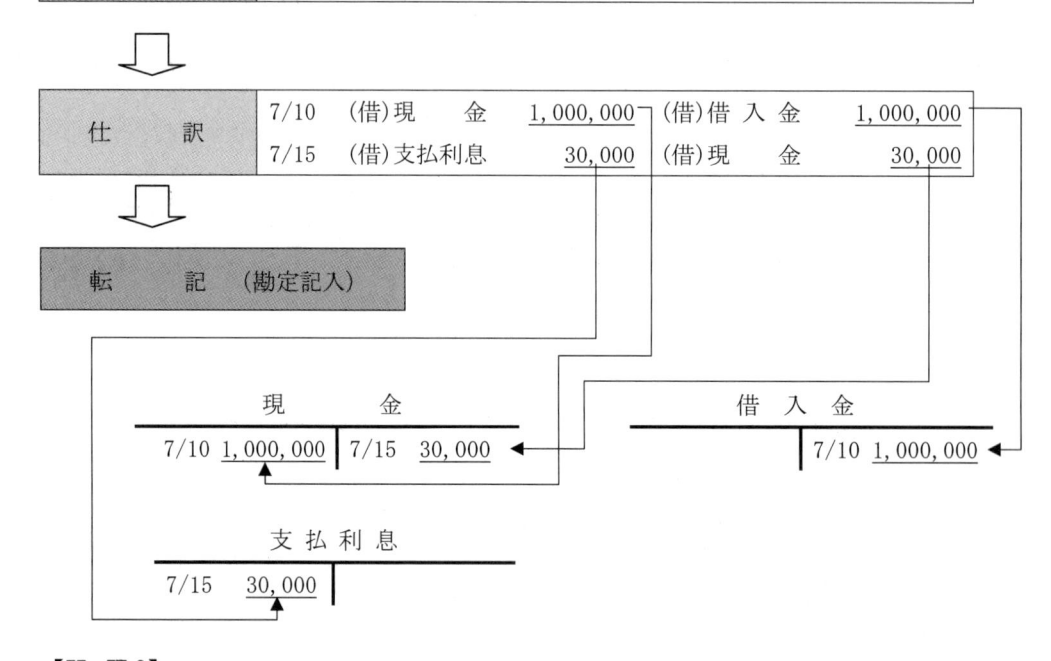

転　記　（勘定記入）

```
         現　　金                        借　入　金
7/10 1,000,000 │ 7/15  30,000              │ 7/10 1,000,000

         支　払　利　息
7/15    30,000 │
```

【問題9】

　【問題8】の仕訳から各勘定口座に転記しなさい。

解　答

現　金				当　座　預　金			
4/11 外来診療収益	10,000	4/19 診療材料	20,000	4/1 純資産	3,000,000	4/25 給料	200,000
		29 買掛金	150,000	30 医業未収金	120,000	28 地代家賃	80,000

医 業 未 収 金	医 薬 品
4/14 保健予防活動収益 120,000 ｜ 4/30 当座預金 120,000	4/4 買掛金 300,000 ｜

診 療 材 料	医療用器械備品
4/19 諸口 70,000 ｜	4/1 純資産 200,000 ｜

買 掛 金	純 資 産
4/29 現金 150,000 ｜ 4/4 医薬品 300,000 ｜ 19 診療材料 50,000	｜ 4/1 諸口 3,200,000

外 来 診 療 収 益	保健予防活動収益
｜ 4/11 現金 10,000	｜ 4/14 医業未収金 120,000

給 料	地 代 家 賃
4/25 当座預金 200,000 ｜	4/28 当座預金 80,000 ｜

解 説

(1) 当座預金に 3,000,000 円と医療用器械備品を出資し、開業したので、資産の増加となり借方は、「当座預金」と「医療用器械備品」である。貸方は「純資産」である。なお、勘定口座の純資産は、相手勘定が現金と医療用器械備品と 2 つあるため、諸口として転記する。

(2) 「医薬品を購入した」→資産の増加となり、借方は「医薬品」であり、貸方は代金が掛けであるため「買掛金」となる。

(3) 外来診療代の売上は外来診療収益となり、貸方の勘定科目となる。

(4) 病院会計準則において病院は診療行為が行われ、かつ終了した時点で、医業収益が発生したと認識し、計上されなければならない。従って、まだ実際に請求代金を受け取っていなくても、医療簿記上では診療行為当日に処理する。このときに処理する勘定科目が「医業未収金」であり、「医業未収金」は資産であるため借方となる。なお、貸方は予防接種の収益であるから「保健予防活動収益」に該当する。

(5) 仕訳の考え方は、(2) と同じであるが、借方は「診療材料」となり、貸方は、先に「現金」で内金が支払われているため、残額が「買掛金」となる。なお、診療材料の勘定口座への転記は、仕訳の相手が 2 つあるため、諸口と記入する。

(6) 医事従事者や事務員給料の支払いは費用の発生となり、借方は「給料」、貸方が「当座預金」である。

(7) 家賃の支払は口座から引き落としのため、借方は費用の発生であり、「地代家賃」と

なり、貸方は預金（資産）の減少となり「当座預金」である。
(8) 買掛金を支払えば、買掛金（負債）が減少するため、借方は「買掛金」となり、勘定口座の「買掛金」の借方に記入する。現金の減少なので貸方は「現金」となる。
(9) 債権である「医業未収金」を受け取れば、医業未収金（資産）の減少となり、貸方は「医業未収金」となり、借方は、預金（資産）の増加であるため、「当座預金」となる。

第5章　帳簿の仕組み

1．仕訳帳と総勘定元帳

「第4章　仕訳と転記」にて述べたとおり、医療簿記においては、取引→仕訳→転記の順で行われるが、この仕訳を記入する帳簿を**仕訳帳**という。仕訳帳は、日々のすべての取引を日付順に記入し、総勘定元帳に転記するもので、仕訳日記帳ともいわれる。この方法で用いる仕訳帳は、**単一仕訳帳**という。

仕訳帳は、発生した順に記録されているため、医業活動を一度に全部見渡すことができ、取引のすべてを記録する重要な帳簿である。次に、仕訳帳から各勘定口座への転記を行う。勘定口座が設けられている帳簿を**総勘定元帳**または**元帳**という。

総勘定元帳は、勘定科目ごとにすべての取引を記載する勘定口座を集めた帳簿であり、仕訳帳からすべての取引を転記し、期末には、総勘定元帳をもとに、貸借対照表、損益計算書が作成される。

医療簿記における帳簿の仕組みを図に示すと以下のようになる。

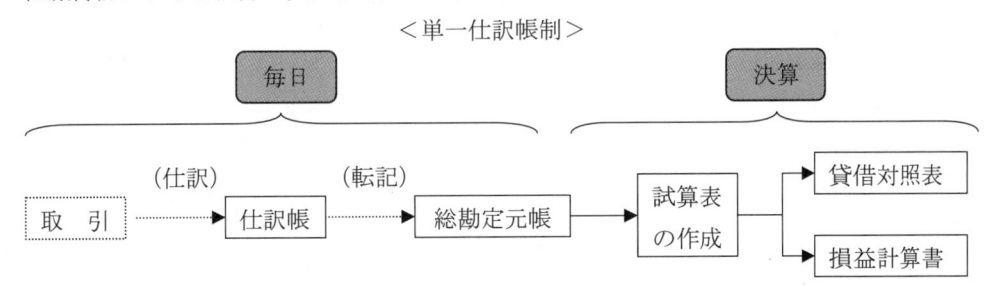

＜単一仕訳帳制＞

取引 →（仕訳）→ 仕訳帳 →（転記）→ 総勘定元帳 → 試算表の作成 → 貸借対照表／損益計算書

（毎日／決算）

仕訳帳は病院のすべての取引（医業医業外活動）を発生順に記録する帳簿として重要である。しかし、近年においては、記入処理はコンピュータで行われるようになり、仕訳帳を使用する必要がなくなってきている。また、仕訳帳を使わず、入金伝票、出金伝票、振替伝票などの伝票において仕訳を行い、伝票から総勘定元帳に転記する伝票会計を採用することも認められている。なお、伝票についての詳細は「5．伝票式会計」（P.48）にて後述する。

総勘定元帳も重要な帳簿であり、仕訳帳の記録から、勘定ごとに分類して勘定口座にその増減を記録・計算するという役割をもっている。仕訳帳や総勘定元帳のようにすべての取引を記録・計算する帳簿を**主要簿**という。

2．帳簿の種類

帳簿には、仕訳帳と総勘定元帳のような**主要簿**と現金出納帳などの**補助簿**がある。主要簿は、すべての取引を「貸借平均の原理」にもとづいて記入する帳簿であって、複式簿記

では欠くことのできないものである。「貸借平均の原理」とは、総勘定元帳のすべての勘定口座の借方金額の総合計額と貸方金額の総合計額は一致するという原則であり、「第6章 試算表」で詳細を説明する。

一方、補助簿は、重要な勘定の管理のため、重要な取引または勘定の内訳や詳細を記入する帳簿であって、総勘定元帳の記録を補う役割をもっている。これには、特定の取引の内訳明細を発生順に記入する**補助記入帳**と特定の勘定科目の内訳明細を口座別に記入する**補助元帳**がある。

補助記入帳は、元帳の特定勘定に関する取引内容を詳細に記録する帳簿であり、補助元帳は、元帳の特定勘定の内容を人名別・品名別・細目別に複数の勘定口座を設定して詳細に記録する帳簿である。

なお、帳簿の種類を図に示すと、次のとおりである。また、実務上における会計処理の例を以下に示す。

<基本的な帳簿の種類>

```
主要簿 ── 仕訳帳 ──────▶ 総勘定元帳
              │              │
              ▼              ▼
補助簿 ── 補助記入帳      補助元帳
          現金出納帳       (医業) 未収金元帳
          小口現金出納帳   仕入先 (買掛金) 元帳
          預金出納帳       医薬品有高帳
          患者台帳         固定資産台帳
          仕入帳           貯蔵品出納簿
          受取手形記入帳   債権元帳
          支払手形記入帳 など
```

<医療実務上において使用される主な帳簿類>

仕訳帳は、医療簿記学習上において使われるが、実務では、主にコンピュータ入力においての会計処理が一般的となっている。

> コンピュータ処理により作成した仕訳帳、総勘定元帳、現金出納帳、預金出納帳
> 窓口収入日計表(日計ノート)、患者台帳、未収金台帳
> 仕入先元帳(買掛金集計表)、固定資産台帳、医薬品有高帳など

3．仕訳帳の記入方法

　仕訳帳は、日常のすべての取引を記入し、会計期末に締め切ることになっている。仕訳帳の記入方法を以下に示す。一般的な仕訳帳は、日付欄、摘要欄、元丁欄、借方金額欄、貸方金額欄の各欄からなる。

※○の番号は、下記の記入方法を示す。

＜仕訳帳記入例　1＞

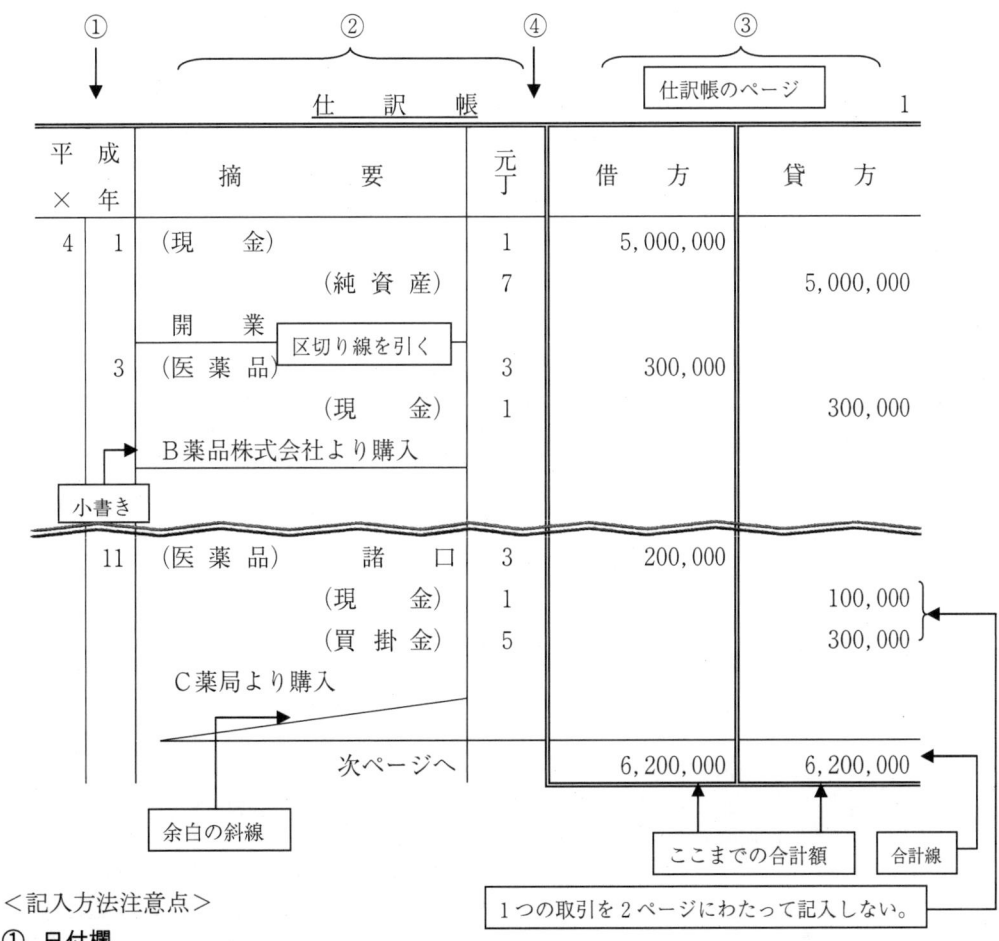

仕　訳　帳　　　　　　　　　　　　　　1

平成×年		摘　　　要	元丁	借　方	貸　方
4	1	（現　金）	1	5,000,000	
		（純資産）	7		5,000,000
		開　業			
	3	（医薬品）	3	300,000	
		（現　金）	1		300,000
		B薬品株式会社より購入			
	11	（医薬品）　諸口	3	200,000	
		（現　金）	1		100,000
		（買掛金）	5		300,000
		C薬局より購入			
		次ページへ		6,200,000	6,200,000

- ①　日付欄
- ②　摘要欄
- ④　元丁欄
- ③　仕訳帳のページ
- 区切り線を引く
- 小書き
- 余白の斜線
- ここまでの合計額
- 合計線
- 1つの取引を2ページにわたって記入しない。

＜記入方法注意点＞

① 日付欄
・取引が発生した月日を記入
・取引発生の「月」が同一の場合、日付だけ記入し、同じ日なら「〃（同）」とする
・同じ日に2つ以上の取引があるときは、同一ページならば、次の取引から「〃（同）」を付けること

② 摘要欄
・勘定科目を記入
・借方勘定科目は左寄せで記入し、貸方勘定科目は右寄せで記入する

- 借方または貸方の勘定科目が2つ以上に分かれるときは、勘定科目の上に「諸口」と記入する
- 原則として、借方の勘定科目を最初に記入し、次の行に貸方の勘定科目を、それぞれ（　　）を付けて記入する。なお、勘定科目を記入した次の行に、取引の内容を簡単に記入する（これを**小書き**という）。

③ **借方欄・貸方欄**
- 借方欄には借方の勘定科目の金額を記入、貸方欄には貸方の勘定科目の金額を記入する。

④ **元丁欄**
- 仕訳を総勘定元帳の勘定口座に転記したとき、その勘定口座の番号またはページ数を記入する。

＜仕訳帳記入例　2＞

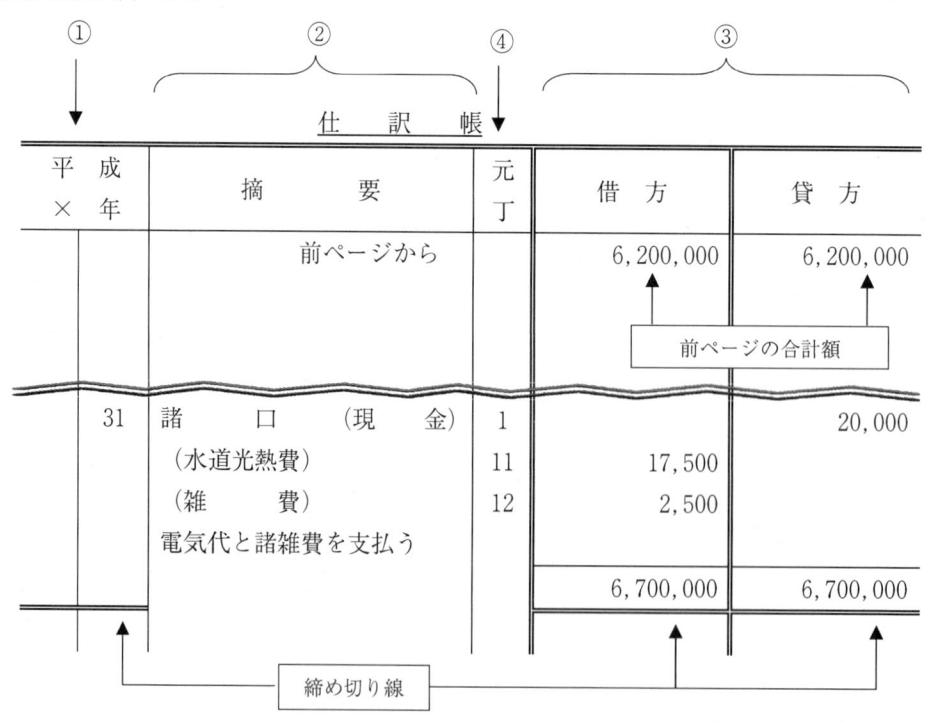

仕　訳　帳

平成×年	摘　要	元丁	借　方	貸　方
	前ページから		6,200,000	6,200,000
31	諸　口　（現　金）	1		20,000
	（水道光熱費）	11	17,500	
	（雑　　費）	12	2,500	
	電気代と諸雑費を支払う			
			6,700,000	6,700,000

前ページの合計額

締め切り線

<病院における仕訳帳　例>

仕　訳　帳

日付	摘　要	借方科目	貸方科目	金　額
3/1	社保請求（　1月分）	医業未収金	入院診療収益	150,000
〃	国保請求（　1月分）	医業未収金	外来診療収益	100,000
3/6	医薬品仕入（○○薬品）@300×100	医薬品	買掛金	30,000
3/10	検査委託費（△△検査センター）	検査委託費	普通預金	20,000
3/25	役員報酬（社会保険料控除）	役員報酬	法定福利費	500,000
〃	役員報酬（源泉税控除）	役員報酬	従業員預り金	50,000
〃	スタッフ給与（社会保険料控除）	給料	法定福利費	180,000
〃	スタッフ給与（源泉税控除）	給料	従業員預り金	18,000
〃	スタッフ給与（住民税控除）	給料	従業員預り金	15,000

※上記の仕訳帳はコンピュータ処理の例

4．総勘定元帳の記入と転記

「第3章　取引と勘定記入」で前述の通り、総勘定元帳の形式には、標準式と残高式があるが、標準式と残高式は記帳の方法が違うだけで、基本的には同じである。

(1) 総勘定元帳の記入方法

［標準式］借方・貸方の金額欄が中央から左と右に区分されている。

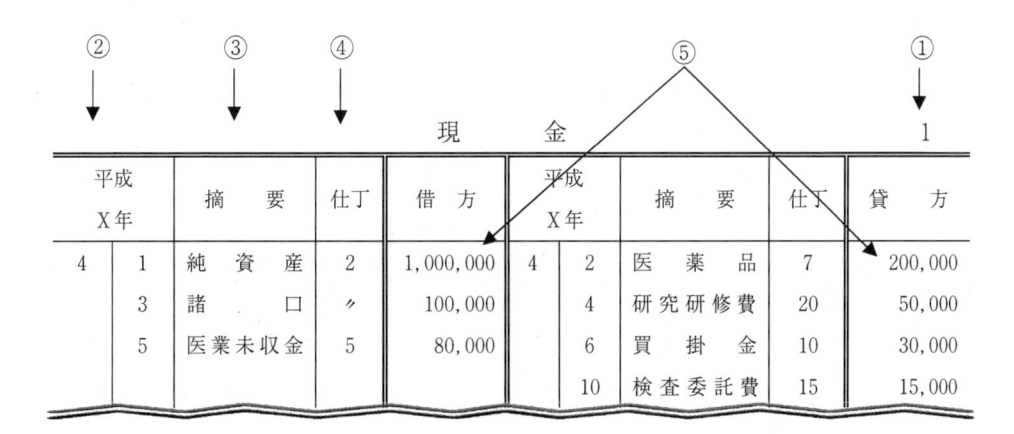

現　金　　　　　1

平成X年		摘　要	仕丁	借　方	平成X年		摘　要	仕丁	貸　方
4	1	純　資　産	2	1,000,000	4	2	医　薬　品	7	200,000
	3	諸　　　口	〃	100,000		4	研究研修費	20	50,000
	5	医業未収金	5	80,000		6	買　掛　金	10	30,000
						10	検査委託費	15	15,000

① 元帳のページ数を記入する。
② 日付欄には、仕訳帳に記入されている日付を記入する。
③ 摘要欄には仕訳を行った際の、反対側の勘定科目を記入する。
　上記例は、現金勘定なので、現金の反対側の勘定科目を記入する。ただし、相手勘定科目が2つ以上ある場合は、「諸口」と記入する。
④ 仕丁欄には、転記の元となった仕訳帳のページ数を記入する。
⑤ 借方欄には仕訳帳の借方の金額を記入し、貸方欄には仕訳帳の貸方の金額を記入する。

[残高式] 借方・貸方の金額欄の他に、残高欄が設けられている。
　　　　　その勘定の残高（現在高）がそのつど示される。「借/貸」欄は、残高が借方か、貸方かを示す。

現　　金　　　　　　　　　　　　　　　　1

平成X年		摘　　要	仕丁	借　方	貸　方	借/貸	残　高
4	1	純　資　産	2	1,000,000		借	1,000,000
	2	医　薬　品	7		200,000	〃	800,000
	3	諸　　　口	2	100,000		〃	900,000
	4	研　究　研　修　費	20		50,000	〃	850,000
	5	医　業　未　収　金	5	80,000		〃	930,000
	6	買　　掛　　金	10		30,000	〃	900,000
	10	検　査　委　託　費	15		15,000	〃	885,000

① 元帳のページ数を記入する。
② 日付欄には、仕訳帳に記入されている日付を記入する。
③ 摘要欄には仕訳を行った際の、反対側の勘定科目を記入する。
　　上記例は、現金勘定なので、現金の反対側の勘定科目を記入する。ただし、相手勘定科目が2つ以上ある場合は、「諸口」と記入する。
④ 仕丁欄には、転記の元となった仕訳帳のページ数を記入する。
⑤ 借方欄には仕訳帳の借方の金額を記入し、貸方欄には仕訳帳の貸方の金額を記入する。
⑥ 「借/貸」欄は残高式だけに存在する欄であり、残高が借方の場合は「借」、残高が貸方の場合は「貸」となる。
⑦ 残高欄は借方と貸方の金額の差額を残高として記入する。

（2）総勘定元帳の転記方法

仕訳帳から総勘定元帳への転記の方法は、次のとおりである。

下図の場合、純資産勘定科目の7ページ目という意味になる。

＜標準式における転記＞

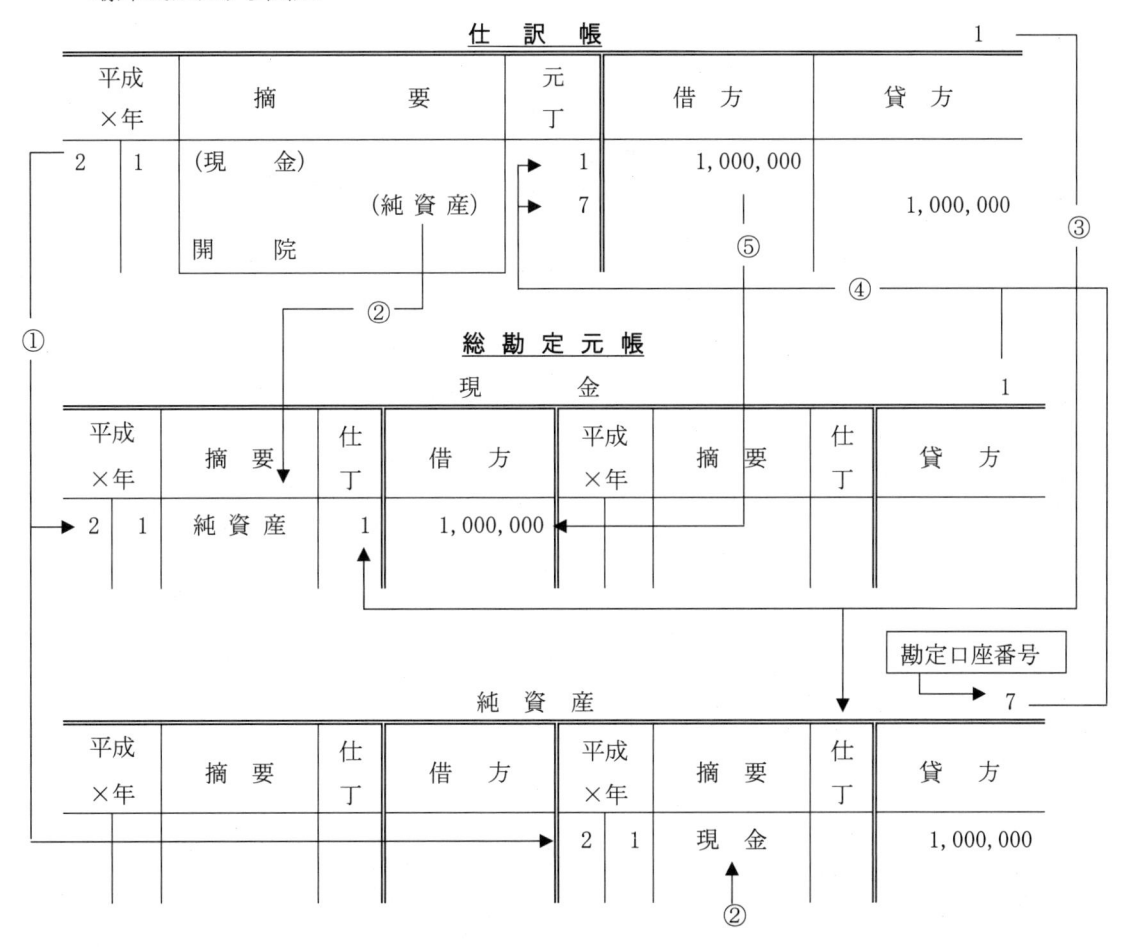

仕 訳 帳　　　　　　　　　　1

平成×年	摘　要	元丁	借　方	貸　方
2　1	（現　金）	1	1,000,000	
	（純資産）	7		1,000,000
	開　院			

総 勘 定 元 帳

現　金　　　　　　　　　　1

平成×年	摘要	仕丁	借　方	平成×年	摘要	仕丁	貸　方
2　1	純資産	1	1,000,000				

勘定口座番号 → 7

純　資　産

平成×年	摘要	仕丁	借　方	平成×年	摘要	仕丁	貸　方
				2　1	現　金		1,000,000

① 日付欄

- 取引の生じた月日を記入
- 月が同じなら日付だけを記入し、同じ日であれば、「〃」と記入

② 摘要欄

- 仕訳をした時の、借方なら貸方欄、貸方なら借方欄の相手勘定科目を記入
- 相手勘定科目が2つ以上ある場合は、諸口と記入

③ 仕丁欄

- 仕訳が記入されている仕訳帳のページ数を記入

④ 元帳欄
・仕訳が転記された元帳のページ数を記入

⑤ 借方欄・貸方欄
・借方欄には仕訳帳の借方金額を、貸方欄には貸方金額をそれぞれに記入

⑥ 借または貸欄
・残高式の場合、残高欄が借方残高の場合は「借」、貸方残高の場合は、「貸」と記入
（残高欄が借方か貸方か、分かるようにするため）

⑦ 残高欄
・借方・貸方を足した、残高金額を記入

【問題10】

次の取引を仕訳帳に記入して、下記の勘定口座［標準式］に転記しなさい。

5/11　先月、未収として処理した診療代35,000円を、本日現金で受け取った。
　13　A薬品から医薬品△剤500,000円を仕入れ、代金のうち100,000円は普通預金口座より支払い、残額は掛けとした。（医薬品で計上する）
　16　入院患者の退院に伴い、当月入院診療費250,000円を現金で受け取った。
　20　A薬品に買掛金200,000円を普通預金口座より振り込んで支払った。
　31　社会保険診療報酬基金から、先月分の診療報酬380,000円が普通預金に振り込まれた。

解答

［標準式］

仕　訳　帳　　　　　2

平成〇年		摘　　　　要	元丁	借　方	貸　方
		前ページから※1		4,250,000	4,250,000
5	11	（現　　　金）①※2 ③	1	35,000 ②	
		（医業未収金）①	6		35,000 ②
		④ 4月未収分診療代　（患者D）			
	13	（医　薬　品）　　　　諸　　口	9	500,000	
		（普　通　預　金）	3		100,000
		（買　　掛　　金）	12		400,000
		医薬品仕入（A薬品）　△剤			
	16	（現　　　金）	1	250,000	
		（入院診療収益）	18		250,000
		入院診療代入金（5月分　患者E）			
	20	（買　掛　金）	12	200,000	
		（普　通　預　金）	3		200,000
		A薬品へ支払			
	31	（普　通　預　金）	3	380,000	
		（医業未収金）	6		380,000
		4月分　診療報酬　支払基金より			

※1　5月10日までの記入は合計で示してある。
※2　仕訳帳と総勘定元帳の①～④の数字は解説（P.44）に対応している。

<転　記>

総　勘　定　元　帳

現　金　　　　　　　　　　　　　　　　　　　　　1

平成○年		摘　要	仕丁	借　方	平成○年		摘　要	仕丁	貸　方
		③		320,000					250,000
5	11	医業未収金	2	35,000					1,000,000
	16	入院診療収益	2	250,000					

普　通　預　金　　　　　　　　　　　　　　　　　3

平成○年		摘　要	仕丁	借　方	平成○年		摘　要	仕丁	貸　方
				850,000					550,000
5	31	医業未収金 ③	2	380,000	5	13	医薬品	2	100,000
						20	買掛金	2	200,000

医　業　未　収　金　　　　　　　　　　　　　　6

平成○年		摘　要	仕丁	借　方	平成○年		摘　要	仕丁	貸　方
				860,000					400,000
5	30	医業未収金			5	11	現　金	2	35,000
						31	普通預金	2	380,000

医　薬　品　　　　　　　　　　　　　　　　　　9

平成○年		摘　要	仕丁	借　方	平成○年		摘　要	仕丁	貸　方
				1,200,000	5	30			900,000
5	13	諸　口	2	500,000	5	30	医業未収金		

買　掛　金　　　　　　　　　　　　　　　　　　12

平成○年		摘　要	仕丁	借　方	平成○年		摘　要	仕丁	貸　方
				700,000					1,100,000
5	20	普通預金	2	200,000	5	13	医薬品	2	400,000

入　院　診　療　収　益　　　　　　　　　　　　18

平成○年		摘　要	仕丁	借　方	平成○年		摘　要	仕丁	貸　方
5	30	医業未収金							380,000
					5	16	現　金	2	250,000

第5章　帳簿の仕組み　45

解　説

- 5/11の仕訳は、先月分の診療代については「医業未収金」として処理されているため、その支払いにより、借方は「現金」、貸方は「医業未収金」（資産）の減少である。
- 5/13、5/16、5/20については【問題8】参照。

① 借方科目を摘要欄の左側に、貸方科目を右側に記入する。なお、借方科目を先に、貸方科目を次の行に記入する。
② 借方科目の金額を借方欄に、貸方科目の金額を貸方欄に記入する。
③ 元帳に転記したときに、仕訳帳の元丁欄に転記した勘定口座のページ数を記入する。転記した仕訳が記入してある仕訳帳のページ数を元帳の仕丁欄に記入する。
④ 内容を簡単に小書きする。

【問題11】

次の取引を仕訳帳に記入して、下記の勘定口座[残高式]に転記しなさい。

7/ 1 当座預金に2,000,000円を振り込んで、追加出資した。
  6 B食品から給食材料200,000円を掛けで仕入れた。（給食用材料で計上すること）
  8 C医療機器メーカーから医療用器械を800,000円で購入し、代金は小切手を振り出して支払った。
 16 取引銀行から500,000円を借り入れ（返済期限は1年）、利息20,000を差し引かれ、手取金が当座預金に振り込まれた。
 31 入院患者の自己負担分について、今月末締め請求分が320,000円であった。なお入金予定は翌2日の予定である。

解　答

[残高式]

仕 訳 帳　　　1

平成○年		摘　　　　要	元丁	借　方	貸　方
7	1	（当 座 預 金）	2	2,000,000	
		（純　資　産）	10		2,000,000
		追加出資			
	6	（給 食 用 材 料）	4	200,000	
		（買　掛　金）	8		200,000
		給食用材料　購入（B食品）			
	8	（医療用器械備品）	7	800,000	
		（当 座 預 金）	2		800,000

46　Ⅰ．医療簿記総論

		医療機器購入（C医療機器メーカー）			
	16	諸　　　口　　　　　（短期借入金）	9		500,000
		（当　座　預　金）	2	480,000	
		（支　払　利　息）	15	20,000	
		取引銀行より借入　返済期限　1年			
	31	（医業未収金）	3	320,000	
		（入院診療収益）	11		320,000
		7月分　入院診療報酬			

<転　記>　　　　　　　　　　　※総勘定元帳の①、②の数字は解説 (P.47) に対応している。

総　勘　定　元　帳

当　座　預　金　　　　2

平成○年		摘　　　要	仕丁	借　方	貸　方	借または貸	残　高
						借① ※	300,000
7	1	純　資　産	1	2,000,000		〃	2,300,000
	8	医療用器械備品	1		800,000	〃	1,500,000 ②
	16	短期借入金	1	480,000		〃	1,980,000

医　業　未　収　金　　　　3

平成○年		摘　　　要	仕丁	借　方	貸　方	借または貸	残　高
						借	1,000,000
7	31	入院診療収益	1	320,000		〃	1,320,000

給　食　用　材　料　　　　4

平成○年		摘　　　要	仕丁	借　方	貸　方	借または貸	残　高
						借	600,000
7	6	買　掛　金	1	200,000		〃	800,000

医療用器械備品　　　　7

平成○年		摘　　　要	仕丁	借　方	貸　方	借または貸	残　高
7	8	当　座　預　金	1	800,000		借	800,000

買　　掛　　金　　　　8

平成○年		摘　　　要	仕丁	借　方	貸　方	借または貸	残　高
						貸	750,000
7	6	給食用材料	1	200,000		〃	550,000

短期借入金　9

平成○年		摘要	仕丁	借方	貸方	借または貸	残高
7	16	諸口	1		500,000	貸	500,000

純資産　10

平成○年		摘要	仕丁	借方	貸方	借または貸	残高
						貸	500,000
7	6	当座預金	1		2,000,000	〃	2,500,000

入院診療収益　11

平成○年		摘要	仕丁	借方	貸方	借または貸	残高
						貸	970,000
7	31	医業未収金	1		320,000	〃	1,290,000

支払利息　15

平成○年		摘要	仕丁	借方	貸方	借または貸	残高
7	16	短期借入金	1	20,000		借	20,000

解説

仕訳帳への記入方法については、【問題9】と同じ。

7/16の仕訳は、金銭の借り入れは負債の増加となり返済期限が1年であるため、貸方は「短期借入金」である。借方は、「当座預金」と利息（費用）の発生により「支払利息」である。「短期借入金」の総勘定元帳の摘要欄は相手科目が2つであるため、諸口とする。

① 「借または貸」欄は、残高が借方か、貸方かの区別を記入する。残高が借方のときは「借」、貸方のときは「貸」と記入する。通常残高は増加を記入する側に生じる。

  借方に残高が生じる勘定　　　貸方に残高が生じる勘定
   資産の勘定　　　　　　　　　負債の勘定
   費用の勘定　　　　　　　　　純資産の勘定
   　　　　　　　　　　　　　　収益の勘定

② 残高の金額は前日残高に、その日の取引による増加額は加え、減少額は差し引いて記入する。

5．伝票式会計
(1) 伝票の役割と種類

伝票は、取引の内容を簡潔に記入した紙片のことで、会計票及び会計伝票とも呼ばれる。また、取引を伝票に記入することを**起票**といい、伝票には取引の内容を帳簿に記録整理する前に各担当係に伝えたり、整理について正確を期するための役割を果たすとともに、帳簿の代用としての利用価値がある。

伝票から総勘定元帳や補助元帳に直接転記してもよいが、伝票を分類・集計して**日計表**を作成し、そこから転記することが一般的である。このように、取引を仕訳帳に記入せず、伝票を仕訳帳や補助簿として、また、仕訳日計表を作成する会計方法を**伝票式会計**という。

取引を仕訳するのに、ノート形式の仕訳帳より、カード形式の伝票を使用することで、記帳作業の分業化と転記作業の省略化が可能となるため、伝票会計を採用することも多い。

伝票会計における帳簿との関係を図にすると下記のようになり、また伝票には主に以下のようなものがある。

<伝票式会計>

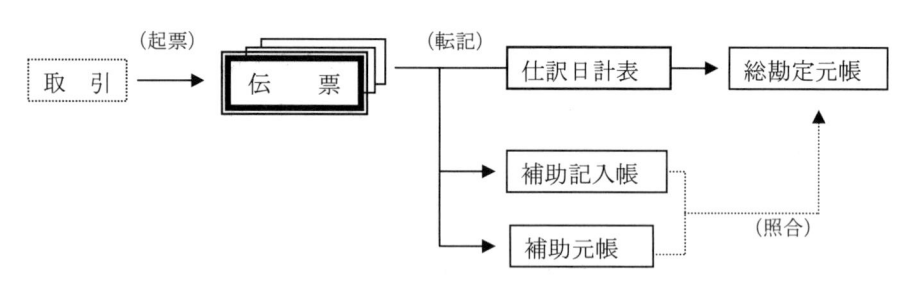

```
                (起票)           (転記)
 ┌─────┐       ┌─────┐  ───→ ┌──────────┐ ───→ ┌──────────┐
 │ 取 引 │ ───→ │ 伝 票 │        │ 仕訳日計表 │      │ 総勘定元帳 │
 └─────┘       └─────┘        └──────────┘      └──────────┘
                    │    ───→ ┌──────────┐              ↑
                    │          │ 補助記入帳 │              ┊
                    │          └──────────┘           (照合)
                    └─→       ┌──────────┐              ┊
                              │ 補助元帳   │ ┄┄┄┄┄┄┄┄┄┘
                              └──────────┘
```

1) **仕訳伝票**：借方と貸方の勘定科目、金額の欄を設け、すべての取引を記録する。
2) **入金伝票**：現金の収入取引について記録する。
   出金伝票：現金の支払取引について記録する。
   振替伝票：その他の取引について記録する。
3) **仕入伝票**：仕入取引について記録する。
   収入伝票：収入取引について記録する。

仕訳帳の代わりに伝票を用いる場合には、仕訳伝票だけを用いる**単一伝票**制、2種類以上の伝票を用いる**複数伝票制**がある。また、複数伝票制には、入金伝票・出金伝票・振替伝票を利用する方法を **3 伝票制**といい、入金伝票・出金伝票・仕入伝票・収入伝票・振替伝票の5つの伝票を利用する方法を **5 伝票制**という。

1) 仕訳伝票

発生した取引を、仕訳の形式で記入するのが**仕訳伝票**である。仕訳伝票は、1取引ごと

に1枚を起票し、すべての取引について作成しなければならない。まず、仕訳の形式で借方科目と金額、貸方科目と金額を記入する。この伝票から総勘定元帳に転記し、補助簿に記入したりする。

また、勘定科目別に貸借の金額を集計し、**仕訳日計表**を作成する。この仕訳日計表から総勘定元帳へ転記してもよい。

＜仕訳伝票　様式例＞

[例　1]　12月3日　A薬品にて医薬品○○を300個（@400円）仕入れ、代金は50,000円を小切手で支払い、残りを掛けとした。（医薬品で計上する場合）

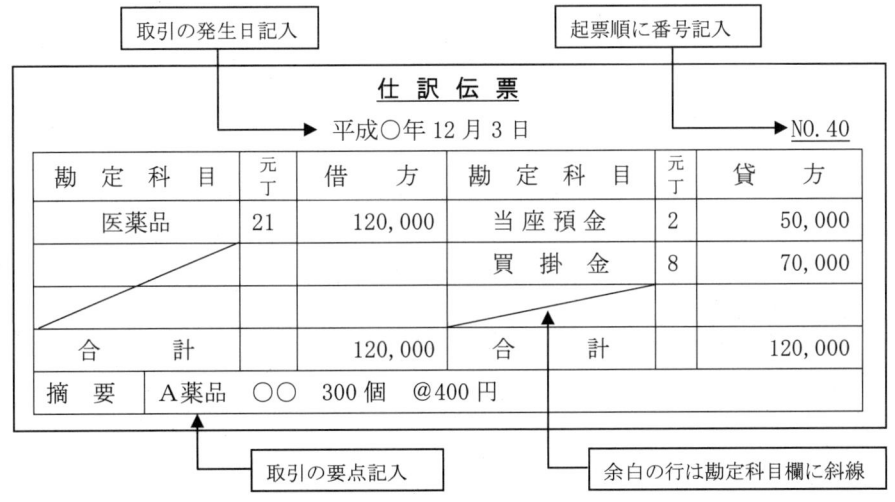

```
                          仕 訳 伝 票
取引の発生日記入 → 平成○年12月3日       起票順に番号記入 → NO.40
```

勘定科目	元丁	借方	勘定科目	元丁	貸方
医薬品	21	120,000	当座預金	2	50,000
			買掛金	8	70,000
合計		120,000	合計		120,000
摘要	A薬品　○○　300個　@400円

取引の要点記入　　余白の行は勘定科目欄に斜線

【問題12】

H病院の9月2日の取引は次のとおりであった。この取引にもとづき、仕訳伝票を作成しなさい。また、各勘定科目については、下記の中から選択すること。

なお、H病院では、診療材料の仕入は購入時に診療材料で計上している。

現　金	当座預金	医業未収金	診療材料	医療消耗器具備品費
買掛金	外来診療収益	研究費		

(1)　Bメーカーから診療材料α 20,000円（20個　@1,000円）を現金で購入した。
(2)　本日窓口にて、外来患者から診療代4,800円を現金で受け取った。
(3)　C薬品会社から検査用器具βを32,000円（4個　@8,000円）で購入し、代金のうち12,000円は現金で支払い、残額は掛けとした。
(4)　研究用の書籍5,200円を現金で購入した。
(5)　先月支払審査機関に請求していた診療報酬分100,000円が当座預金口座に振り込まれた。

50　I．医療簿記総論

解 答

(1)

No.15	仕 訳 伝 票 平成○年9月2日	承認印	主任印	検印	係印

科　目	丁数	金　額	科　目	丁数	金　額
診療材料		20,000	現　金		20,000
合　計		20,000			20,000
適用	Bメーカー、診療材料α　20個　@1,000円					

以下の仕訳伝票は略式で示す。

(2)

仕　訳　伝　票			No.16
現　　金	4,800	外来診療収益	4,800

(3)

仕　訳　伝　票			No.17
医療消耗器具備品費	32,000	現　　金	12,000
		買　掛　金	20,000

(4)

仕　訳　伝　票			No.18
研　究　費	5,200	現　　金	5,200

(5)

仕　訳　伝　票			No.19
当座預金	100,000	医業未収金	100,000

2）入金伝票・出金伝票・振替伝票

　3伝票制は、取引を入金・出金・それ以外のものの3つに分けて起票することになる。入金取引は**入金伝票**に、出金取引は**出金伝票**に、それ以外の取引は**振替伝票**に記入する。

　また、1日分の入金伝票を集計して入金日計表を、また出金伝票を集計して出金日計表を作成して、これから総勘定元帳に転記する。補助元帳には入金伝票と出金伝票から記入される。振替伝票から振替日計表を作成して、総勘定元帳の各勘定口座に転記する。振替伝票の枚数が少ないときは、直接に振替伝票から各勘定口座に転記する。

　各伝票の詳細については、以下のとおりである。

【入金伝票】

　入金取引は借方科目がすべて「現金」であるから、入金伝票には、「現金」の科目を省略して、科目欄に相手勘定科目(貸方科目)、金額欄に入金額を記入する。なお、入金伝票は普通、赤色で印刷されている。

＜入金伝票　様式例＞

　［例　2］　12月1日　病棟202号室の入院患者の付添人より、窓口にて本日分の昼食と夕食分の代金2,000円を受け取った。

```
                入 金 伝 票
              平成〇年12月1日         NO.51
  ┌──┬─────┬────┬─────────┐
  │科 目│患者外給食収益│入金先 │    202号室      │
  ├──┴─────┴────┼─────────┤
  │      摘    要          │    金    額     │
  ├────────────┼─────────┤
  │ ２０２号室付添人 昼食・夕食代│     2,000       │
  ├────────────┼─────────┤
  │                        │                 │
  ├────────────┼─────────┤
  │      合    計          │     2,000       │
  └────────────┴─────────┘
```

【出金伝票】

　出金取引は貸方科目がすべて「現金」であるから、「現金」の科目を省略し、借方科目と金額欄に出金額を記入する。なお、出金伝票は、普通、青色で印刷されている。

＜出金伝票　様式例＞

　［例　3］　12月1日　B郵便局にて、収入印紙10枚（@200）を購入した。

```
                出 金 伝 票
              平成〇年12月1日         NO.55
  ┌──┬────┬────┬─────────┐
  │科目│租税公課│支払先 │    B郵便局      │
  ├──┴────┴────┼─────────┤
  │      摘    要         │    金    額     │
  ├───────────┼─────────┤
  │  収入印紙 10枚（@200）│     2,000       │
  ├───────────┼─────────┤
  │                       │                 │
  ├───────────┼─────────┤
  │      合    計         │     2,000       │
  └───────────┴─────────┘
```

【振替伝票】

　振替伝票は、入金取引・出金取引をまったく含まない取引について起票する。この伝票の記入の仕方は仕訳伝票と同じであるが、借方または貸方の科目が2つ以上になるときは、借方と貸方が1つの勘定科目になるように1枚ずつ伝票を起票しなければならない。なお、

振替伝票は、普通、黒色または青色で印刷されている。

<振替伝票　様式例　1>
［例　4］　11月30日　ガス料金9,000円が預金口座から引き落とされた。

振　替　伝　票
平成○年11月30日　　　　　NO.21

勘　定　科　目	借　方	勘　定　科　目	貸　方
水道光熱費	9,000	預　　　金	9,000
合　　　計	9,000	合　　　計	9,000
摘　要	ガス料金　11月分9,000円		

　この方法は、取引の状態により伝票枚数を増加させるとともに取引の全体を把握しにくくなるという欠点があるため、下記のような取引の場合、通常は仕訳帳及び仕訳伝票の記入と同じように、仕訳が行われる。

<振替伝票　様式例　2>
［例　5］　12月3日　A薬品にて医薬品○○を300個（@400円）仕入れ、代金は50,000円を口座より振込、残りを掛けとした。

振　替　伝　票
平成○年12月3日　　　　　NO.40

勘　定　科　目	借　方	勘　定　科　目	貸　方
医　薬　品	120,000	預　　　金	50,000
		買　掛　金	70,000
合　　　計	120,000	合　　　計	120,000
摘　要	A薬品　○○　300個　@400円		

◆　一部振替取引の起票

　1つの取引において、入金取引・出金取引とそれ以外の振替取引からなる場合がある。つまり、「現金取引」と「振替取引」が複合して含まれているような取引のことを指し、こ

のような取引を**一部振替取引**という。

この取引の起票には、下記のような２つの方法がある。

例えば、「給食材料を500食分、単価500円で購入し100,000円は現金で支払った。残額を掛けとした。給食用材料勘定を用いる」取引では、それぞれの方法を用いると以下のように起票される。

① 取引を分解する方法

（入出金の部分と振替部分とに分けて、２種類の伝票を起票する方法）

(仕訳) （借） 給食用材料 100,000 （貸） 現 金 100,000 …… **出金伝票**
　　　 （借） 給食用材料 150,000 （貸） 買 掛 金 150,000 …… **振替伝票**

② 取引を擬制する方法

（取引を擬制して、一度全額を振替とし、そのうち一部が入金・出金したとして起票する方法）

(仕訳) （借） 給食用材料 250,000 （貸） 買 掛 金 250,000 …… **振替伝票**
　　　 （借） 買 掛 金 100,000 （貸） 現 金 100,000 …… **出金伝票**

上記に述べてきたように、現金収入取引に入金伝票、現金支払取引に出金伝票を用い、現金収支を伴わない取引に振替伝票を用いることは、伝票の作成と総勘定元帳への転記の能率向上に役立つことになる。

【問題13】

Ａクリニックの９月20日の取引は、次のとおりであった。よって、入金伝票・出金伝票・振替伝票を作成しなさい。なお、勘定科目は下記の中から選ぶこと。

| 当 座 預 金 | 診療材料 | 買 掛 金 | 未 払 費 用 | 外来診療収益 |
| 患者外給食収益 | 給　　料 | 職員被服費 | 消 耗 品 費 | |

(1) 窓口にて205号室の患者付添人の今月分の食事代5,000円を現金で受け取った。
(2) Ｇ被服店より、看護師の制服代15,000円（@5,000円×3着）を購入し、現金で支払った。
(3) Ｘ製薬から診療材料Ｃ　50個(@1,500円)を仕入れ、代金のうち25,000円は現金で支払い、残額は掛けとした（いったん掛取引とし、診療材料で計上処理する）。
(4) Ｙ店よりカルテ用紙5,000円を購入し現金で支払った。
(5) 病院職員の給料160,000円を当座預金の口座から振り替えて支払った。
(6) 窓口にて、外来患者Ｄより診療費3,000円を現金で徴収した。

54　I．医療簿記総論

解　答

(1)

	入　金　伝　票		
	平成〇年9月20日		NO.11
科　目	患者外給食収益	入金先	205号室
	摘　　要		金　　額
205号室　付添人　9月分食事代			5,000
合　　　　計			5,000

(2)

	出　金　伝　票		
	平成〇年9月20日		NO.18
科目	職員被服費	支払先	G被服店
	摘　　要		金　　額
看護師制服　3着（@5,000）			15,000
合　　　　計			15,000

(3)　＜手順1＞

	振　替　伝　票		
	平成〇9月20日		NO.21
勘定科目	借　方	勘定科目	貸　方
診療材料	75,000	買掛金	75,000
合　計	75,000	合　計	75,000
摘　要	C剤50個　@1,500円　X製薬より購入		

＜手順2＞　以下より伝票は略式表示。

出　金　伝　票	No.19
（買掛金）	25,000
摘要：C剤50個　@1,500円　一部代金	

(4)

出　金　伝　票	No. 20
（消耗品費）	5,000
摘要：カルテ用紙（Y店）	

(5)

振　替　伝　票			No. 22
（給　料）	160,000	（当座預金）	160,000
摘要：9月分　給　料			

(6)

入　金　伝　票	No. 12
（外来診療収益）	3,000
摘要：患者D　診療代	

解説

　この【問題13】(3)の取引のように、一部現金収支を含む取引(1つの取引のなかに入金・出金とそれ以外の取引が同時に含まれる場合)を一部振替取引という。(3)の仕訳は次のとおりである。

　　　（借）診　療　材　料　　75,000　（貸）現　　　　　金　25,000
　　　　　　　　　　　　　　　　　　　　　　買　　掛　　金　50,000

　この一部振替取引の処理方法には、次のような方法がある。

① 取引をいったん全額振替取引として振替伝票を作成し、その後現金取引については入金伝票または出金伝票を作成する方法
　　　（借）診　療　材　料　　75,000　（貸）買　　掛　　金　75,000　⇒振替伝票へ
　　　（借）買　　掛　　金　　25,000　（貸）現　　　　　金　25,000　⇒出金伝票へ
　このように、全額を掛による仕入取引として処理し、ただちに買掛金の一部を現金で支払ったようにする(解答はこの方法によっている)。

振　替　伝　票　　No. 21		
診療材料　75,000	買掛金	75,000
	（B製薬）	

出　金　伝　票　　No. 19	
買掛金	25,000
（B製薬）	

② 取引を単純に分割し、振替取引分について振替伝票を、現金取引について入金伝票または出金伝票を作成する方法

(借) 診療材料　25,000　（貸）現　　　金　25,000　⇒出金伝票へ
(借) 診療材料　50,000　（貸）買　掛　金　50,000　⇒振替伝票へ

```
       出 金 伝 票      No.19              振 替 伝 票       No.21
 診療材料             25,000        診療材料 50,000  買掛金  50,000
  （B製薬）                                            （B製薬）
```

3）仕入伝票・収入伝票

　病院では、医薬品や診療材料の材料仕入・診療報酬による収入が基本的活動であり、頻繁に行われている。したがって、合理的に処理するために、入金伝票、出金伝票、振替伝票の3伝票に加えて、材料仕入については、医薬品、診療材料、給食用材料の各材料ごとにそれぞれ**仕入伝票**を作成する。また、医業活動における収入については医業収益と医業外収益を区別し、さらに、入院診療収益、室料差額収益、外来診療収益など各収益ごとの**収入伝票**を作成する。また、仕入伝票から仕入日計表を作成し、収入伝票から収入日計表を作成する。そして、仕入日計表と収入日計表から総勘定元帳に転記することになる。

【仕入伝票】

　仕入取引はすべて全額掛け仕入として起票しなければならない。したがって、掛け以外の現金払いや小切手払いなどの仕入取引の場合、はじめに全額掛け仕入取引として仕入伝票をいったん起票し、すぐに掛け代金を支払ったとして、出金伝票や振替伝票を別に作成する。また、このような起票をする場合、仕入伝票では借方「仕入」と貸方「買掛金」の勘定科目の記入を省略する。なお、仕入返品・値引取引は伝票に赤字で記入する。

　＜仕入伝票　様式例＞

［例 6］　9月1日　B製薬から次の医薬品を仕入れ、代金のうち60,000円は現金で支払い、残額は掛けとした。医薬品で計上する。

　　　　　△　剤　　400個　@900円　　360,000円

（仕訳と伝票の起票）

①	（医薬品）	360,000	（買掛金）	360,000	→ 仕入伝票
②	（買掛金）	60,000	（現　金）	60,000	→ 出金伝票

仕 入 伝 票（医薬品）

B製薬　殿　　　　　平成○年9月1日　　　　　　No.121

品　名	数量	単価	金額	摘要
△　剤	400	900	360,000	現金と掛け
合　計			360,000	

```
出 金 伝 票     No.56
平成○年 9月1日
    買 掛 金    60,000
```

【収入伝票】

　収入においても、すべて全額掛け収入として起票する。したがって、掛け以外の収入は、いったん全額掛け収入として収入伝票を起票し、すぐに掛け代金を受け取ったとして、入金伝票や振替伝票を別に作成する。このような起票をする場合、収入伝票は借方に「医業未収金」と貸方「医業収益」勘定科目の記入を省略できる。

　なお、収入の戻し・値引などの取引は、仕入伝票・収入伝票に赤字で記入する。

＜収入伝票　様式例＞

[例 7] 5月1日　外来患者に対する診療代10,000円について、6,000円のみ現金で受け取り、残りは次回来院の時に支払ってもらうこととした。

（仕訳と伝票の起票）

① （医業未収金）　10,000　（外来診療収益）　10,000 ──→ 収入伝票

② （現　　　金）　 6,000　（医業未収金）　　 6,000 ──→ 入金伝票

収入伝票（外来診療収益）

患者名　殿　　　平成○年5月1日　　　　　NO.211

品　名	数量	単　価	金　額	摘　要
診療報酬			10,000	現金と掛け
合　計			10,000	

```
入 金 伝 票     No.56
平成○年 5月1日
    医業未収金    6,000
```

【問題14】

　K病院の2月25日の取引は次のとおりであった。よって、必要な伝票を作成しなさい。

　なお、すべての取引において、いったん全額掛取引として処理する方法により、仕入の購入時には資産で計上している。

〔仕　入〕

(1)　T製薬から予防接種ワクチン20本（@5,000円）100,000円を掛けで仕入れた。

58　I．医療簿記総論

(2) S医療機器からカテーテル20本（@2,000円）40,000円を現金で仕入れた。
(3) Y医療メーカーから手術用縫合糸60本（@400円）24,000円を仕入れ、代金のうち6,000円は現金で支払い、残額は掛けとした。

〔収　入〕
(1) 302号室の入院患者Aへ当月分の入院診療報酬80,000円を請求した。
(2) 外来患者Bから窓口にて本日分外来診療費8,000円を現金で受け取った。
(3) 本日行った新規患者Cの自由診療において診療費154,000円のうち、4,000円は現金で受け取り、残額は月末に支払ってもらうことになった。

解　答

〔仕　入〕
(1)

仕　入　伝　票（医薬品）

T製薬　殿　　　平成○年2月25日　　　NO.50

品　名	数量	単価	金額	摘要
予防接種ワクチン	20	5,000	100,000	
合　計			100,000	

以下より略式の伝票を使用。

(2)

仕　入　伝　票（診療材料）　No.5
（S医療機器）　　　　　　40,000
摘要：カテーテル20本（@2,000円）

出　金　伝　票　No.71
買　掛　金　　　　　40,000
（S医療機器）

(3)

仕　入　伝　票（診療材料）　No.6
（Y医療メーカー）　　　　24,000
摘要：手術用縫合糸60本（@400円）

出　金　伝　票　No.72
買　掛　金　　　　　　6,000
（Y医療メーカー）

第5章　帳簿の仕組み　59

〔収　入〕
(1)

```
                                                        医業収益
              収　入　伝　票（入院診療収益）
  302号室　入院患者Ａ殿　　平成〇年2月25日　　　　　NO.33
```

内　容	単　価	金　額	摘　要
入院診療報酬（2月分）		80,000	
合　計		80,000	

以下より略式の伝票を使用。

(2)

```
  収　入　伝　票（外来診療収益）　No.41        入　金　伝　票　No.81
  外来患者Ｂ           8,000         医業未収金           8,000
  摘要：外来診療費                    （外来患者Ｂ）
```

(3)

```
  収　入　伝　票（外来診療収益）　No.42        入　金　伝　票　No.82
  新規患者Ｃ         154,000         医業未収金           4,000
  摘要：自由診療費                    （新規患者Ｃ）
```

解　説

　仕入の(2)、(3)の取引については、すべて掛けで仕入れたものとみなして仕入伝票を作成し、その後、買掛金の支払を現金で行った分について出金伝票を作成する。また、収入の(2)、(3)についても同様に、すべて掛けで収入があったものとみなして収入伝票を作成し、その後、医業未収金の回収を現金で行った分について入金伝票を作成する。この処理は、小切手や手形による仕入の場合も同様に行う。ただし、現金以外の場合は、振替伝票を作成する。
　なお、この仕入と収入について仕訳すると次のようになる。

<仕入>

	借 方		貸 方		伝票の種類
(1)	医薬品	100,000	買　掛　金	100,000	仕入伝票（医薬品）
(2)	診療材料	40,000	買　掛　金	40,000	仕入伝票（診療材料）
	買　掛　金	40,000	現　　　金	40,000	出金伝票
(3)	診療材料	24,000	買　掛　金	24,000	仕入伝票（診療材料）
	買　掛　金	6,000	現　　　金	6,000	出金伝票

<収入>

	借 方		貸 方		伝票の種類
(1)	医業未収金	80,000	入院診療収益	80,000	収入伝票（入院診療収益）
(2)	医業未収金	8,000	外来診療収益	8,000	収入伝票（外来診療収益）
	現　　　金	8,000	医業未収金	8,000	入金伝票
(3)	医業未収金	154,000	外来診療収益	154,000	収入伝票（外来診療収益）
	現　　　金	4,000	医業未収金	4,000	入金伝票

(2) 日 計 表

　日計表は、1日分の伝票の諸勘定の借方と貸方の金額を勘定科目別に分類・集計し、1つの表にまとめた試算表の一種である。病院での日計表には、伝票を種類別に集計して作成する**入金日計表・出金日計表・仕入日計表・収入日計表・振替日計表**のほか、すべての伝票から作成する下記のような**仕訳日計表**などがある。

　日計表の作成は、大量の伝票を総勘定元帳や補助元帳に直接転記する際にくらべて、その手数と時間が省け、さらに日計表の借方と貸方の合計の一致を確かめることで、記帳と集計の誤りもチェックできるという利点がある。

　ただし、各伝票から直接に仕訳日計表を作成する場合もある。また仕訳日計表を元帳として用いる場合は、記帳事務の簡素化に役立ち、試算表兼用元帳によって毎日の財政状態及び経営成績の概要を把握できるという長所がある。

<仕訳日計表の様式　例>

仕 訳 日 計 表

伝票　入金 No.28〜No.29
　　　　入金 No.30〜No.31
　　　　入金 No.21〜No.22

平成〇年 12 月 20 日

借　方	伝票枚数	勘定科目	伝票枚数	貸　方
140,000	2	現　　　　　金	2	26,400
60,000	1	医 業 未 収 金	1	40,000
25,000	1	買　　掛　　金	1	75,000
		医 業 収 益	2	160,000
75,000	1	診 療 材 料		
1,400	1	通　　信　　費		
301,400	6		6	301,400

※数値は仮である。

【問題 15】

【問題 14】の伝票を集計して、仕訳日計表を作成しなさい。

解 答

仕 訳 日 計 表

入金伝票　No.81〜82
出金伝票　No.71〜72
振替伝票　なし
仕入伝票　（医薬品）No.50
　　　　　（診療材料）No.5〜6
収入伝票　（入院診療収益）No.33
　　　　　（外来診療収益）No.41〜42

平成〇年2月25日

借　　方	勘定科目	貸　　方
12,000	現　　　　　金	46,000
242,000	医 業 未 収 金	12,000
100,000	医　　薬　　品	
64,000	診 療 材 料	
46,000	買　　掛　　金	164,000
	入 院 診 療 収 益	80,000
	外 来 診 療 収 益	162,000
464,000		464,000

解 説

下記の手順によって、伝票を集計して、仕訳日計表に記入する。

① 入金伝票を集計して、仕訳日計表の現金の借方に記入する。
② 出金伝票を集計して、仕訳日計表の現金の貸方に記入する。
③ 入金伝票の貸方の同一科目を集計して、仕訳日計表のその科目の貸方に記入する。
④ 出金伝票の借方の同一科目を集計して、仕訳日計表のその科目の借方に記入する。
⑤ 仕入伝票を集計して、仕訳日計表の医薬品及び診療材料の借方と買掛金の貸方に記入する。
⑥ 収入伝票を集計して、仕訳日計表の医業未収金の借方と医業収益の貸方に記入する。

（3）伝票からの転記

　伝票を起票した後、その内容を総勘定元帳に転記することになる。伝票1枚ごとに転記する**個別転記**は、時間と手数がかかるため、通常は一定期間ごとに伝票の記録を集計するための仕訳日計表及び集計表を作成し、まとめて総勘定元帳に転記する**合計転記**をしている。

【問題16】

　次の取引を記録した伝票（略式）にもとづき、下記の勘定口座に転記しなさい。
　ここでは、医薬品の購入は費用として医薬品費で計上している。

入　金　伝　票
9月2日
医業未収金　　60,000
（津山商店）

振　替　伝　票			
9月5日			
借方科目	金　　額	貸方科目	金　　額
医業未収金	260,000	入院診療収益	260,000

出　金　伝　票
9月10日
医薬品費　　40,000

振　替　伝　票			
9月10日			
借方科目	金　　額	貸方科目	金　　額
医　薬　品　費	100,000	買　掛　金	100,000
		（製薬会社D）	

解答

※なおここでは現金勘定は省略する。

```
       医業未収金        4              入院診療収益       11
         ×××  │9/2 入金伝票 60,000                     │9/5 振替伝票 260,000
9/5 振替伝票 260,000│

       買　掛　金        7              医　薬　品　費     14
              │  ×××            9/10 出金伝票 40,000│
              │9/5 振替伝票 100,000  〃 振替伝票  100,000│
```

解説

　普通の仕訳を考えて各勘定口座に転記する。

9/2	入金伝票	（借）現　　　　金	60,000	（貸）医業未収金	60,000
9/5	振替伝票	（借）医業未収金	260,000	（貸）入院診療収益	260,000
9/10	出金伝票	（借）医薬品費	40,000	（貸）現　　　金	40,000
9/10	振替伝票	（借）医薬品費	100,000	（貸）買　掛　金	100,000

第6章　試算表

1．試算表の意味と目的

　期中における日々の取引は仕訳帳に仕訳し、その後、総勘定元帳に転記する。転記した後、総勘定元帳の各勘定口座の金額を集計することになるが、このときに作成される計算表が**試算表**（trial balance;T/B）である。試算表は、仕訳帳から総勘定元帳への取引高の転記が正しく行われているか、記入漏れなどがないかどうかを確かめるために作成するものである。なお、試算表は決算の予備手続きで作成される（「第8章　決算処理」にて詳細）が、取引量の多い場合などは、必要に応じて毎日、毎週末、毎月末（日計表・週計表・月計表）毎に作成されることもある。試算表には勘定科目や、借方・貸方の合計、残高が記入されているため、試算表を見れば勘定科目ごとの取引の発生状況やその時点での病院の財産や損益の状況がある程度、把握できるからである。このように試算表は経営状態を定期的にチェックする意味合いも含んでいる。

2．試算表の種類と作成

　試算表の種類には、**(1)合計試算表(2)残高試算表(3)合計残高試算表**の3種類がある。なお、一般的な様式は以下のようになっている。

　また、これらの試算表を作成した際に、借方と貸方の合計の金額が一致しない場合は、転記が間違っているといえる。

＜様式例＞

(1)　**合計試算表**
平成○年○月○日

借　方	勘 定 科 目	貸　方

(2)　**残高試算表**
平成○年○月○日

借　方	勘 定 科 目	貸　方

(3)　**合計残高試算表**
平成○年○月○日

借　方		勘 定 科 目	貸　方	
残　高	合　計		合　計	残　高

基本的には、試算表の勘定科目欄に、資産・負債・純資産・収益・費用の順に勘定科目を記入し、元帳欄に、勘定口座番号を記入する。また、試算表には、勘定の金額を集計した時点を示すために日付を記入する。

次の総勘定元帳にもとづいて、それぞれの試算表の作成方法、記入方法について述べる。

【総勘定元帳　例1】

	現　金		
8/1	5,000	8/4	9,000
3	25,000	11	3,000
7	50,000	25	10,000

	医業未収金		
8/14	30,000		

	純資産		
		8/7	50,000

	借入金		
8/11	3,000	8/3	25,000

	医業収益		
		8/14	30,000

	医業外収益		
		8/1	5,000

	給　料		
8/25	10,000		

	医薬品費		
8/4	9,000		

なお、ここでは医薬品の購入時に、費用として医薬品費で計上している場合で説明する。
※「第8章　決算処理　4.決算本手続─決算整理─　(1) 期末たな卸処理　2)たな卸資産の計上処理」（P.88）参照。

(1) 合計試算表

合計試算表は、総勘定元帳の各勘定について、借方合計額と貸方合計額をそれぞれ集計して作成する。この試算表の借方欄の合計額と貸方欄の合計額が一致することを確かめてから、その合計額を記入して、締切る。

なお、借方合計額と貸方合計額は、仕訳帳を期末に締切ったときの借方欄と貸方欄の各合計額とも一致する。

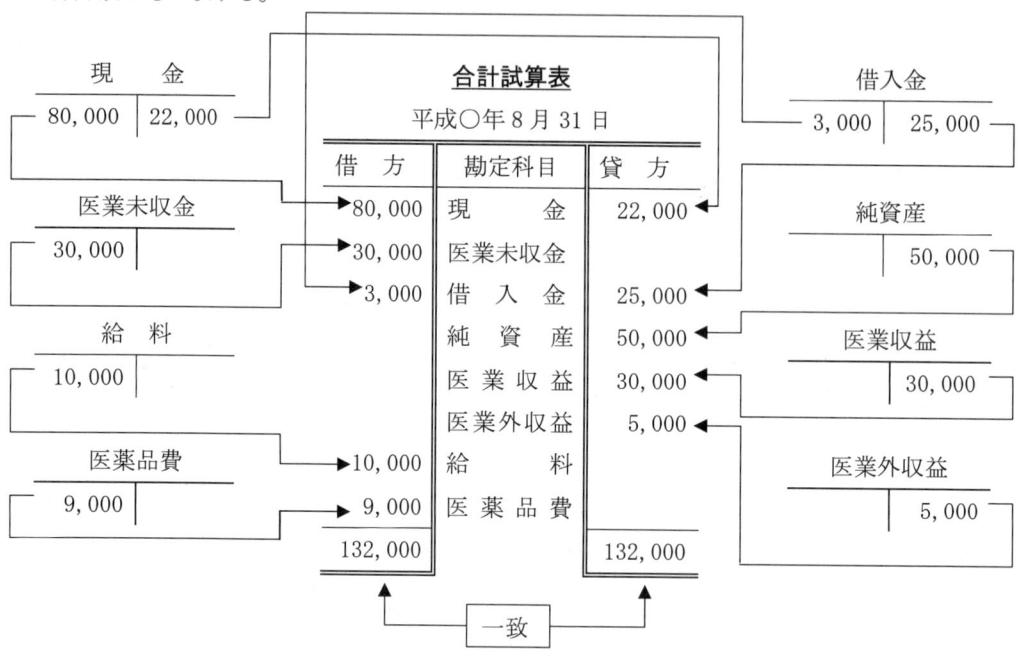

合計試算表
平成〇年8月31日

借方	勘定科目	貸方
80,000	現　　金	22,000
30,000	医業未収金	
3,000	借　入　金	25,000
	純　資　産	50,000
	医　業　収　益	30,000
	医業外収益	5,000
10,000	給　　料	
9,000	医薬品費	
132,000		132,000

現金：80,000 / 22,000
医業未収金：30,000
給料：10,000
医薬品費：9,000
借入金：3,000 / 25,000
純資産：50,000
医業収益：30,000
医業外収益：5,000

一致

(2) 残高試算表

残高試算表は、総勘定元帳の各勘定の残高（貸借差額）を集めて作成する。その際、資産・費用勘定のように勘定口座の残高が借方にあれば、試算表の借方の金額欄のみに、負債・純資産・収益勘定のように勘定口座の残高が貸方にあれば、試算表の貸方の金額欄のみに記入する。この試算表の借方欄と貸方欄のそれぞれの合計額を計算し、一致することを確認し、その合計額を記入する。

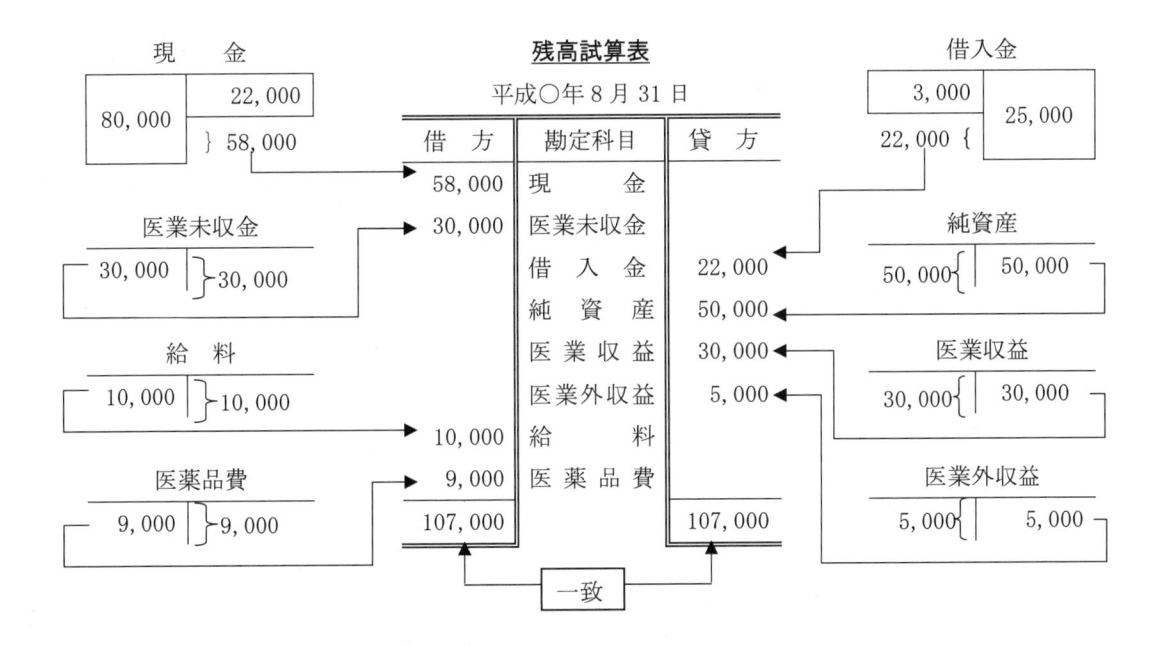

```
      現  金                    残高試算表                    借入金
┌─────────┬─────────┐          平成○年8月31日              ┌───────┬─────────┐
│ 80,000  │ 22,000  │      ┌─────┬─────────┬─────┐         │ 3,000 │ 25,000  │
│         │}58,000  │      │借 方│勘定科目 │貸 方│         │22,000{│         │
└─────────┴─────────┘      ├─────┼─────────┼─────┤         └───────┴─────────┘
                           │58,000│現   金 │     │
    医業未収金              │30,000│医業未収金│     │             純資産
┌─────────┬─────────┐      │     │借 入 金 │22,000│         ┌────────┬─────────┐
│ 30,000  │}30,000  │      │     │純 資 産 │50,000│         │50,000 {│ 50,000  │
└─────────┴─────────┘      │     │医業収益 │30,000│         └────────┴─────────┘
                           │     │医業外収益│5,000 │
      給  料                │10,000│給   料 │     │             医業収益
┌─────────┬─────────┐      │9,000│医薬品費 │     │         ┌────────┬─────────┐
│ 10,000  │}10,000  │      │107,000│       │107,000│        │30,000 {│ 30,000  │
└─────────┴─────────┘      └─────┴─────────┴─────┘         └────────┴─────────┘

     医薬品費                      一致                        医業外収益
┌─────────┬─────────┐                                       ┌────────┬─────────┐
│ 9,000   │}9,000   │                                       │5,000  {│ 5,000   │
└─────────┴─────────┘                                       └────────┴─────────┘
```

(3) 合計残高試算表

合計残高試算表は、合計試算表と残高試算表を1つにまとめたもので、合計残高試算表の合計欄・残高欄に勘定科目別の合計と残高を記入する。

合計残高試算表
平成○年8月31日

借方 残高	借方 合計	勘定科目	貸方 合計	貸方 残高
58,000	80,000	現　　金	22,000	
30,000	30,000	医業未収金		
	3,000	借 入 金	25,000	22,000
		純 資 産	50,000	50,000
		医 業 収 益	30,000	30,000
		医業外収益	5,000	5,000
10,000	10,000	給　　料		
9,000	9,000	医薬品費		
107,000	132,000		132,000	107,000

68　I．医療簿記総論

【問題17】

L病院の総勘定元帳の勘定口座にもとづいて、5月31日における合計試算表、残高試算表、合計残高試算表をそれぞれ作成しなさい。

総　勘　定　元　帳

現　金　　　　　　1			
5/1	300,000	5/5	120,000
12	100,000	8	50,000
15	10,000	10	35,000
17	100,000	23	51,000
20	100,000	25	50,000
		27	120,000
		31	22,000
計	610,000	計	448,000
残	[162,000]		

医業未収金　　　　2			
5/4	280,000	5/20	100,000
17	200,000		
	480,000		100,000
	[380,000]		

建　物　　　　　　3			
5/1	400,000	5/4	190,000
8	250,000	17	210,000
	650,000		400,000
	[250,000]		

医療用器械備品　　4			
5/5	120,000		

未　払　金　　　　5			
5/27	120,000	5/8	200,000
			[80,000]

借　入　金　　　　6			
5/23	50,000	5/1	100,000
		12	100,000
計	50,000		200,000
			[150,000]

純　資　産　　　　7			
		5/1	600,000

医業外収益　　　　9			
		5/15	10,000

医　業　収　益　　8			
		5/4	90,000
		17	90,000
			180,000
			[180,000]

給　料　　　　　10			
5/25	50,000		

広告宣伝費　　　11			
5/31	20,000		

医事委託費　　　12			
5/10	35,000		

雑　費　　　　　13			
5/31	2,000		

支払利息　　　　14			
5/23	1,000		

（注）（　）内は2行以上記入がある場合の合計額を、[　]内は借方・貸方の差額の残高を計算してある。

解 答

```
              現      金                    1
5/ 1    300,000  │ 5/ 5    120,000
  12    100,000  │   8     50,000
  15     10,000  │  10     35,000
  17    100,000  │  23     51,000
  20    100,000  │  25     50,000
                 │  27    120,000
                 │  30     22,000
        計 (610,000)※1  計 (448,000) ※2
        残 [162,000]
```

＜合計試算表＞

合 計 試 算 表
平成〇年4月30日

借　方	元丁	勘定科目	貸　方
※1　610,000	1	現 金 及 び 預 金	448,000　※2
480,000	2	医 業 未 収 金	100,000
650,000	3	建　　　　　　物	400,000
120,000	4	医 療 用 器 械 備 品	
120,000	5	未 　 払 　 金	200,000
50,000	6	借 　 入 　 金	200,000
	7	純 　 資 　 産	600,000
	8	医 　 業 　 収 　 益	180,000
	9	医 　 業 　 外 　 収 　 益	10,000
50,000	10	給　　　　　　料	
20,000	11	広 告 宣 伝 費	
35,000	12	医 事 委 託 費	
2,000	13	雑　　　　　　費	
1,000	14	支 　 払 　 利 　 息	
2,138,000			2,138,000

70　Ⅰ．医療簿記総論

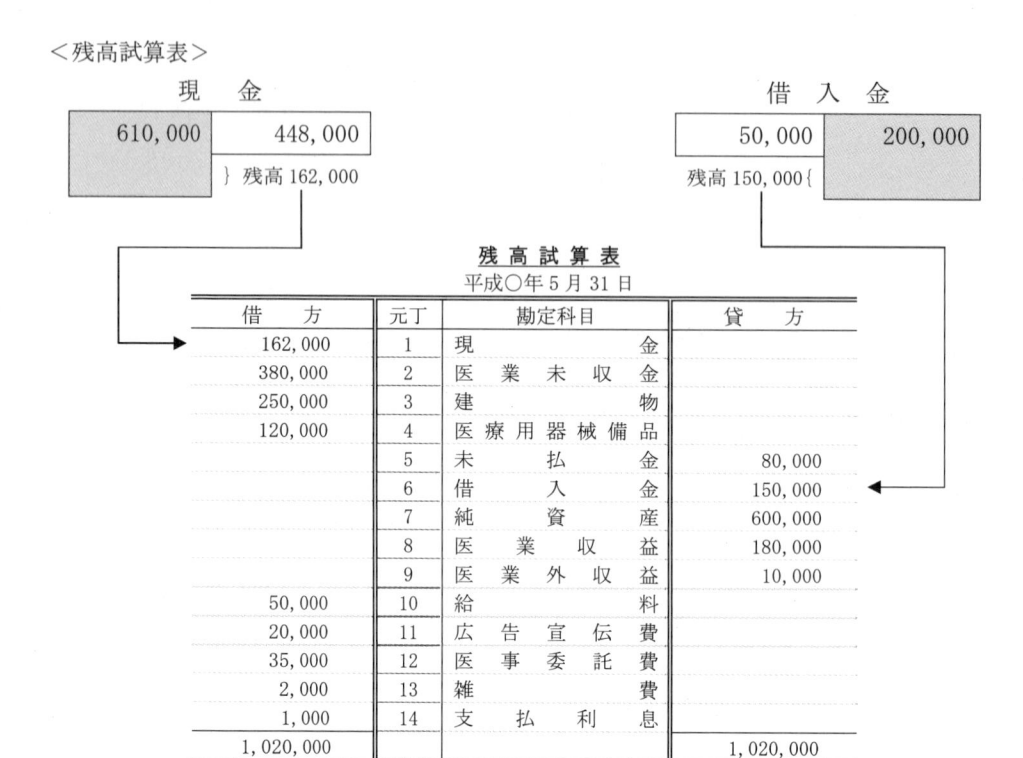

<残高試算表>

```
       現　金                          借入金
┌─────────┬─────────┐        ┌─────────┬─────────┐
│ 610,000 │ 448,000 │        │ 50,000  │ 200,000 │
└─────────┴─────────┘        └─────────┴─────────┘
      }残高 162,000              残高 150,000{
```

残 高 試 算 表
平成〇年5月31日

借　方	元丁	勘定科目	貸　方
162,000	1	現　　　　　金	
380,000	2	医 業 未 収 金	
250,000	3	建　　　　　物	
120,000	4	医療用器械備品	
	5	未　　払　　金	80,000
	6	借　　入　　金	150,000
	7	純　　資　　産	600,000
	8	医　業　収　益	180,000
	9	医 業 外 収 益	10,000
50,000	10	給　　　　　料	
20,000	11	広 告 宣 伝 費	
35,000	12	医 事 委 託 費	
2,000	13	雑　　　　　費	
1,000	14	支 払 利 息	
1,020,000			1,020,000

<合計残高試算表>

合 計 残 高 試 算 表
平成〇年5月31日

借　方 残高	借　方 合計	元丁	勘定科目	貸　方 合計	貸　方 残高
162,000	610,000	1	現　　　　　金	448,000	
380,000	480,000	2	医 業 未 収 金	100,000	
250,000	650,000	3	建　　　　　物	400,000	
120,000	120,000	4	医療用器械備品		
	120,000	5	未　　払　　金	200,000	80,000
	50,000	6	借　　入　　金	200,000	150,000
		7	純　　資　　産	600,000	600,000
		8	医　業　収　益	180,000	180,000
		9	医 業 外 収 益	10,000	10,000
50,000	50,000	10	給　　　　　料		
20,000	20,000	11	広 告 宣 伝 費		
35,000	35,000	12	医 事 委 託 費		
2,000	2,000	13	雑　　　　　費		
1,000	1,000	14	支 払 利 息		
1,020,000	2,138,000			2,138,000	1,020,000

　合計残高試算表の借方と貸方の合計欄は、総勘定元帳の勘定口座の各勘定の借方と貸方の合計額を記入する。合計欄、残高欄とも、借方、貸方の総合計額が一致するか確認する。

3．貸借平均の原理

　取引を仕訳するとき、借方の金額と貸方の金額は常に等しくなるように行われる。このことをふまえ、借方の勘定は、その金額をその勘定口座の借方に転記し、また貸方の勘定は、その金額をその勘定口座の貸方に転記する。したがって、転記が正しく行われてさえいれば、総勘定元帳のすべての勘定口座の借方金額の総合計額と貸方金額の総合計額は一致することになる。このことを**貸借平均の原理**という。

　試算表は、この貸借平均の原理にもとづいて、転記の正否を確かめるものなのである。これを簡単な例で、示すと次のようになる。

［例］

・仕訳帳より

(1)	(借)	現　　　　　　金	100,000	(貸)	純　資　産	100,000
(2)	(借)	医　薬　品	40,000	(貸)	現　　　　　金	40,000
(3)	(借)	医療用器械備品	25,000	(貸)	現　　　　　金	25,000
(4)	(借)	現　　　　　　金	30,000	(貸)	医　業　収　益	30,000
		(仕訳帳の合計額)	195,000	←一致→	195,000	※(5)

　この仕訳帳より総勘定元帳へ転記し、合計試算表を作成すると次頁のようになる。

72　I．医療簿記総論

[例 1]の仕訳帳からの【転　記】

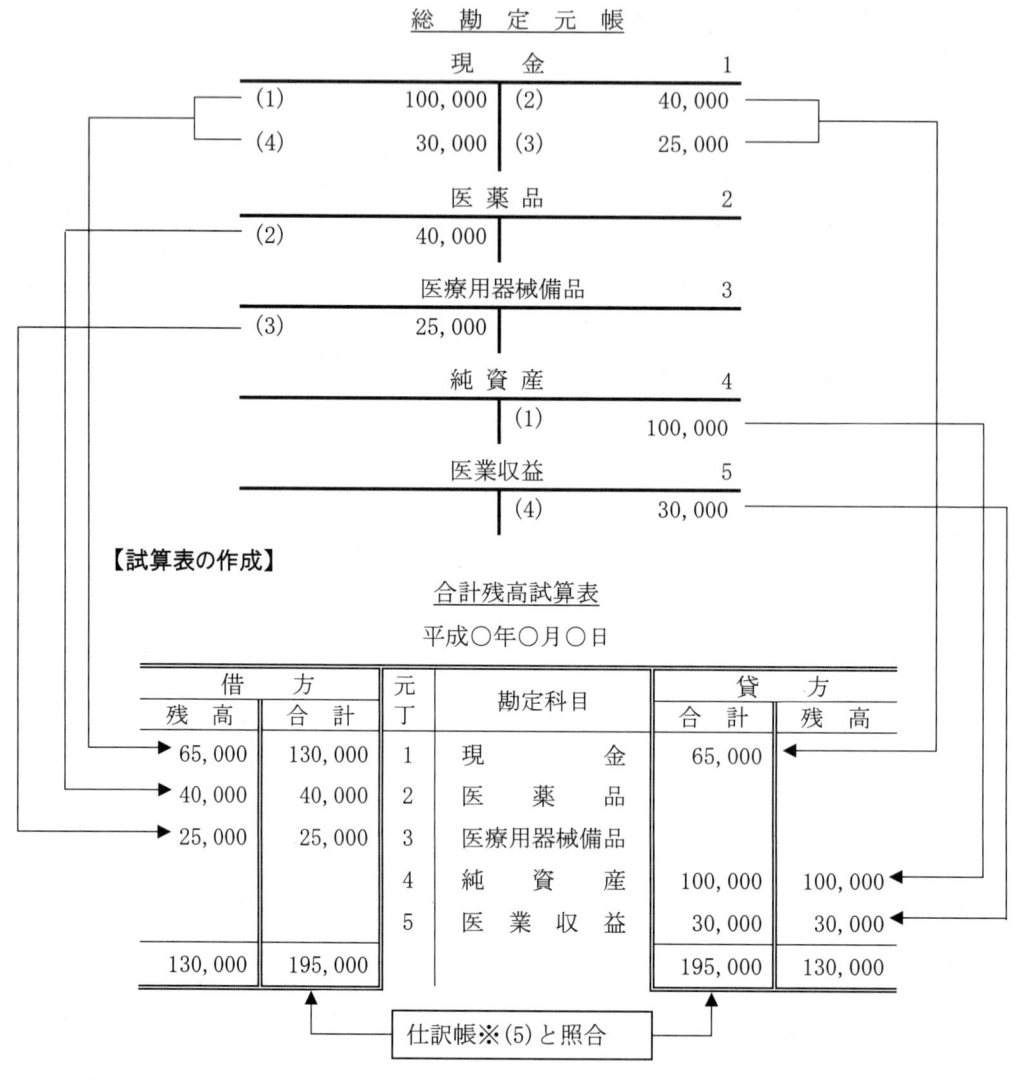

総 勘 定 元 帳

現　金　　1

| (1) | 100,000 | (2) | 40,000 |
| (4) | 30,000 | (3) | 25,000 |

医 薬 品　　2

| (2) | 40,000 | | |

医療用器械備品　　3

| (3) | 25,000 | | |

純 資 産　　4

| | | (1) | 100,000 |

医 業 収 益　　5

| | | (4) | 30,000 |

【試算表の作成】

合計残高試算表
平成〇年〇月〇日

| 借　方 | | 元丁 | 勘定科目 | 貸　方 | |
残　高	合　計			合　計	残　高
65,000	130,000	1	現　　　金	65,000	
40,000	40,000	2	医　薬　品		
25,000	25,000	3	医療用器械備品		
		4	純　資　産	100,000	100,000
		5	医　業　収　益	30,000	30,000
130,000	195,000			195,000	130,000

仕訳帳※(5)と照合

◆　貸借平均の原則の論外

　貸借平均の原則による試算表の検証能力にも限界がある。万が一、試算表の貸借合計額が一致しない場合には、転記上の誤記入があることが考えられるが、逆に貸借合計額が一致しているからといって、必ずしも転記上の間違いや漏れがないとは断言できない。すなわち、貸借平均の原則に影響しない次のような誤記入が起こりうるため、注意しておかなければならない。

　1)　転記の脱漏(仕訳の転記を脱漏した場合)
　2)　二重転記(仕訳の転記を重複した場合)

3) 口座の記入ミス（転記する勘定口座を間違えた場合）
4) 貸借記入の記入ミス（転記する勘定口座で貸借記入を逆にした場合）
5) 相殺的誤記入
　　（その他、転記する勘定口座間の貸借記入金額に誤謬があっても相殺される場合）

　ただし、合計試算表と仕訳帳合計額との照合によって、1)と2)、場合によっては5)に関する誤記入は発見できる。
　試算表の貸借合計額が平均しない場合の誤記入の発見は、試算表→元帳→仕訳帳という逆の順序で科目との数値の突合をすることによってなされる。詳しくは、以下のとおりである。
　① 試算表の貸借合計の検算
　② 試算表の各勘定金額と元帳の当該勘定口座金額との突合
　③ 元帳の各勘定口座の貸借合計及び残高の検算
　④ 元帳の各勘定口座の記録と仕訳帳の記録との突合

第7章　精算表

1. 精算表の作成

　残高試算表から決算の目的である貸借対照表と損益計算書を作成するための手続きをまとめた計算表を**精算表**（working sheet；W/S）という。精算表は、決算の流れを1つの表にまとめたものである。これは、決算の見通しをつけるためだけでなく、決算の正確性を確かめることにも利用される。決算については第8章で学ぶ。

　決算処理においては、整理後の勘定残高にもとづいて貸借対照表や損益計算書などの財務諸表を作成しなければならないが、こうした勘定残高の修正、貸借対照表や損益計算書の作成は、精算表において行うと大変便利である。

　精算表作成は正規の決算手続きには含まれないが、貸借対照表や損益計算書の作成に役立つだけでなく、一会計期間の経営成績や期末における財政状態を容易に知ることができる。また、帳簿決算に先だって当期の損益を計算したり、正否をチェックできるため、決算の正確性を確かめる意味でも、実務上では常に作成されている。

　精算表には、以下のような残高試算表・貸借対照表・損益計算書のそれぞれ貸借欄を持つ**6桁精算表**、また、6桁計算表に決算整理事項（整理記入）を加えた**8桁精算表**、8桁精算表に整理後の修正試算表などの記入欄を加えた**10桁精算表**などがある。

【6桁精算表】

精算表
平成〇年△月×日

勘定科目	残高試算表		損益計算書		貸借対照表	
	借方	貸方	借方	貸方	借方	貸方

【8桁精算表】

精算表
平成〇年△月×日

勘定科目	残高試算表		修正記入		損益計算書		貸借対照表	
	借方	貸方	借方	貸方	借方	貸方	借方	貸方

【10桁精算表】

精算表

平成〇年△月×日

勘定科目	残高試算表		修正記入		修正後残高試算表		損益計算書		貸借対照表	
	借方	貸方	借方	貸方	借方	貸方	借方	貸方	借方	貸方

2. 精算表のしくみ

精算表の貸借対照表欄と損益計算書欄に示される当期純利益の金額はかならず一致する。この金額は、損益計算書欄には借方に、貸借対照表欄には貸方に示される。なお、当期純損失の場合、損益計算書欄には貸方に、貸借対照表欄には借方に示される。

決算処理においては、もっとも代表的な精算表は8桁精算表で、主に次のような方法で作成される。

(1) 総勘定元帳の各勘定の残高を残高試算表の金額欄に記入し、合計を締切り、借方と貸方の合計金額が正しいことを確認する。

(2) 決算整理事項により、整理(修正)記入欄に決算整理仕訳を記入し、借方と貸方の合計金額が正しいことを確認する。残高試算表には勘定科目がなく、新たに必要となる勘定科目は勘定科目欄に追加する。

(3) 残高試算表欄と整理(修正)記入欄の金額を、貸借同じ側にあるときは加算し、貸借反対側にあるときは減算して、費用・収益の各勘定の金額は損益計算書欄に、資産・負債・純資産の各勘定の金額は貸借対照表欄にそれぞれ記入する。

(4) 損益計算書欄及び貸借対照表の借方・貸方の金額をそれぞれ合計し、その差額を当期純利益（または当期純損失）として、合計金額の少ない側に記入する。

(5) 整理(修正)記入欄、損益計算書欄及び貸借対照表欄の借方と貸方の金額をそれぞれ合計して締切る。

精 算 表

平成〇年5月31日

勘定科目	(1)残高試算表		(2)整理修正記入		損益計算書		貸借対照表	
	借方	貸方	借方	貸方	借方	貸方	借方	貸方
資 産の勘定	500		10		(3)		510	
負 債の勘定		150		10				160
純資産の勘定		300						300
収 益の勘定		250		10	(3)	260		
費 用の勘定	200		10		210			
(4)当期純利益					50		(4)	50
(5)	700	700	20	20	260	260	510	510

精算表を、残高試算表・貸借対照表・損益計算書に分解し、図で示すと次のようになる。

＜残高試算表から貸借対照表への流れ＞

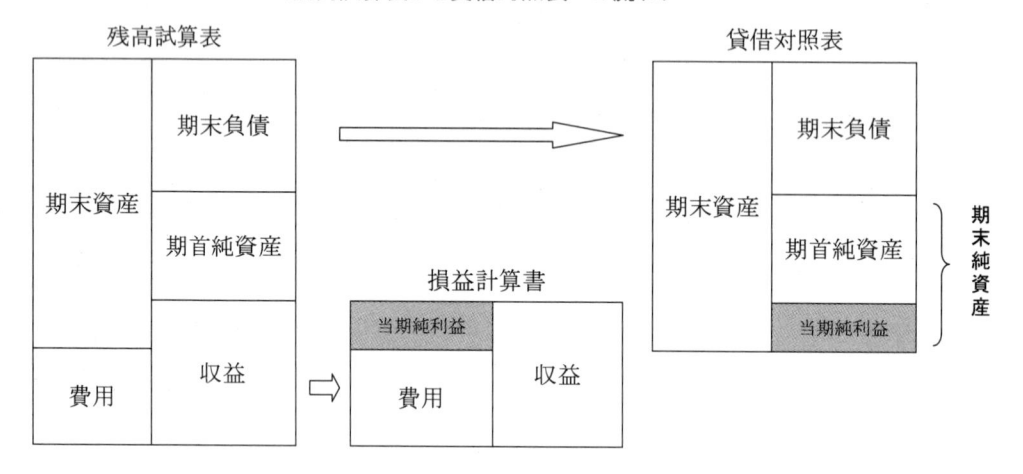

＜精算表に示されている医療簿記の要素の関係＞

① （期末）資産＋費用＝（期末）負債＋（期首）純資産＋収益………試算表
② （期末）資産－（期末）負債－（期首）純資産＝収益－費用
③ （期末）資産－（期末）負債－（期首）純資産＝当期純利益………財産法
④ （期末）資産＝（期末）負債＋（期首）純資産＋当期純利益………貸借対照表
⑤ 収益－費用＝当期純利益………損益法
⑥ 費用＋当期純利益＝収益………損益計算書

　複式簿記では、③の財産法と⑤の損益法で計算された当期純損益の額が一致することによって、計算の正しいことを確かめることができる。このことは複式簿記の優れた特徴である。

【問題18】

次の（A）期末勘定残高と（B）決算整理事項にもとづき、8桁精算表を作成しなさい。ただし、会計期間は平成○年1月1日から平成○年12月31日までである。

（A）期末勘定残高　　　　　　　　　　　　　　　　　　　　　　　　　　（円）

現 金	8,600	当 座 預 金	11,000	医 業 未 収 金	37,000
未 収 金	38,000	貸 倒 引 当 金	1,000	有 価 証 券	33,000
医 薬 品	25,000	医療用器械備品	36,000	医療用器械備品減価償却累計額	13,500
買 掛 金	23,000	未 払 金	30,000	短 期 借 入 金	20,000
純 資 産	85,000	医 業 収 益	98,000	受取利息及び配当金	1,000
材 料 費	67,500	給 料	12,000	保 険 料	2,400
支 払 利 息	800	現金過不足(借方残高)	200		

（B）決算整理事項

(1) 期末における医薬品のたな卸高（医薬品原価の算定は材料費で処理する）
　① 帳簿たな卸高（原価）　　30,000円
　② 実地たな卸高（原価）　　28,000円
　③ 実地たな卸高（時価）　　26,000円
　なお、医薬品の評価は低価法による。たな卸減耗損及びたな卸評価損は、医薬品に加減する。
(2) 有価証券の時価は30,000円である。
(3) 医療用器械備品の減価償却は、耐用年数を8年、残存価額1円、定額法により行う。（償却率は0.125である）
(4) 未収金の期末残高に対し、2％の貸倒引当金を設定する差額補充法（実績法）。
(5) 利息の未払分が400円、手数料の未収分が300円ある。
(6) 保険料は平成○年4月1日に支払った年額である。
(7) 現金過不足は原因不明につき雑損とする。

※なお、精算表の表示は「現金及び預金」とする。

解答

精算表

勘定科目	試算表 借方	試算表 貸方	整理記入 借方	整理記入 貸方	損益計算書 借方	損益計算書 貸方	貸借対照表 借方	貸借対照表 貸方
現金及び預金	19,600						19,600	
医業未収金	37,000						37,000	
未収金	38,000						38,000	
貸倒引当金		1,000		500				1,500
有価証券	33,000			3,000			30,000	
医薬品	25,000		30,000	25,000				
				2,000				
				2,000			26,000	
医療用器械備品	36,000						36,000	
医療用器械備品減価償却累計額		13,500		4,500				18,000
買掛金		23,000						23,000
未払金		30,000						30,000
短期借入金		20,000						20,000
純資産		85,000						85,000
医業収益		98,000				98,000		
受取手数料		1,000		300		1,300		
材料費	67,500		25,000	30,000	62,500			
給料	12,000				12,000			
保険料	2,400			600	1,800			
支払利息	800		400		1,200			
現金過不足	200			200				
	271,500	271,500						
たな卸減耗損			2,000		2,000			
たな卸評価損			2,000		2,000			
貸倒引当金繰入額			500		500			
有価証券評価損			3,000		3,000			
減価償却費			4,500		4,500			
前払費用（前払保険料）			600				600	
未払利息				400				400
未収収益（未収手数料）			300				300	
雑損			200		200			
当期純利益					9,600			9,600
			68,500	68,500	99,300	99,300	187,500	187,500

解 説

(1) たな卸減耗損　30,000円（帳簿たな卸（原価））　－　28,000円（実地たな卸高（原価））　＝　2,000円

　　たな卸評価損　28,000円（実地たな卸高（原価））　－　26,000円（実地たな卸高（時価））　＝　2,000円

(2) 有価証券評価損　33,000円（帳簿価額）　－　30,000円（時価）　＝　3,000円

(3) 減価償却費　36,000円　×　0.125　＝　4,500円

(4) 貸倒見積高　(38,000円（未収金）　＋　37,000円（医業未収金))×0.02　＝1,500円

　　繰 入 額　1,500円　－　1,000円（貸倒引当金）　＝　500円

(5) 未払の利息「未払利息」（未払費用）400円、未収の手数料「未収手数料」（未収収益）300円を計上する。

(6) 前払した保険料「前払費用」　2,400円× $\dfrac{3 \text{か月}}{12 \text{か月}}$ ＝　600円

　　（注）翌年の1月～3月の3か月分が前払いとなる。

(7) 現金過不足200円を雑損勘定に振り替える。

第8章　決算処理

1. 決算の目的

　医療簿記の目的は、一会計期間の経営成績や会計期末における財政状態を明らかにすることである。この目的を達成するには、期中の日常の取引を仕訳帳に記入し、総勘定元帳に転記するだけではできない。会計期末に総勘定元帳の記録を整理し、諸帳簿を締め切り、貸借対照表や損益計算書を作成する必要がある。この一連の手続きが**決算**である。

　決算の目的は、期中の帳簿記録から、病院の経営成績と財政状態を表す正確な財務諸表を作成することであり、簿記の最終目的を達成する上で、最も重要な手続である。

　また、財務諸表とは、損益計算書や貸借対照表などの会計情報をいう。

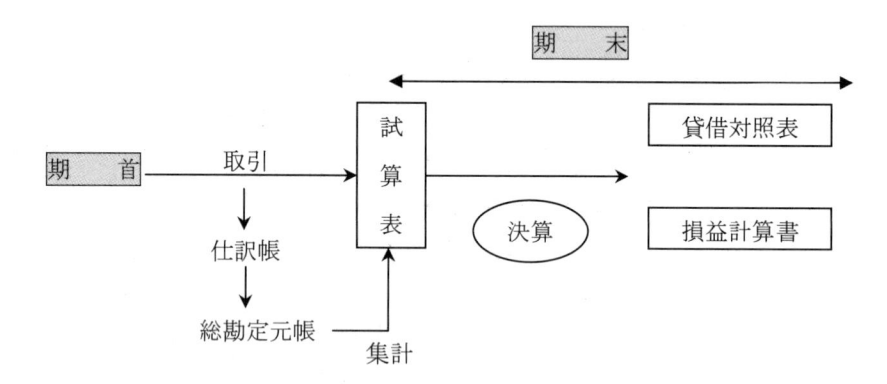

2. 決算の流れ

　通常、決算手続は、次のような順序で行われ、フローチャートで示すと以下のようになる。

```
＜決算予備手続＞
（日常の取引）
① 試算表の作成
② たな卸表の作成と決算整理
③ 精算表の作成
```

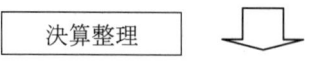

　　　決算整理　⬇

```
＜決算本手続（帳簿決算）＞
① 帳簿上での純損益の算出とその処理
② 総勘定元帳の締切り
③ 繰越試算表の作成
④ 仕訳帳（決算仕訳）、その他の帳簿の締切り
```

<財務諸表の作成（決算報告）>

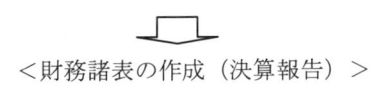

① 損益計算書の作成
② 貸借対照表の作成

【決算手続のフローチャート（英米式決算法）】

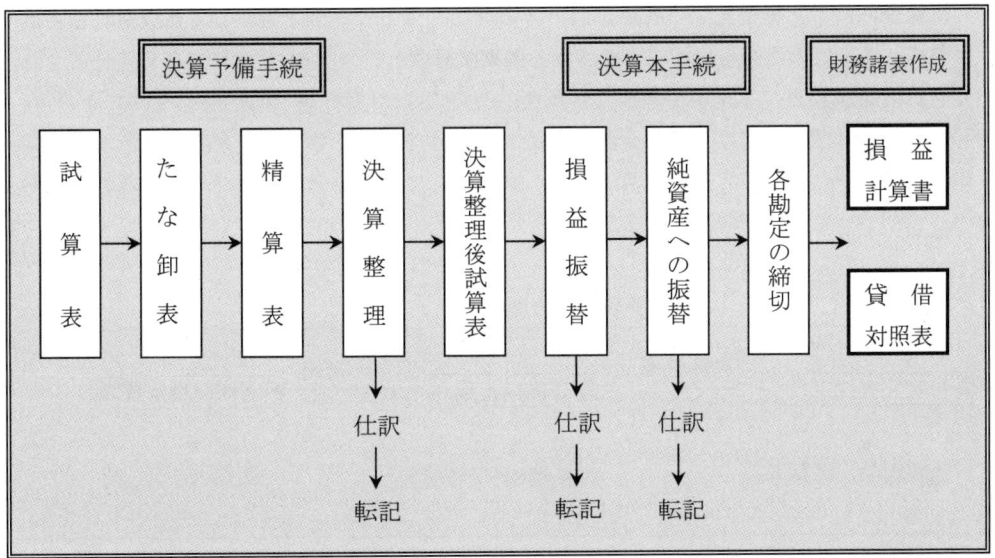

```
┌─────────────────────────────────────────────────────────────────────────┐
│   決算予備手続                    決算本手続              財務諸表作成    │
│                                                                          │
│  試   たな   精   決   決算      損   純資産   各勘        損益          │
│  算   卸    算   算   整理後    益   への     定の        計算書        │
│  表   表    表   整   試算表    振   振替     締切                       │
│              理              替                                          │
│                                                                          │
│                    ↓           ↓      ↓                    貸借        │
│                   仕訳         仕訳    仕訳                 対照表       │
│                    ↓           ↓      ↓                                │
│                   転記         転記    転記                              │
└─────────────────────────────────────────────────────────────────────────┘
```

※大陸式決算法の解説は「第 8 章　決算処理　5.各勘定の締切り　(3) 大陸式決算法による帳簿締切り」
　(P.121) で後述する。

3．決算予備手続

(1) 試算表作成
【帳簿の正確性】

　決算予備手続とは、決算本手続に先立ち、総勘定元帳の記録が正しいかどうかを確かめるための手続きであり、その内容は、試算表の作成、たな卸表の作成と決算整理、決算整理を含む 8 桁精算表の作成である。

　決算においては、期中の帳簿記録が正確であることが確認されなければならない。

　主要帳簿となる仕訳帳・総勘定元帳への記入順序を図にすると次のようになる。

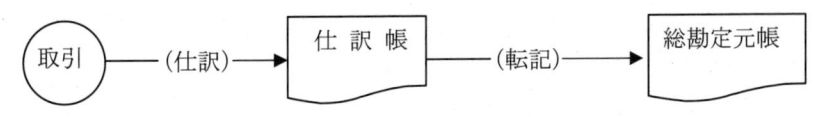

```
  取引 ──(仕訳)──→  仕訳帳  ──(転記)──→  総勘定元帳
```

　まず、仕訳帳への記入の正確性を確認するために、仕訳帳の貸借合計金額を各々計算す

る。仕訳帳は貸借平均の原則によって記入されているため、正確に仕訳記入が行われていれば借方合計金額と貸方合計金額は一致するはずである。次に、仕訳帳の仕訳の記録が正しく総勘定元帳の各勘定に転記されているか確認する必要がある。総勘定元帳の勘定記録を集計した表が試算表であり、仕訳帳から総勘定元帳への転記の正確性を確かめる手段となる。

【試算表の形式】

試算表には、総勘定元帳の各勘定の借方合計額と貸方合計額を集計して作成される**合計試算表**、各勘定の残高を集めて作成される**残高試算表**と、両者を1つにまとめて作成された**合計残高試算表**の3種類がある。試算表については、「第6章 試算表」(P.64)を参照。

なお、合計試算表では、貸借合計が一致するだけでなく、その合計金額は仕訳帳の仮締切金額とも一致するが、残高試算表では、試算表上での貸借合計金額が一致するのみである。したがって、転記の正確性確認手段としては合計試算表の方が優れているといえる。

<試算表作成の流れ>

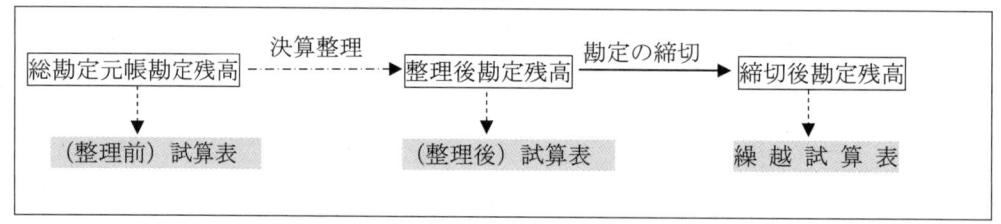

```
総勘定元帳勘定残高 --決算整理--> 整理後勘定残高 --勘定の締切--> 締切後勘定残高
      ↓                              ↓                          ↓
   (整理前)試算表              (整理後)試算表              繰越試算表
```

【問題19】

次の5月1日現在の勘定残高及び5月中の取引の資料によって、5月末の合計残高試算表を作成しなさい。

5月1日現在勘定残高　　　　　　　　　　　　　　　　　　　　(単位：円)

現　　　　金	800,000	当　座　預　金	1,720,000	医業未収金	635,000
材　料　費	123,000	貸倒引当金	60,000	医療用器械備品	700,000
買　掛　金	111,000	未　払　金	150,000	長期借入金	800,000
医　業　収　益	783,000	給　　　料	835,000	職員被服費	91,000
純　資　産	3,000,000				

5月中の取引

5/1　医薬品237,000円を掛により購入した。(材料費で計上する)

　7　窓口収入32,000円を現金で受領した。

　11　買掛金123,000円を小切手により支払った。

　15　職員の制服代42,000円を現金で支払った。

　20　社会保険診療報酬支払基金から3月分の診療代426,000円が当座預金に入金された。

25 職員の給与131,000円を現金で支払った。
27 未払金100,000円を現金で支払った。
31 入院診療収益208,000円、外来診療収益177,000円を社会保険診療報酬支払基金に請求した。

解答

合計残高試算表

借方 残高	借方 合計	勘定科目	貸方 合計	貸方 残高
559,000	832,000	現　　　　金	273,000	
2,023,000	2,146,000	当 座 預 金	123,000	
594,000	1,020,000	医 業 未 収 金	426,000	
		貸 倒 引 当 金	60,000	60,000
700,000	700,000	医療用器械備品		
	123,000	買　　掛　　金	348,000	225,000
	100,000	未　　払　　金	150,000	50,000
		長 期 借 入 金	800,000	800,000
		純　　資　　産	3,000,000	3,000,000
		医　業　収　益	1,200,000	1,200,000
360,000	360,000	材　　料　　費		
966,000	966,000	給　　　　料		
133,000	133,000	職 員 被 服 費		
5,335,000	6,380,000		6,380,000	5,335,000

解説

① 取引の資料によって、仕訳をする。

5/1	（借）	材　料　費	237,000	（貸）	買　掛　金		237,000
7	（借）	現　　金	32,000	（貸）	医 業 収 益		32,000
11	（借）	買　掛　金	123,000	（貸）	当 座 預 金		123,000
15	（借）	職員被服費	42,000	（貸）	現　　金		42,000
20	（借）	当 座 預 金	426,000	（貸）	医業未収金		426,000
25	（借）	給　　料	131,000	（貸）	現　　金		131,000
27	（借）	未　払　金	100,000	（貸）	現　　金		100,000
31	（借）	医業未収金	385,000	（貸）	医 業 収 益		385,000

② 借方合計額と貸方合計額の多い方の金額から少ない方の金額を差し引いて残高を計算し、残高欄に記入する。仕訳に出てこない科目は、5月1日の残高をそのまま転記し、仕訳で初めて出た科目があれば、仕訳の金額をそのまま記入すればよい。

(2) たな卸表作成と決算整理について

　決算整理事項のたな卸表を作成するが、たな卸表は適正な期間損益計算を行い、期末の財政状態を明らかにするという観点から、元帳記録を修正しなければならない事項をまとめた表である。

　たな卸表で示された事項に従って、帳簿記録を修正する手続を決算整理（決算修正）という。決算整理は、期中の取引と同様に、仕訳を行い元帳への記入を行う。

　決算整理事項の主な例をあげれば次のとおりである。いずれもこれまでに学んだものであるが、これらの修正は決算に際してはもっとも重要な手続きである。

　決算整理事項の主なものは、次のとおりである。

1) 期末医薬品、診療材料等のたな卸の処理、2) 貸倒れの見積り、3) 固定資産の減価償却、
4) 有価証券の評価替え、5) 費用・収益の繰延べ・見越しなど

＜たな卸表　例＞

たな卸表

医療法人　××会　　　　　平成×年3月31日　　　　　　　　　　（単位：円）

整理事項	摘　　要			金　額
1) 医　薬　品	医薬品有高帳　　100個　＠100（原価）			10,000
	実地たな卸高　　95個　＠ 90（時価）			8,550
2) 貸倒引当金	医業未収金	500,000		
		1%	5,000	
	貸付金	500,000		
		2%	10,000	15,000
3) 減価償却費	医療用器械備品	取得原価　300,000		
		耐用年数　5年		
		定額法による償却		60,000
4) その他有価証券	A銀行株式　　10株　＠100,000（原価）			
評価差額金	A銀行株式　　10株　＠ 95,000（時価）			50,000
5) 前　払　費　用	月額 1,000　保険料前払分　　2ヵ月			2,000
未　収　収　益	月額 1,000　受取利息未収分　1ヵ月			1,000
未　払　費　用	月額 1,000　支払利息未払分　2ヵ月			2,000

<決算整理　例>

[例1]　医療消耗器具備品200,000円を小切手により購入した時の仕訳は次のようにされている。（医療消耗器具備品費で計上）

　　　（借）医療消耗器具備品費　200,000　　　（貸）当座預金　　200,000

期末決算時に医療消耗器具備品消耗品等の未使用残高があれば、その未使用残高は資産とみなされる。

なお、病院会計準則では、医療消耗器具備品及びその他の消耗品及び消耗器具備品などのたな卸資産の勘定科目は、「貯蔵品」で処理する。（詳細は後述する）

[例1]の仕訳の時点では医療消耗器具備品費の借方残高200,000円は、資産額と費用額とが混合した金額となっている状態である。そこで、決算においてたな卸をして未使用残高を確定し、混合状態である「医療消耗器具備品費」を、費用としての医療消耗器具備品費と資産としての「貯蔵品」とに分ける。このための記帳手続が決算整理である。

たな卸の結果、医療消耗器具備品の未使用残高が30,000円と確定されたときの決算整理は以下のようになる。

【医療消耗器具備品費の決算整理】

決算整理前

医療消耗器具備品費

| 当座預金　200,000 | |

決算整理仕訳　（貯蔵品）　30,000　　　（医療消耗器具備品費）　30,000

決算整理後

貯蔵品

| 医療消耗器具備品費　30,000 | |

医療消耗器具備品費

| 当座預金　200,000 | 貯蔵品　30,000 |

ただし、貯蔵品の範囲については個々の貯蔵品の質（換金性の高い収入印紙など）や金額的な重要性を考慮して資産管理する必要がある。

【問題20】

次の取引の仕訳をしなさい。なお、購入時には費用として計上する。

2/2　カルテと検査用伝票を購入し、現金10,000円を支払った。

12/31　決算にあたり、消耗品の未使用分2,000円を翌期に繰り延べた。

　〃　消耗品費の当期分8,000円を損益勘定に振り替えた。

86　Ⅰ．医療簿記総論

1/1　消耗品費2,000円を消耗品費勘定に再振替した。

解　答

	借　方	金　額	貸　方	金　額
2/2	消　耗　品　費	10,000	現　　　　　金	10,000
12/31	貯　蔵　品	2,000	消　耗　品　費	2,000
〃	損　　　　　益	8,000	消　耗　品　費	8,000
1/1	消　耗　品　費	2,000	貯　蔵　品	2,000

解　説

　決算整理を行うことにより、消耗品の消費高を当期の費用に計上し、未使用高を資産として、次期に繰り述べる。

・12/31時点

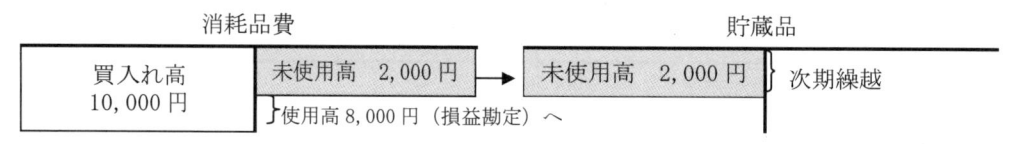

```
        消耗品費                          貯蔵品
┌─────────┬─────────┐   ┌─────────┐
│ 買入れ高    │未使用高 2,000円│→│未使用高 2,000円│ }次期繰越
│ 10,000円    ├─────────┤   └─────────┘
│             │}使用高 8,000円（損益勘定）へ
└─────────┘
```

4．決算本手続―決算整理―

(1) 期末たな卸処理
1) たな卸資産について

　たな卸資産とは、医薬品、診療材料、給食用材料及び貯蔵品のことをいうが、病院会計準則の主なたな卸資産の勘定科目とそれに関係する科目について整理すると、以下の表1のようになる。表1から分かるように、たな卸資産は、材料等の資産が費用となる直前の在庫状態であるため、費用科目と密接に結びついている。

＜表1　たな卸資産に関する勘定科目と内容＞

流動資産 (たな卸資産)	内容 (未費消額)		費用勘定科目	内容(費消額)
医薬品	医薬品	医業費用（材料費） 医薬品費	①投薬用薬品。 ②注射用薬品(血液、プラズマを含む)。 ③外用薬、検査用試薬、造影剤など前記の項目に属さない薬品。
診療材料	診療材料		診療材料費	カテーテル、縫合糸、酸素、ギブス粉、レントゲンフィルム、などの診療材料。
給食用材料	給食用材料		給食用材料費	患者給食のために使用した食品。
		医業外費用	患者外給食用材料費	従業員等患者以外に提供した食事に対する材料費。
貯蔵品	①医療消耗器具備品	医業費用（材料費）	医療消耗器具備品費	診療、検査、看護、給食などの医療用の器械、器具及び放射性同位元素のうち、固定資産の計上基準に満たないもの、または1年内に消費するもの。
	②その他の消耗品及び消耗器具備品	医業費用（経費）	消耗品費	カルテ、検査伝票、会計伝票などの医療用、事務用の用紙、帳簿、電球、洗剤など1年内に消費するもの。
			消耗器具備品費	事務用その他の器械、器具のうち、固定資産の計上基準に満たないもの、または1年内に消費するもの。

　たな卸資産の評価方法については、「あらかじめ定めた方法」を適用し取得原価を算定する。ここで「あらかじめ定めた方法」とは、継続的な受払記録にもとづく移動平均法、総平均法、先入先出法等のことである。詳細は、「第8章　決算処理　4.決算本手続－決算整理― (1)期末たな卸処理　3)たな卸資産の計算方法」(P.92)で後述する。

　なお、実際にどの範囲までたな卸資産とし貸借対照表に計上するかが問題となるが、病

院は医療行為による診療報酬が主たる収入源である。したがって、それに対応する費用である医薬品、診療材料及び給食材料については、原則としてすべてをたな卸資産とすることが望ましいとされている。だが、すべての材料を厳格にたな卸資産として計上することは、実務的ではない。よって、たな卸資産の対象としてどの物品をどのように管理するかなど、会計的処理の方法をあらかじめ決めておく必要がある。

また、1回の使用によって費消してしまうもののほか、厳密には一定の期間にわたって使用するものも、たな卸資産に関連する費用となる。例えば、医療用消耗器具備品費、消耗器具備品費などである。この場合のたな卸資産の勘定科目は「貯蔵品」である。

2）たな卸資産の計上処理

医療簿記における財務諸表上のたな卸資産の取り扱いは、貸借対照表に資産として「たな卸高」を計上し、また費用として「費消額」を損益計算書に計上するのが基本である。

なお、期中におけるたな卸資産の計上方法としては、購入時に「①費用処理する記帳方法」と受払管理を前提とした、購入時に「②資産計上する記帳方法」の2つの方法がある。

① 費用処理する記帳方法

この記帳方法は、期中の処理では、他の経費と同様に購入時に費用として計上し、月末または年度末において未使用の材料の残高を把握して費用の額から控除するやり方である。

なお、この方法では、購入額が費用額となるため、実地たな卸により、病院において「あらかじめ定めた方法」を適用して算出された在庫金額を費用科目からたな卸資産科目に振替えて、資産と費用の財務諸表上の区分けをしなければならない。

この方法は、受払管理を前提としない方法である。

・購入時

借　　方	貸　　方
診療材料費　　　　　　×××	買　掛　金　　　　　　×××

・実地たな卸による振替

借　　方	貸　　方
診療材料　　　　　　×××	診療材料費　　　　　　×××

※費目は、診療材料費を例示としている。

なお、実地たな卸による振替は、前年度末の在庫は今年度使用することが前提である。したがって、改めて今年度末のたな卸額を振り替える方法（洗替法）が普通であり、期末に以下のような仕訳を行う必要がある。

・期末における決算仕訳

借　　方	貸　　方
診療材料費（期首たな卸高）　×××	診　療　材　料　　　　×××
診　療　材　料　　　　　×××	診療材料費（期末たな卸高）　×××

なお、病院会計準則上にはないが、「医薬品費」や「診療材料費」ではなく「医薬品及び診療材料（材料仕入高）」勘定を使用し、また実地たな卸による振替における損益計算書の科目は、医薬品費や診療材料費ではなく、それぞれ「期首たな卸高」と「期末たな卸高」勘定を使用することもある。また、「材料費」勘定で処理する場合もある。

・材料費で処理する場合（期末での処理）

借　　　方		貸　　　方	
材　料　費（期首たな卸高）	×××	診　療　材　料	×××
診　療　材　料	×××	材　料　費（期末たな卸高）	×××

【問題21】

(1) Y病院の期首医薬品は10,000円、期末医薬品は8,000円であった。医薬品原価を医薬品費勘定で算定するための決算整理仕訳を行いなさい。

(2) F病院の決算整理前残高試算表の各残高は以下のとおりである。医薬品原価を材料費勘定で算定するための決算整理仕訳を行いなさい。

　　医薬品　30,000円　　材料費勘定　550,000円
　　期末医薬品たな卸高（決算日）　　25,000円

解　答

	借　　方	金　額	貸　　方	金　額
(1)	医　薬　品　費	10,000	医　薬　品	10,000
	医　薬　品	8,000	医　薬　品　費	8,000
(2)	材　料　費	30,000	医　薬　品	30,000
	医　薬　品	25,000	材　料　費	25,000

【問題22】

以下の一連した取引について、仕訳を示しなさい。ただし、ここでは購入時に費用として計上する方法により、その際の処理科目は診療材料費とする。なお、期首診療材料たな卸高は30,000円であり、診療材料αの期末単価は購入時と同じであった。

(1) 取引業者Yに、診療材料α（@2,000円）300個を掛けで注文し、すべて本日納品された。

(2) 診療材料αについて、破損していた分6個を返品した。（診療材料費で処理）

(3) 取引業者Yに診療材料αの請求代金588,000円を当座預金より支払った。

(4) 決算においてのたな卸を実施したところ、診療材料αの未使用分が35個あった。

(5) 診療材料費の当期分548,000円を損益勘定に振り替えた。

解 答

	借　方		貸　方		
(1)	診療材料費	600,000	買　掛　金	600,000	
(2)	買　掛　金	12,000	診療材料費	12,000	
(3)	買　掛　金	588,000	当 座 預 金	588,000	
(4)	診療材料費	30,000	診 療 材 料	30,000	①決算処理
	診 療 材 料	70,000	診療材料費	70,000	②決算処理
(5)	損　　　益	548,000	診療材料費	548,000	

解 説

(2) ここでは、返品額を診療材料費から差し引く。

(4) 期末における処理をする。（順不同可）

　①期首の診療材料のたな卸高は 30,000 であるから、

　　（借）診療材料費　30,000　　（貸）診療材料　30,000

　②期末における未使用高を計算する。

　　@2,000 円×35 個＝70,000

　　（借）診療材料　70,000　　（貸）診療材料費　70,000

(5) 診療材料と診療材料費の勘定口座は次のようになっている。（他勘定口座及び日付は省略）

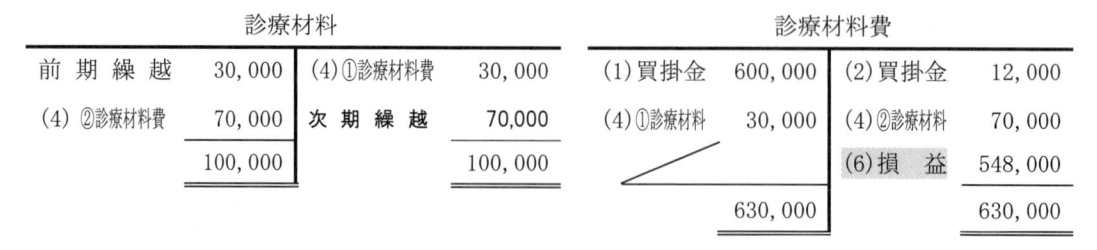

診療材料				
前 期 繰 越	30,000	(4)①診療材料費	30,000
(4)②診療材料費	70,000	次 期 繰 越	70,000
	100,000		100,000

診療材料費				
(1)買掛金	600,000	(2)買掛金	12,000
(4)①診療材料	30,000	(4)②診療材料	70,000
		(6)損　益	548,000
	630,000		630,000

※（　）の番号は問題の番号である。

② 資産で計上する記帳方法

　この方法は、医薬品や診療材料、給食用材料、貯蔵品等などを購入時に資産で計上処理する方法である。各病院のルールにもとづき、材料の種類ごとに定められた費用化する時点に、資産から費用への振替処理を行う。月次決算においての管理が目的であれば、少なくとも月次ベースで費用化の振替仕訳を行う必要がある。

・医薬品を掛けで購入した場合

借　方		貸　方	
医 薬 品	×××	買 掛 金	×××

・払出費消の計上

借　方		貸　方	
医 薬 品 費	×××	医 薬 品	×××

・実地たな卸による差異処理

借　方		貸　方	
医 薬 品 費	×××	医 薬 品	×××

※費目は、医薬品費を例示としている。

・決算時の振替処理

借　方		貸　方	
損　　益	×××	医 薬 品 費	×××

【問題23】

次の一連した取引について仕訳を示しなさい。ただし、ここでは受払管理を前提とし、材料購入は購入時に資産計上し、使用したつど費消分を材料費に振り替えている。なお、帳簿上の薬品Aの期末単価は@300円である。（決算日12月31日）

(1) 1/ 5　取引業者と薬品A（@300円）について契約を締結した。
(2) 　 15　先日契約した薬品A100個について納品があった。支払は後日である。
(3) 　 28　取引業者に薬品Aの代金について当座預金より支払いを行った。
(4) 12/31　1/5に購入した薬品Aを10個使用した。
(5) 　 〃　決算時に実地たな卸を行ったところ、薬品Aの未使用分は7個であった。
(6) 　 〃　医薬品費の当期分40,000円を損益勘定に振り替えた。

解　答

	日付	借　方		貸　方	
(1)	1/5	仕訳なし			
(2)	15	医 薬 品	30,000	買 掛 金	30,000
(3)	28	買 掛 金	30,000	当座預金	30,000
(4)	12/31	医薬品費	3,000	医 薬 品	3,000
(5)	〃	医薬品費	900	医 薬 品	900
(6)	〃	損　　益	40,000	医薬品費	40,000

解説

(1) 購入契約の締結及び発注時は、まだ商品の引渡しを受けていないため、簿記上の仕訳はない。
(2) 注文後、納品を受けたときに、契約行為が完了し支払義務が生じる。なお、ここでは、購入時に資産で計上する処理方法であるため、借方は「医薬品」となり、貸方は「買掛金」となる。
(3) 「買掛金」の支払いである。
(4) 費消高を医薬品に振り替える。
(5) 実地たな卸による差異処理は＠300×（10個-7個）＝900円
(6) 決算整理を行うことにより、医薬品の費消高を当期の費用に計上し、未使用高を資産として、次期に繰り述べる。

　一般的に、損益計算を適切に行うためには、いわゆる発生主義により費用を認識することが必要とされており、病院会計準則においても、「第32　発生主義の原則」が明記されている。したがって、医薬品や診療材料などの材料費についての発生主義とは、実際に材料が費消された時点において、費用を認識することを意味するのであって、材料の納品・検収時及び業者への支払時ではない。
　しかし、実務上においては、材料購入による資産の増加とその使用による資産の減少をともに認識する。P.90で前述した、購入時に「②資産で計上する記帳方法」は、会計処理上もデータ処理上も非常に煩雑になるため、結果的には発生主義による場合と同様の結果となる「たな卸」を定期的に実施する、購入時に「①費用処理する記帳方法」が一般的な病院においては通常の処理方法となっている。

3) たな卸資産の計算方法

　たな卸資産の評価基準及び評価方法については、「第10章　病院会計準則について　6.認識と測定　(3) たな卸資産の評価」（P.165）の詳細の通りであるが、前述したように、通常は費用処理される場合が多く、この場合においては決算時（月次決算を行う場合は月末）にのみたな卸資産として計上されることとなる。
　たな卸を行う目的は期末薬品等の数量・金額を把握することだけではなく、もう1つの目的として、材料費（医薬品費、診療材料費、給食用材料費など）の算定がある。
　期首の在庫数量はすでに前期末のたな卸で判明しており、当期材料仕入高は期中の処理で把握できる。したがって、期末たな卸高が分かれば材料費が算出できるという仕組みである。つまり、たな卸作業は、病院の材料費を決定するためにも非常に重要な作業となる。

・材料費の計算

$$当期材料費 = 期首たな卸高 + 当期材料購入高 - 期末たな卸高$$

また、たな卸資産額＝たな卸資産単価×たな卸数量となるため、たな卸資産の計算は単価計算と数量計算に分けて考えることができる。

単価計算と数量計算には、以下の表2のような方法がある。

<表2　たな卸評価による単価計算と数量計算>

	単価計算
移動平均法	購入のつど①の計算を行う。 ① （繰越在庫金額＋購入額）÷（繰越在庫数量＋購入数量）＝たな卸資産単価 ② ①のたな卸資産単価×たな卸数量＝期末たな卸資産の価額
総平均法	①〔期首在庫金額＋当年度購入額〕÷〔期首在庫数量＋当年度購入数量〕＝たな卸資産単価 ② ①のたな卸資産単価×たな卸数量＝期末たな卸資産の価額
先入先出法	最も古く取得したものから順次払出しが行われ、期末たな卸資産は最も新しく取得されたものからなるとみなし、期末たな卸資産の価額を算定する方法。
後入先出法	最も新しく取得されたものから払出しが行われ、期末たな卸資産は最も古く取得されたものからなるとみなし、期末たな卸資産の価額を算定する方法。
最終仕入原価法	①期末たな卸資産を最後の購入単価によって算定する。 ② ①のたな卸資産単価×たな卸数量＝期末たな卸資産価額
個別法	たな卸資産の個数、単価を異にするものごとに区別して記録し、その個々の実際原価によって期末たな卸資産の価額を算定する方法。

ただし、最終仕入原価法を除く方法のほとんどが、高度な在庫管理システムの充実化のもとにおいて実現するものであるため、実務上において取り入れるのは困難である。したがって、通常の病院では、たな卸資産の評価額算定は、最終仕入原価法が採用されている。

	数量計算
継続記録法	受払のつど継続して数量を把握する方法 　たな卸減耗＝期首たな卸数量＋購入数量-消費数量-期末実地たな卸数量
たな卸法	期末に実地たな卸を行い、逆算により払出数量を把握する方法 　消費数量＝期首たな卸数量＋購入数量-期末たな卸数量

【問題24】

期末にたな卸を実施したところ、以下の事実が判明した。なお、評価方法として最終仕入原価法を採用している。
- (1) 医薬品A　帳簿残高　42,000円　たな卸残高　20個（最終購入単価@2,000円）
- (2) 医薬品B　帳簿残高　9,000円　たな卸残高　29個（最終購入単価@300円）
- (3) 診療材料C　帳簿残高　75,000円　たな卸残高　105個（最終購入単価@700円）

解答

	借　方		貸　方	
(1)	医薬品費	2,000	医薬品	2,000
(2)	医薬品費	300	医薬品	300
(3)	診療材料費	1,500	診療材料	1,500

解説

帳簿残高と実際残高に差異が生じているため、それぞれの材料の帳簿残高を実際残高に修正する。
- (1) 期末たな卸資産額＝@2,000×20＝40,000　42,000-40,000＝2,000円（修正額）
- (2) 期末たな卸資産額＝@300×29＝8,700　9,000-8,700＝300円
- (3) 期末たな卸資産額＝@700×105＝73,500　75,000-73,500＝1,500円

4）たな卸資産の評価処理

たな卸資産においては、病院会計準則においても、期末時価が取得原価よりも下落した場合には、時価をもって貸借対照表価額とする低価法で評価しなければならないとされている。低価法は、たな卸資産について原価と時価を比較し、いずれか低いほうで評価する基準である。

低価法を適用する際の勘定科目については、病院会計準則上は明記されていないが、診療等の医療業務による費消によるものではないため、通常の費用とは区別して、「その他の医業費用」または「たな卸評価損」など新たな勘定科目を設けることが妥当である。

・たな卸評価損の仕訳例

借　方		貸　方	
たな卸評価損	×××	医薬品	×××

【医薬品の消耗・廃棄処理】

　薬剤などの医薬品は、有効期限があるため、期限切れになったり、破損したものは破棄しなければならない。この場合、期末実地たな卸においては、医薬品の消耗及び破棄などに対するたな卸資産の処理をし、評価しなければならない。この金額についても、通常の使用による費消額とは性格が異なるため、医薬品費等とは別の勘定科目「たな卸減耗費（減耗損）」または「たな卸破棄損」などで処理し、損益計算書の表示も区別する考え方もある。

・破損、破棄分処理の仕訳例

借　　方	貸　　方
たな卸減耗費（減耗損）　×××	医　薬　品　×××

　ただし、特定の診療科を廃止したために、当該診療科しか使用しなかった医薬品を廃棄した場合には、廃棄した医薬品の原価は医業費用に区分するのではなく、通常の医業費用とはいえないため臨時費用の区分に適切な勘定科目を設定して処理する必要がある。

　また、災害による水没や汚れ等により使用できなくなった医薬品の原価は、臨時費用の区分の災害損失として処理する。

【問題25】

次の実地たな卸の結果状況における期末の仕訳をしなさい。

(1)　医薬品Z（@400）について使用期限切れが3個あり、適切に処分した。（たな卸減耗費で処理）
(2)　診療材料Bの未使用高は8個であり、帳簿単価は@3,000円であったが、期末における時価は@2,300円であった。（たな卸評価損で処理）
　　なお、ここでの評価法は低価法を用いる。

解　答

	借　　方		貸　　方	
(1)	たな卸減耗費	1,200	医　薬　品	1,200
(2)	たな卸評価損	5,600	診療材料	5,600

解　説

(1)　使用期限切れ分（破棄）の処理（たな卸減耗費で処理）である。
　　@400×3＝1,200円
(2)　低価法によるたな卸資産の評価処理である。
　　（3,000×8）－（2,300×8）＝5,600円（評価損額）

【問題26】

次の資料にもとづき、決算仕訳（決算整理仕訳と振替仕訳）を示し、これを転記して各勘定を締め切りなさい。なお、期末医薬品たな卸高は160,000円である。

なお、ここでは、医薬品の購入時に材料費勘定で記帳している。

<資料>

医薬品			
前期繰越	230,000		

材料費			
	550,000		30,000

医業収益			
	30,000		670,000

純資産			
		前期繰越	1,000,000

損　益

解　答

〈決算仕訳〉順不同可。

(1)	(借)	材　料　費	230,000	(貸)	医　薬　品	230,000
(2)	(借)	医　薬　品	160,000	(貸)	材　料　費	160,000
(3)	(借)	医業収益	640,000	(貸)	損　益	640,000
(4)	(借)	損　益	590,000	(貸)	材　料　費	590,000
(5)	(借)	損　益	50,000	(貸)	純　資　産	50,000

総勘定元帳

医　薬　品			
前期繰越	230,000	材　料　費	230,000
材　料　費	160,000	次期繰越	160,000
	390,000		390,000

材　料　費			
	550,000		30,000
医　薬　品	230,000	医　薬　品	160,000
		損　益	590,000
	780,000		780,000

医業収益			
	30,000		670,000
損　益	640,000		
	670,000		670,000

純　資　産			
次期繰越	1,050,000	前期繰越	1,000,000
		損　益	50,000
	1,050,000		1,050,000

```
            損      益
材 料 費  590,000 │ 医業収益  640,000
純 資 産   50,000 │
         640,000 │         640,000
```

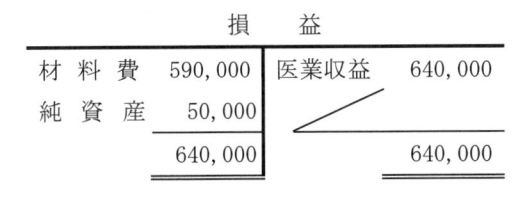

(注)日付は省略するが決算日である。

解説

　ここでは、医薬品を購入したら、材料費勘定の借方に記入し、返品または値引きを受けたら、材料費勘定の貸方に記入している。したがって、材料費勘定の残高は、純材料仕入高を示している。材料費勘定で医薬品原価を計算するには、期首たな卸高を材料費勘定に加え、期末たな卸高を差し引く。期首たな卸高は医薬品勘定に示されているから、上記の(1)の仕訳を行い、期末たな卸高は決算整理事項として示されているから、この金額で(2)の仕訳を行って医薬品勘定に振り替えて、次年度に繰り越す。

　　(期首たな卸高)　　　　　　(純材料費)　　　　　　(期末たな卸高)　　　　(医薬品原価)
230,000（前期繰越）＋520,000（材料費勘定残高）－160,000（決算整理事項）＝590,000 円

(2) 取立不能見込額

　貸倒引当金とは、医業債権となる医業未収金と未収金、長期貸付金等など医業外債権等（以下、医業未収金等とする）に関する取立不能見込額の引当額のことである。

1) 当期発生の医業未収金等が当期に貸倒れになる場合

　医業未収金等は患者の経済的状況やその他の原因で回収できなくなることがある。この回収できなくなったことによる損失は、貸倒損失とよばれる。当期に発生した医業未収金等が当期に貸倒れになったときは、貸倒引当金が未設定の場合や補填されない部分に係る、その貸倒金額は医業未収金等勘定の貸方に記入されるとともに、**医業貸倒損失勘定（医業外貸倒損失勘定）**の借方に記入され、当期の費用とされる。

　［例示］　A病院は下記の当期分について回収不能となったため、貸倒処理を行うことになった。なお、貸倒引当金は未設定である。

　　① 医業未収金　100,000 円
　　　（借）　医 業 貸 倒 損 失　　100,000　　（貸）　医 業 未 収 金　　100,000
　　② 長期貸付金　1,000,000 円
　　　（借）　医業外貸倒損失　　1,000,000　　（貸）　長 期 貸 付 金　1,000,000

2) 前期の医業未収金等が当期に貸倒れになる場合

　前期の医業未収金等が貸倒れになる場合、それは前期の医業収益の損失であるから前期の費用としなければならない。このため、毎決算期にあらかじめ次期に予想される貸倒損

失の額を見積もって、これを当期の費用として**貸倒引当金繰入額勘定**（貸倒引当金医業外繰入額勘定）（費用）の借方に記入する。この場合、実際に貸倒れが生じているわけではないから、直接、医業未収金等を減額することはできない。このため、**貸倒引当金勘定**を設けてその貸方に記入する。貸倒引当金勘定は債権金額に対する評価勘定であり、医業未収金等勘定とともに次期に繰り越される。この場合、医業未収金等勘定から貸倒引当金勘定を控除した額は回収可能な医業未収金等の額を示すことになる。

次期に貸倒れが発生した場合、その金額を貸倒引当金勘定の借方と医業未収金等勘定の貸方に記入して、医業未収金等を減額する。貸倒金額が貸倒引当金勘定の残高を超える場合には、その差額は医業貸倒損失勘定（医業外貸倒損失勘定）の借方に記入し、当期の費用とする。

　［例示］　B病院は期末における医業未収金 1,000,000 円について 2% の貸倒を見積もった。

　　（借）　貸倒引当金繰入額　　20,000　（貸）　貸　倒　引　当　金　　20,000

3）前期の貸倒引当金残高がある場合の貸倒引当金設定の方法

期末に、前期末から繰り越された貸倒引当金の残高があり、新たに貸倒れを見積もる場合は、過去の貸倒実績率を基礎にして、貸倒引当金の期末残高と当期末に新たに設定する貸倒引当金との差額分を補充して計上する。これを差額補充法（実績法）という。

　［例示］　C病院は期末における医業未収金 3,000,000 円について 2% の貸倒を見積もった。
　　　　　なお、貸倒引当金の残高が 50,000 円ある。差額補充法によって処理する。

　　（借）　貸倒引当金繰入額　　10,000　（貸）　貸　倒　引　当　金　　10,000

4）前期に貸倒れとした債権が当期に回収された場合の処理

すでに貸倒れとして処理していた医業未収金等の債権が、当期になって回収された場合は、前期損益の修正として**償却債権取立益勘定**の貸方に記入し、当期の収益とする。

　［例示］　前期に貸倒れとして処理した医業未収金の一部 30,000 円を現金で回収した。

　　（借）　現　　　　　金　　30,000　（貸）　償却債権取立益　　30,000

医業未収金勘定は、前期に貸倒れとして処理したときに、減少させているから、その一部が回収された場合は、貸方は医業未収金ではなく償却債権取立益（収益）とする。

この科目は、本来、前期に貸倒れとして処理したものを修正する意味をもっている。

【問題27】

(1) 決算につき翌期以降の貸倒れを 60,000 円と見積った。なお、前期に見積った貸倒引当金の残高が 10,000 円ある。差額補充法により決算整理仕訳を行いなさい。

(2) 前期に計上したA氏に対する医業未収金 36,000 円が、当期に回収不能となったが、未処理であった。なお、貸倒引当金の残高は 100,000 円である。

(3) N病院における決算整理前の残高試算表の医業未収金残高は 1,000,000 円、貸倒引当金残高は 13,000 円であった。この残高のうち 2%は将来回収不能になると見込まれるため、貸倒引当金を差額補充法によって設定する。
(4) 前期に計上したB氏に対する医業未収金 50,000 円が、当期に回収不能となったが未処理であった。なお、貸倒引当金の残高は 45,000 円である。
(5) 前期に貸倒れとして処理した医業未収金の一部 21,000 円を現金で回収した。

|解 答|

	借 方		貸 方	
(1)	貸倒引当金繰入額	50,000	貸倒引当金	50,000
(2)	貸倒引当金	36,000	医業未収金	36,000
(3)	貸倒引当金繰入額	7,000	貸倒引当金	7,000
(4)	貸倒引当金	45,000	医業未収金	50,000
	医業貸倒損失	5,000		
(5)	現　金	21,000	償却債権取立益	21,000

|解 説|

(4) 　　(医業未収金)
　　1,000,000 円 × 0.02 ＝ 20,000 円　・・・・・貸倒見積額

　　(貸倒見積額)　(貸倒引当金勘定残高)
　　　20,000 円 － 13,000 円 ＝ 7,000 円　・・・・・追加計上額

(3) 有価証券の評価替え

売買目的で所有する有価証券（売買目的有価証券）は時価で評価することになるが、帳簿価額より時価が低いときは有価証券評価損（または有価証券運用損）を計上し、時価が高いときは有価証券評価益（または有価証券運用益）を計上する。

これを有価証券の評価替えという。

なお、満期まで保有する目的で所有する債券（満期保有目的債券）の評価替えは償却原価法（定額法）による。この方法は額面金額と購入価額との差額を規則的に償還期までの各会計期間に配分する。

　[例示]　売買目的有価証券について 6,000 円の評価損を計上する。
　(借)　有価証券評価損　　6,000　(貸)　有　価　証　券　　6,000

【問題 28】

次の取引の仕訳を示しなさい。
(1) 期末に売買目的で所有しているA商事株式会社の株式10株（1株の帳簿価額92,000円）が、1株の時価が90,000円になったので評価替した。
(2) 償還日（5年後）まで保有する目的で、B社社債額面総額50,000,000円を額面100円につき98円で購入していたが、決算日に償却原価法（定額法）によって評価替えした。

解答

	借　方		貸　方	
(1)	有価証券評価損 （有価証券運用損）	20,000	有　価　証　券	20,000
(2)	有　価　証　券	200,000	有価証券利息	200,000

解説

(1) 時価によって評価する。原価（帳簿価額）と時価との差額について**有価証券評価損**を計上し、有価証券勘定を減額する。

　　　　　（簿価）　　（時価）
　　（92,000円 － 90,000円）×10株＝20,000円・・・・・有価証券評価損

(2) 額面金額と購入価額との差額は、償還期までの各期に配分し有価証券利息として計上する。（50,000,000円－49,000,000円）÷5年＝200,000円

(4) 固定資産の減価償却
1) 減価償却費の計算

決算に際して、土地を除く建物・車両運搬具・医療用器械備品などの固定資産は、減価償却を行う必要がある。減価償却によって計上される費用を**減価償却費**といい、決算において、減価償却費を正しく計算し、当期の費用として計上しなければならない。しかし、実際には、会計期間ごとの資産価値の減少を正しく計算するのは困難なため、一定の計算方法で減価償却費を計算する。減価償却の計算方法には、さまざまな方法があるが、ここでは①定額法と②定率法について簡単に説明する。

　① **定額法**　取得原価[※1]から残存価額[※2]を差し引いた額を耐用年数[※3]で割って、毎年の減価償却費を計算する方法である。この方法では毎年一定額の減価償却費を計上する。

※1 取得原価：固定資産の買入価額や製造原価に付随費用を加えて計算するものである。
※2 残存価額：耐用年数経過後に残るその資産の簿価であり、取得価額に耐用年数省令別表第九規定されている残存割合を乗じた金額である（おおむね取得価額の10％となっている）。税法改正により平成19年4月1日以降に取得した資産については残存価額が廃止され、残存簿価1円（備忘価額）まで償却できることとなった。
※3 耐用年数：固定資産の使用可能期間であり、財務省令の別表に定められている。

＜平成19年3月31日以前取得分（旧定額法）＞

$$毎年の減価償却費 = \frac{取得原価 - 残存価額}{耐用年数}$$

＜平成19年4月1日以降取得分（新定額法）＞

$$毎年の減価償却費 = \frac{取得原価}{耐用年数}$$

ただし、最終年度は残存簿価1円（備忘価額）を残した価額とする。

また、年度の途中から使用した場合の固定資産の減価償却は月割計算による。

$$1年間の減価償却費 \times \frac{使用月数}{12か月} = 当年度の減価償却費$$

② **定率法**　取得原価から減価償却累計額を差し引いた未償却残高に一定の償却率を乗じて毎年の減価償却費を計算する方法である。

定率法によれば、耐用年数の初期に多額の減価償却費が計上され、次第に減価償却費が減少していく。

＜平成19年3月31日以前取得分（旧定率法）＞

$$毎年の減価償却費 = 未償却残高 \times 償却率$$
$$未償却残高 = 取得原価 - 減価償却累計額$$

＜平成19年4月1日以降取得分（新定率法）＞

$$毎年の減価償却費 = 未償却残高 \times 償却率$$

<調整前償却額※4が償却保証額※5に満たない場合>

$$毎年の減価償却費 = 改定取得価額^{※6} \times 改定償却率^{※7}$$

※4 調整前償却額：未償却残高に定率法の償却率を乗じて計算した金額（第1段階の減価償却費）。
※5 償却保証額　：当該固定資産の取得原価に保証率を乗じて計算した金額。
※6 改定取得価額：調整前償却額が、償却保証額に満たない場合、その最初に満たないこととなる年度の未償却残高。
※7 改定償却率額：耐用年数に応じた定められる率。

【問題29】
次の医療用器械備品につき各年度の減価償却費を計算しなさい。

取得原価2,000,000円、耐用年数4年の備品について、旧定率法を使用した場合の各年度の減価償却費を計算しなさい。なお、決算は年1回とし、償却率は0.438である。ただし、減価償却費の円未満は切り捨てる。

解答

第1年度の減価償却費＝2,000,000円×0.438＝876,000円
第2年度の減価償却費＝1,124,000円×0.438＝492,312円
第3年度の減価償却費＝　631,688円×0.438＝276,679円
第4年度の減価償却費＝　355,009円×0.438＝155,493円

2) 減価償却費の記帳方法

減価償却費の記帳方法には、直接法と間接法がある。

<直接法>　当期の減価償却費を直接その固定資産の帳簿価額から減少させる方法。
　　　　　減価償却費を減価償却費勘定の借方に記入するとともに、固定資産勘定の貸方に記入して、その残高を次期に繰越す。この方法によると、固定資産の期末残高は固定資産勘定の現在の帳簿価額と一致することになる。しかし、この方法はその取得原価及び決算日までの減価償却の累計額を知ることが困難になる。

<間接法>　固定資産の取得原価をそのままにしておき、代わりに固定資産の価値の減少額を示す「減価償却累計額」勘定を用いて記帳する方法。
　　　　　これによると、固定資産の取得原価及び減価償却費の累計額を知ることができ、さらに、固定資産勘定の残高と減価償却累計額の差額として固定資産の期末残高（帳簿価額）を知ることができる。

【問題30】次の取引を仕訳しなさい。
(1) 平成×1年7月1日から使用を開始した倉庫について、減価償却を以下のとおり旧定額法により行った。なお、決算日は12月31日である。
　　取得原価 6,000,000 円　耐用年数　15 年　残存価額は取得原価の 10％（直接法）
(2) 取得原価 3,000,000 円の医療用器械備品を購入後 3 年目の初めに 1,200,000 円で売却し、代金は来月 10 日に受け取ることにした。この備品は定率法（償却率 0.25）で 2 年間償却し、間接法で記帳している。（なお、3 年目の償却費は計上しないこと。）

解答

	借　方		貸　方	
(1)	減　価　償　却　費	180,000	建　　　　　物	180,000
(2)	減 価 償 却 累 計 額	1,312,500	医療用器械備品	3,000,000
	未　　収　　金	1,200,000		
	固 定 資 産 売 却 損	487,500		

解説

(1) 減価償却費は、月割計算をする。

$$（6,000,000 円 - 600,000 円）÷ 15（年）× \frac{6 か月}{12 か月} = 180,000 円$$

(2) 間接法で記帳している固定資産を売却した場合は、取得原価で、固定資産の勘定の貸方に減少の記入をするとともにその固定資産の減価償却累計額を減価償却累計額勘定の借方に記入し減少させる。そして、売却価額と帳簿価額（取得原価－減価償却累計額）との差額は、別に固定資産売却損勘定（あるいは固定資産売却益勘定）に記入する。なお、減価償却累計額は、次のとおりとなる。

　　第 1 年度　　3,000,000 円 × 0.25 = 750,000 円
　　第 2 年度　　（3,000,000 円 - 750,000 円）× 0.25 = 562,500 円　　｝計 1,312,500 円

【問題31】
　耐用年数 10 年の医療用器械備品を、取得原価 2,000,000 円、期首（会計期間 1 年）に取得したとき、次の各々の場合の、取得第 1 期末の減価償却額を計算しなさい。
(1) （旧）定額法が適用される場合（残存価額は取得原価の 10％）。
(2) （旧）定率法が適用される場合（（旧）定率法の償却率は 0.206 である）。
(3) （新）定額法が適用される場合。
(4) （新）定率法が適用される場合（（新）定率法の償却率は 0.250 である）。

解 答

(1) 180,000 円　　(2) 412,000 円　　(3) 200,000 円　　(4) 500,000 円

解 説

(1) $\dfrac{2,000,000 円 － 200,000 円}{10} ＝ 180,000 円$

(2) 2,000,000 円 × 0.206 ＝ 412,000 円

(3) $\dfrac{2,000,000 円}{10} ＝ 200,000 円$

(4) 2,000,000 円 × 0.250 ＝ 500,000 円

【問題32】

耐用年数10年の医療用器械備品を、取得原価1,000,000円　平成×年4月1日以後の期首（決算年1回）に取得した場合、(1)取得後第2期末、(2)第8期末の減価償却額を、それぞれ定率法によって計算しなさい。

ただし、①第8期首の帳簿価額は133,485円である。②減価償却費の円未満は切り捨てること。

　　　耐用年数10年の新定率法の　償却率　　　0.250
　　　　　　　〃　　　　　　　　保証率　　　0.04448
　　　　　　　〃　　　　　　　　改定償却率　0.334

解 答

(1) 187,500 円　　(2) 44,583 円

解 説

(1) 第1期末の減価償却額・・・1,000,000 円 × 0.25 ＝ 250,000 円
第2期末の減価償却額・・・(1,000,000 円 － 250,000 円) × 0.25 ＝ 187,500 円
（注）耐用年数の半分にも達していないので、償却保証額を比較する必要なし。

(2) 第8期末の調整前償却額・・・133,485 円 × 0.25 ＝ 33,371 円
　　　〃　　　償却保証額・・・1,000,000 円 × 0.04448 ＝ 44,480 円
調整前償却額が償却保証額に満たないので、次の算式によって減価償却額を計算する。

改定取得価額×改定償却率

第8期末の減価償却額・・・133,485円×0.334＝44,583円（円未満切り捨て）

3) 無形固定資産の償却

無形固定資産には借地権のほか、特許権・電話加入権・給湯権などがあり、ソフトウェアも無形固定資産として追加されている。

ただし、借地権は土地と同様、非償却資産であり、また電話加入権についても利用価値の減少がないとされているため、どちらも減価償却は行わない。

無形固定資産の償却費については、残存価額をゼロとし、定額法によって計算し、その記帳は直接法により、貸借対照表には帳簿価額から償却額を控除した残額を記帳する。

特許権などの法律上の権利は、法律が認める期限がくれば効力がなくなるため、それまでの期間内に償却する必要がある。

【問題33】

次の取引について仕訳を示しなさい。

A病院は、業務の効率化を図るため、医事会計システムを導入することを決定し、

(1) パッケージソフトを800,000円で購入し、小切手で支払った。導入作業が完了し、その作業費用として100,000円が別途請求された。
(2) 決算整理(3月末)で年間の減価償却費(耐用年数5年)を計上する。使用に供したのは7月である。

解答

	借　方		貸　方	
(1)	ソフトウェア	900,000	当　座　預　金 未　払　金	800,000 100,000
(2)	減　価　償　却　費	135,000	ソフトウェア	135,000

解説

(2) 減価償却費　　135,000円＝900,000×(9/60)か月

(5) 費用・収益の繰延べ・見越し

一会計期間において、当期中に支払った費用や授受した収益の中には、次期以降の費用・収益となるものを含んでいる場合や、当期中に費用の支払・収益の授受がなくても、当期

に計上すべき費用・収益が発生する場合がある。これらは、事務処理の都合上、期中において現金主義を採っている勘定科目に多く見られる。

例えば、保険料・支払家賃・支払利息などの費用や受取家賃・受取利息及び配当金などの収益である。決算にあたっては、適正な期間損益計算を行うために、このような次期以降の費用・収益とすべき額については、**前払費用、前受収益**勘定で繰延べる必要がある。これを費用・収益の繰延べという。また、未払家賃や未払利息などは**未払費用**又は**未収収益**勘定で計上しなければならない。これを費用・収益の見越しという。

これらの決算で一時的に使用される前払費用・前受収益・未払費用・未収収益は、**経過勘定**といわれる。

<経過勘定>　　　　　　　（ ）は具体例

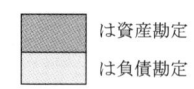

	費　用	収　益
繰延べ	前払費用 〔前払保険料 　前払利息〕	前受収益 〔前受家賃 　前受利息〕
見越し	未払費用 〔未払家賃 　未払利息〕	未収収益 〔未収家賃 　未収利息〕

　　■は資産勘定
　　□は負債勘定

【費用の繰延べ】

当期に支払った費用で次期以降の費用を含むときは、これを当期の費用から差し引く必要がある。この処理を**費用の繰延べ**という。

この場合、次期以降の費用となる分を当期の費用から控除するため、費用の勘定の貸方に記帳し、その金額を次期以降の費用として繰延べるため、前払費用勘定（資産勘定）の借方に記帳する。

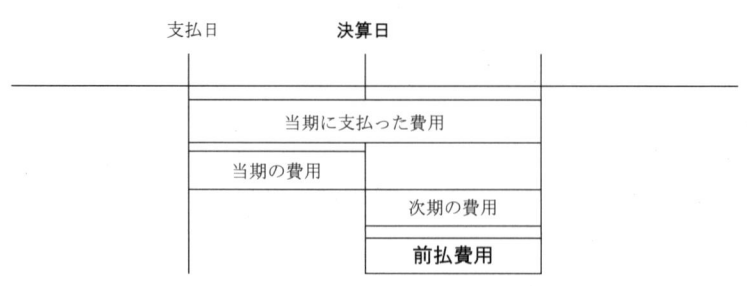

```
支払日            決算日
         当期に支払った費用
  当期の費用
                  次期の費用
                  前払費用
```

[例1]　9月1日に、1年分の建物の火災保険料12,000円を普通預金より支払い、なお、決算日に次期分を繰り延べた。会計期間は、1月1日から12月31日である。

・支払日（9/1）

借　方	貸　方
保険料　　　　　　　　　12,000	普通預金　　　　　　　　　12,000

・決算日（12/31）

借　方	貸　方
前払保険料（前払費用）　　8,000	保険料　　　　　　　　　　8,000

※ （12,000/12か月）×4か月＝4,000円（当期分の保険料　4か月分）
　12,000－4,000＝8,000円（繰延べる保険料　8か月分）

【収益の繰延べ】

当期に受け取った収益で次期以降の収益を含むときは、これを当期の収益から差し引く必要がある。この処理を**収益の繰延べ**という。

この場合、次期以降の収益となる分を当期の収益から控除するため、収益の勘定の借方に記帳し、その金額を次期以降の収益として繰延べるため、前受収益勘定（負債勘定）の貸方に記帳する。

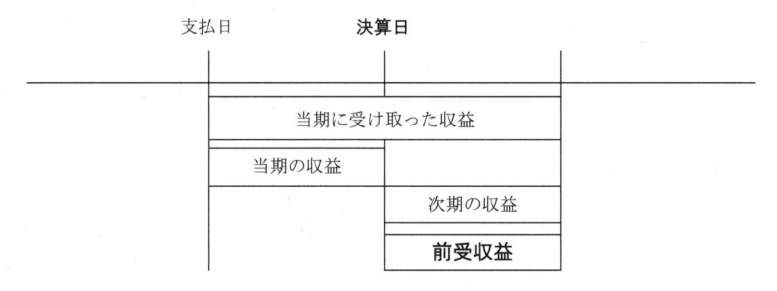

[例2]　11月1日に、K薬局からの半年分の家賃60,000円を現金で受け取り、なお、決算日に次期分を繰延べた。会計期間は、1月1日から12月31日である。

・受取日（11/1）

借　方	貸　方
現　　金　　　　　　　　　60,000	受取家賃　　　　　　　　　60,000

・決算日（12/31）

借　方	貸　方
受取家賃　　　　　　　　　40,000	前受家賃（前受収益）　　　40,000

※ （60,000/6か月）×2か月＝20,000円　（当期分の家賃　2か月分）
　60,000－20,000＝40,000円　（繰延べる家賃　4か月分）

(注)賃貸料などによる収益は医業外となるため、勘定科目は「その他の医業外収益」となるが、病院会計準則によると「金額が大きいものについては、独立の科目を設ける」とされており、ここでは「受取家賃」として処理している。

【費用の見越し】

当期にすでに費用として発生しているが、契約等によりまだ実際には支払われていない未払いの費用がある場合は、これを当期の費用として計上する必要がある。これを**費用の見越し**という。この場合、当期に費用となる分を当期の費用に加算するため、費用の勘定の借方に記帳し、その金額を次期以降に繰越すため、未払費用勘定（負債勘定）の貸方に記帳する。

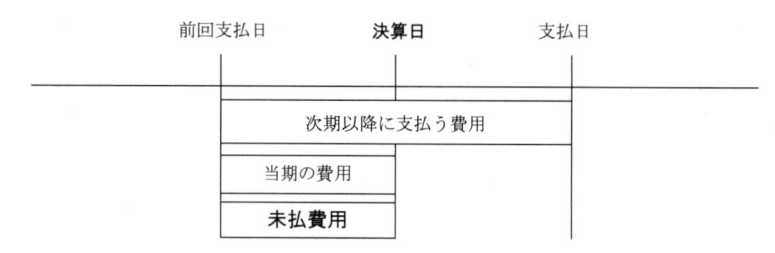

[例3] 3月1日に、期間1年・年利7.2％で借り入れた500,000円が当座預金に振込まれた。なお、決算日に、返済期日に元金とともに支払うことになっている利息分について見越し処理を行った。会計期間は、1月1日から12月31日である。

・借入日（3/1）

借　　方	貸　　方
当座預金　　　　　500,000	借入金　　　　　500,000

・決算日（12/31）

借　　方	貸　　方
支払利息　　　　　30,000	未払利息（未払費用）　　30,000

※500,000×7.2％÷12か月＝ 3,000円（1か月分の利息）
　3,000×10か月　＝30,000円（3月から12月までの借入利息分）

【収益の見越し】

当期にすでに収益として発生しているが、契約等によりまだ実際には金銭を受け取っていない未収の収益がある場合は、これを当期の収益として計上する必要がある。これを**収益の見越し**という。この場合、当期に収益となる分を当期の収益に加算するため、収益の勘定の貸方に記帳し、その金額を次期以降に繰越すため、未収収益勘定（資産勘定）の借方に記帳する。

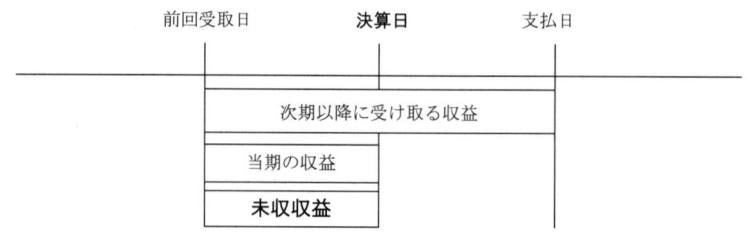

第8章 決算処理

[例4] 決算日に際し、毎年1月に1年契約でA薬局に貸している家賃（月額10,000円）について、翌月末に受け取ることになっている当期の11月と12月分の地代について見越し処理を行った。会計期間は、1月1日から12月31日である。
ただし、10月分まではすでに受取済みである。

・決算日

借　　方	貸　　方
未収家賃（未収収益）　20,000	受取家賃　20,000

(注)賃貸料などによる収益は医業外収益であるため、勘定科目は「その他の医業外収益」となるが、病院会計準則によると「金額が大きいものについては、独立の科目を設ける」とされており、ここでは「受取家賃」として処理している。

【問題34】

次の決算整理の仕訳をしなさい。なお、勘定科目は下記の中から選ぶこと。

| 未収利息　　前払費用　　地代家賃　　未払費用　　前受家賃 |
| 支払利息　　受取利息及び配当金　　受取家賃 |

(1) 家賃のうち72,000円は、本年9月1日に向こう1年分を支払ったものである（決算日12月31日）。
(2) 本年11月1日に借入金500,000円を借り入れた。3か月後返済の約束である。なお、この借入金の利息は年利6%であり、元金返済時に一括して支払うことになっている（決算日は12月31日で月割計算による）。
(3) 受取利息の未収分が3,000円ある。
(4) 病院内売店からの受取家賃¥60,000は、9月1日から6か月分の地代の受取額である。なお、会計期間は1年で、決算日は12月31日である。

解答

	借　　方	貸　　方
(1)	前　払　費　用　48,000	地　代　家　賃　48,000
(2)	支　払　利　息　5,000	未　払　費　用　5,000
(3)	未　収　利　息　3,000	受取利息及び配当金　3,000
(4)	受　取　家　賃　20,000	前　受　家　賃　20,000

解説

(1) 9月1日に1年分を支払ったのであるから、翌年の8月分までの家賃である。
決算日が12月31日なので、1月分～8月分が前払いとなる。

$$72,000円 \times \frac{8か月}{12か月} = 48,000円$$

(2) 当期分の利息は、11月分、12月分の2か月分である。

$$500,000円 \times 6\% \times \frac{2か月}{12か月} = 5,000円$$

(4) 当期分の家賃は(60,000/6か月)×4か月＝40,000円
繰延べる家賃は2か月分で60,000－40,000＝20,000円となる。

◆ 再振替の処理

　前払費用、前受収益、未払費用、未収収益などの経過勘定は、時の経過とともに次期以降の費用・収益となるものであるから、翌期首に費用・収益の勘定に振替えなければならない。この仕訳のことを**再振替仕訳**という。なお、再振替仕訳は、決算日の翌日の日付で行う。

・仕訳例
　　・決算日（費用の見越し）
　　　（支払利息）　　　×××　　（未払費用）　　　×××
　　・翌期首の再振替処理
　　　（未払費用）　　　×××　　（支払利息）　　　×××

＜費用・収益の繰延べ・見越し整理＞

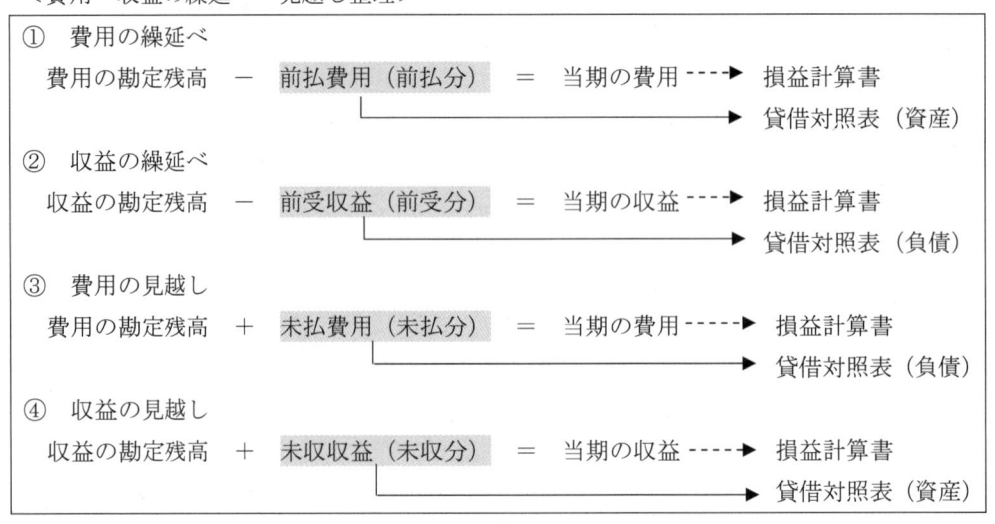

① 費用の繰延べ	
費用の勘定残高 － **前払費用（前払分）** ＝ 当期の費用 ----▶ 損益計算書	
└──────────────────▶ 貸借対照表（資産）	
② 収益の繰延べ	
収益の勘定残高 － **前受収益（前受分）** ＝ 当期の収益 ----▶ 損益計算書	
└──────────────────▶ 貸借対照表（負債）	
③ 費用の見越し	
費用の勘定残高 ＋ **未払費用（未払分）** ＝ 当期の費用 ----▶ 損益計算書	
└──────────────────▶ 貸借対照表（負債）	
④ 収益の見越し	
収益の勘定残高 ＋ **未収収益（未収分）** ＝ 当期の収益 ----▶ 損益計算書	
└──────────────────▶ 貸借対照表（資産）	

【問題 35】

次の取引の仕訳を示しなさい。なお、ここでの勘定科目は下記の中から使用すること。

(1) 病院内の売店からの受取家賃42,000円は、9月1日から6か月分の受取額である。なお、会計期間は1月1日から12月31日までである。
(2) 借入金600,000円の利息は年利12％で、借入時に元金より差し引かれている。借入期間4か月で、決算日までに3か月が経過している。
(3) 消耗品の期末未使用高は7,000円である。購入時には消耗品費勘定で処理している。
(4) 当期の家賃のうち、60,000円が未払いである。
(5) 貸付金400,000円の利息は、年利12％で、元金の返済時に支払いを受けることになっているが、貸付期間3か月のうち決算日までに、2か月が経過している。
(6) 9月1日に元本を2年後に返済、利息は1年毎に支払う契約で100,000円を借り入れた。なお、利率は年利12％であり、決算にあたり、当期分の利息を計上した。(決算日12/31)
(7) 保険料14,400円は向こう1年分で、保険契約日は9月1日である。決算は3月31日の年1回である。
(8) 次の一連した取引について仕訳しなさい。
　　12/31　決算にあたり、当期の利息未払額4,000円を計上した。
　　 1/1　未払利息の再振替を行った。
　　 3/21　1年分の利息12,000円を現金で支払った。

<勘定科目>

現　　　金	貯　蔵　品	消 耗 品 費	受取利息及び配当金	受 取 家 賃
未 収 収 益	前 払 費 用	保　険　料	未 払 費 用	前 受 家 賃
支 払 利 息	地 代 家 賃			

解　答

		借　　方		貸　　方	
(1)	受　取　家　賃	14,000	前　受　家　賃	14,000
(2)	前　払　費　用	6,000	支　払　利　息	6,000
(3)	貯　　蔵　　品	7,000	消　耗　品　費	7,000
(4)	地　代　家　賃	60,000	未　払　費　用	60,000
(5)	未　収　収　益	8,000	受取利息及び配当金	8,000
(6)	支　払　利　息	4,000	未　払　費　用	4,000

112　Ⅰ．医療簿記総論

(7)		前　払　費　用	6,000	保　険　料	6,000
(8)	12/31	支　払　利　息	4,000	未　払　費　用	4,000
	1/1	未　払　費　用	4,000	支　払　利　息	4,000
	3/21	支　払　利　息	12,000	現　　　金	12,000

解説

(1) $42,000 \text{円} \times \dfrac{2\text{か月}（1\cdot 2\text{月}）}{6\text{か月}} = 14,000 \text{円}$

(2) $600,000 \text{円} \times 0.12 \times \dfrac{1\text{か月}}{12\text{か月}} = 6,000 \text{円}$

(5) $400,000 \text{円} \times 0.12 \times \dfrac{2\text{か月}}{12\text{か月}} = 8,000 \text{円}$

(6) $100,000 \text{円} \times 0.12 \times \dfrac{4\text{か月}}{12\text{か月}} = 4,000 \text{円}$

(7) $14,400 \text{円} \times \dfrac{5\text{か月}}{12\text{か月}} = 6,000 \text{円}$

(8) 1/1は翌期首の再振替処理である。

(6)引当金の設定

　引当金は、正しい期間損益計算を行うために、当期の負担とすることが適当とされる費用または損失額を見積り計上する場合において、用いられる勘定である。

　引当金は、次の4つの要件を満たすものでなければならない。
- ・将来の特定の費用または損失であること
- ・その発生が、当期以前の事象に起因すること
- ・その発生の可能性が高いこと
- ・その金額を合理的に見積もることができること

　引当金には、貸倒引当金のように資産に対する評価勘定としての性質を持つものと、**修繕引当金**や**退職給付引当金**などのように、将来の支出額を示す負債としての性質を持つものとがある。なお、負債としての性質を持つ引当金は、1年基準により、修繕引当金・賞与引当金などの流動負債と、退職給付引当金などの固定負債とに区分される（次表参照）。

<引当金の分類>

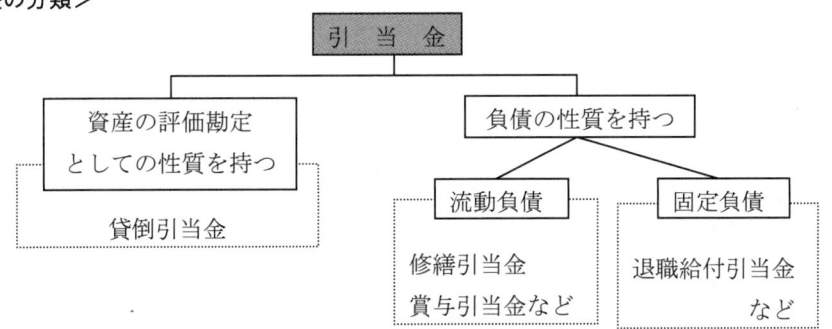

```
                    引 当 金
           ┌───────────┴───────────┐
   資産の評価勘定              負債の性質を持つ
   としての性質を持つ       ┌─────────┴─────────┐
                         流動負債              固定負債
      貸倒引当金        修繕引当金          退職給付引当金
                      賞与引当金など           など
```

貸倒引当金については、「第8章 決算処理 4.決算本手続—決算整理—(2) 取立不能見込額」(P.97)にて前述したとおりである。

退職金を従業員に支払う制度がある場合に、退職金を支払った会計年度にだけ費用を計上するのは適当ではないので毎期平均して費用（退職給付費用）を負担させるために設けた引当金が退職給付引当金である。退職給付引当金を計上したときは、退職給付費用勘定（費用）の借方と退職給付引当金勘定（負債）の貸方に記入する。退職金を支払ったときは、退職給付引当金を取り崩す（減少させる）。

通常、修繕費は発生した期間の費用として処理される。しかし、当期に実施すべき修繕をなにかの都合で次期に延期したような場合、修繕すべき原因は当期にあるのであるから、当期の費用として引当計上することが適切である。修繕引当金はこのように次期に発生する費用を当期に引当計上したものである。

翌年度以降に実際に修理を行って、代金を支払った場合には、修繕引当金（負債）の借方に記入し修繕引当金を取り崩す（減少させる）。

【問題36】

次の取引の仕訳をしなさい。
(1) 12月31日決算に、退職給付引当金850,000円を計上した。
(2) 3月5日、事務員の退職に際し、退職金500,000円を現金で支給した。ただし、この事務員に対する退職給付引当金が500,000円ある。

解答

	借 方	金額	貸 方	金額
(1)	退職給付費用	850,000	退職給付引当金	850,000
(2)	退職給付引当金	500,000	現　　　　金	500,000

5. 各勘定の締切り
(1) 締切り手続

決算整理を終えると、当期の取引はすべて終了したことになり、いよいよ総勘定元帳その他の帳簿を締め切って貸借対照表と損益計算書を作成する決算本手続に移行してゆく。

まず収益・費用の各勘定は、損益勘定に集計され当期純利益（損失）を算出する。損益勘定で確定した当期純利益（損失）は、そのまま純資産勘定に振替処理を行うこととなる。総勘定元帳の締切り手順を以下に示す。

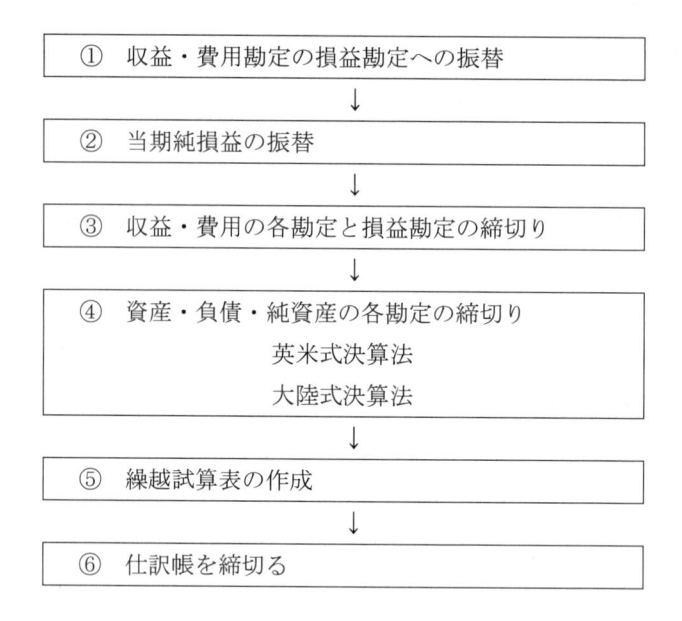

```
① 収益・費用勘定の損益勘定への振替
            ↓
② 当期純損益の振替
            ↓
③ 収益・費用の各勘定と損益勘定の締切り
            ↓
④ 資産・負債・純資産の各勘定の締切り
      英米式決算法
      大陸式決算法
            ↓
⑤ 繰越試算表の作成
            ↓
⑥ 仕訳帳を締切る
```

(2) 英米式決算法による帳簿締切り
1) 収益・費用勘定の損益勘定への振替

当期純損益の算定は、収益勘定と費用勘定の残高を、損益勘定に集計し差額を求めることで行う。まず、収益勘定の残高を損益勘定の貸方に、費用勘定の残高を損益勘定の借方に振替える。具体的な仕訳を以下に示す。

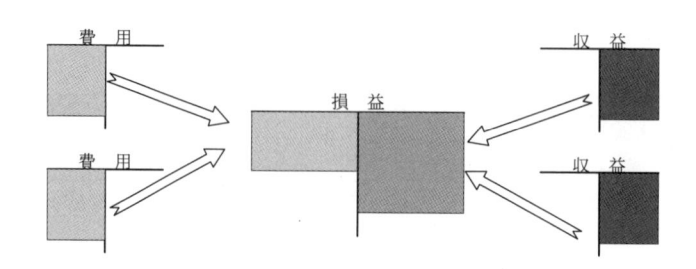

借　方	貸　方
収益の諸勘定　　　×××	損　　　　益　　　×××
損　　　　益　　　×××	費用の諸勘定　　　×××

2）当期純損益の振替

損益勘定の貸借差額（純利益あるいは純損失）を、純資産勘定に振り替える。

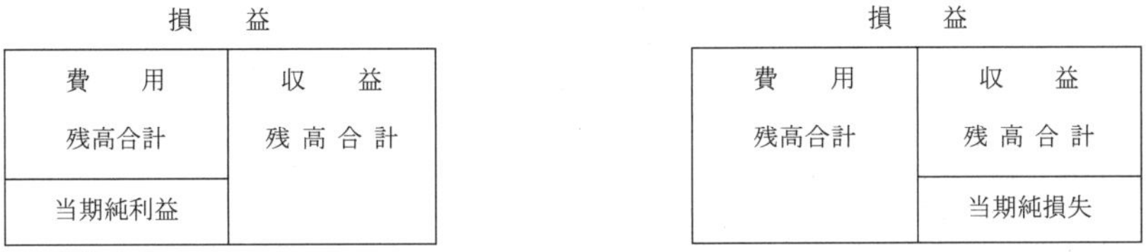

```
       損　益                          損　益
┌─────┬─────┐            ┌─────┬─────┐
│ 費　用 │ 収　益 │            │ 費　用 │ 収　益 │
│ 残高合計│ 残高合計│            │ 残高合計│ 残高合計│
├─────┤     │            │     ├─────┤
│当期純利益│     │            │     │当期純損失│
└─────┴─────┘            └─────┴─────┘
```

$$当期純利益（損失）＝当期収益－当期費用$$

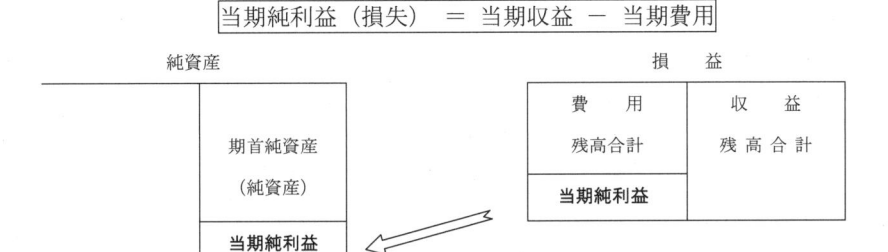

```
     純資産                          損　益
┌─────┬─────┐            ┌─────┬─────┐
│     │期首純資産│            │ 費　用 │ 収　益 │
│     │（純資産）│            │ 残高合計│ 残高合計│
│     ├─────┤  ⇐         ├─────┤     │
│     │当期純利益│            │当期純利益│     │
└─────┴─────┘            └─────┴─────┘
```

・純利益の場合

借　方	貸　方
損　　　　益　　　×××	純　資　産　　　　×××

・純損失の場合

借　方	貸　方
純　資　産　　　　×××	損　　　　益　　　×××

3）収益・費用の各勘定と損益勘定の締切り

収益・費用の各勘定は集合勘定である損益勘定に振替えるとすべて貸借が一致する。費用及び収益に属する勘定の残高はゼロになる。

```
                医 業 収 益
12/31 損    益   900,000 │ 1/31  現      金   600,000
                        │12/31 医業未収金    300,000
                ─────── │              ───────
                 900,000 │               900,000
                ═══════ │              ═══════
```

上図は収益である医業収益勘定を、損益勘定に振替えたものである。振替によって貸借の金額が一致していることが分かる。金額欄に単線を引き、その下に合計額を記入し、日付欄と金額欄に複線を引いて締切る。また、借方側の空白には斜線を引いて後から加筆できないようにするのが一般的である。

次に、損益勘定の締切りを下図に示す。

		損		益		
12/31	材　　料　　費	100,000	12/31	医　業　収　益	900,000
〃	給　　　　　料	300,000	〃	受取利息及び配当金	100,000
〃	広　告　宣　伝　費	20,000			
〃	保　　険　　料	5,000			
〃	消　耗　品　費	50,000			
〃	貸倒引当金繰入額	1,000			
〃	減　価　償　却　費	30,000			
〃	支　払　利　息	4,000			
〃	純　　資　　産	490,000			
		1,000,000			1,000,000

当期純利益を純資産へ振り替えて貸借一致で損益勘定も締切る。
損益勘定の残高も純資産へ振替えられたのでゼロになる。

4）資産・負債・純資産の各勘定の締切り

資産・負債・純資産の各勘定を締切る主な繰越の方法には英米式決算法と大陸式決算法とがある。大陸式決算法の説明は次項で述べる。

【資産の各勘定の締切り】

下図は資産である現金勘定を示している。資産の各勘定の残高は借方に残高が生じるが、英米式決算法ではこの差額残高を貸方の摘要欄に「次期繰越」と記入して、貸借を一致させ締切る。同時に、翌期の最初の行に「前期繰越」として繰越された金額を記入する。これを開始記入という。

```
                         現         金
1/1   前 期 繰 越  2,900,000  | 1/31  建         物  2,000,000
12/1  売   掛   金    525,000  | 12/25 買   掛   金    225,000
                              | 12/31 次 期 繰 越  1,200,000
                   3,425,000  |                   3,425,000
─────────────────────────────────────────────────────────
1/1   前 期 繰 越  1,200,000
```

【負債・純資産の各勘定の締切り】

下図は負債である買掛金勘定を示している。負債・純資産の各勘定の残高は貸方に残高が生じる。資産勘定の締切りと同様であるが、英米式決算法ではこの差額残高を借方の摘要欄に「次期繰越」と記入して、貸借を一致させ締切る。同時に、翌期の最初の行に「前期繰越」として繰越された金額を記入する。資産と同様これを開始記入という。

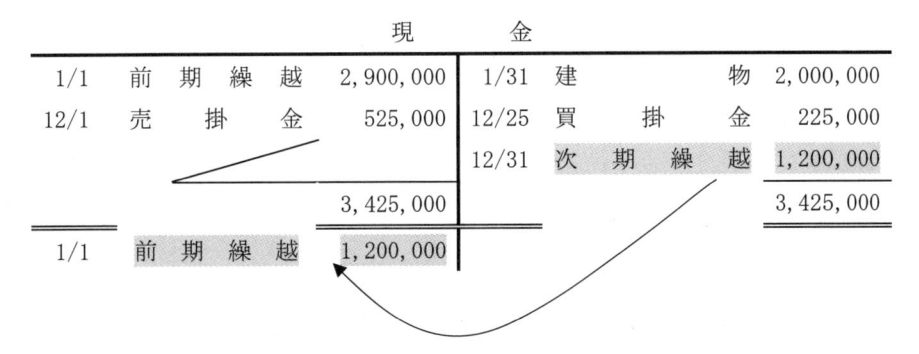

```
                         買   掛   金
1/31  現         金    200,000 | 1/1   前 期 繰 越    225,000
12/20 支 払 手 形    150,000 | 12/25 診 療 材 料 費  500,000
12/31 次 期 繰 越    375,000 |
                     725,000 |                     725,000
─────────────────────────────────────────────────────────
                              | 1/1   前 期 繰 越    375,000
```

ただし、純資産の場合は損益勘定振替仕訳後の純資産、つまり期末純資産残高を翌期に繰越すことになる。

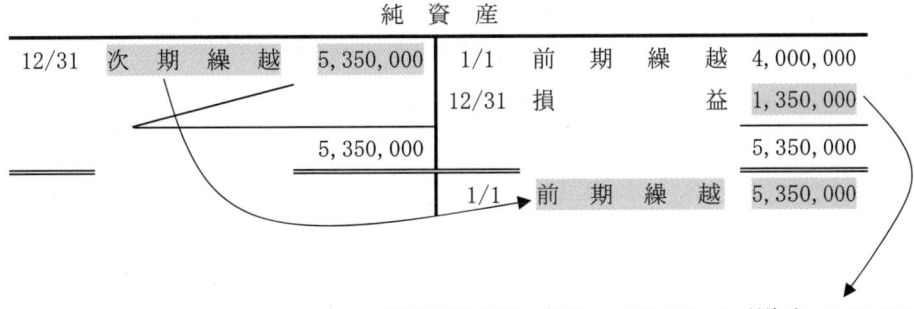

```
                         純   資   産
12/31 次 期 繰 越  5,350,000 | 1/1   前 期 繰 越  4,000,000
                              | 12/31 損         益  1,350,000
                   5,350,000 |                   5,350,000
─────────────────────────────────────────────────────────
                              | 1/1   前 期 繰 越  5,350,000
```

（損益振替仕訳）　損益　1,350,000　/　純資産　1,350,000

5）繰越試算表の作成

資産・負債・純資産の各勘定の締切りを終えたら、**繰越試算表**を作成する。繰越試算表とは、資産・負債・純資産の各勘定の次期繰越高を集計したものであるが、これは、資産・

負債・純資産の各勘定の締切りが正しく行われたかどうかを確認するためである。
以下に繰越試算表の様式を示す。

繰越試算表

医療法人　××会　　平成X年12月31日　　　（単位：円）

科　目	金　額	科　目	金　額
現　　　　金	1,200,000	買　掛　金	375,000
当　座　預　金	2,000,000	未　払　利　息	175,000
医　業　未　収　金	550,000	純　資　産	5,350,000
医　薬　品	150,000		
建　　　　物	2,000,000		
	5,900,000		5,900,000

6）仕訳帳を締切る

　仕訳帳は、1会計期間のすべての営業取引の記入が終わったときに締切り、決算仕訳の記入が終わったときに、もう一度締切る。次の会計期間の最初の日付で、仕訳帳のはじめの行に「前期繰越高」として、繰越試算表の借方・貸方に記入されている合計金額を記入する。

【問題37】

次の合計残高試算表（決算整理前）と決算整理事項にもとづいて、(1) 仕訳帳に決算整理仕訳と決算振替仕訳を記入し締め切りを行い、さらに (2) 総勘定元帳の各勘定口座への転記及び締め切りも行いなさい。仕訳帳の小書きは不要であり、締め切りは英米式決算法による。

合計残高試算表
平成○年12月31日

借方残高	借方合計	元丁	勘定科目	貸方合計	貸方残高
130,000	480,000	1	現 金 及 び 預 金	350,000	
75,000	475,000	2	医 業 未 収 金	400,000	
20,000	20,000	3	医 薬 品		
	350,000	4	買 掛 金	400,000	50,000
		5	純 資 産	100,000	100,000
		6	医 業 収 益	475,000	475,000
400,000	400,000	7	医 薬 品 費		
625,000	1,725,000			1,725,000	625,000

決算整理事項　期末医薬品たな卸高　40,000円

解 答

(1)

仕 訳 帳　　20

平成○年		摘　　　要	元丁	借　方	貸　方
1	1	前期繰越	✓	100,000	100,000
		期中取引合計		1,725,000	1,725,000
12	31	決算整理仕訳			
		（医 薬 品 費）	7	20,000	
		（医 薬 品）	3		20,000
	〃	（医 薬 品）	3	40,000	
		（医 薬 品 費）	7		40,000
12	31	決算振替仕訳			
		（損　　益）	8	380,000	
		（医 薬 品 費）	7		380,000

120　Ⅰ．医療簿記総論

	〃	（医業収益）	6	475,000	
		（損　　益）	8		475,000
	〃	（損　　益）	8	95,000	
		（純資産）	5		95,000
				1,010,000	1,010,000

(2)

現金及び預金　　　　1			
1/1 前期繰越	80,000		350,000
	400,000	12/31 次期繰越	130,000
	480,000		480,000

医業未収金　　　　2			
	475,000		400,000
		12/31 次期繰越	75,000
	475,000		475,000

医　薬　品　　　　3			
1/1 前期繰越	20,000	12/31 医薬品費	20,000
12/31 医薬品費	40,000	〃 次期繰越	40,000
	60,000		60,000

買　掛　金　　　　4			
	350,000		400,000
12/31 次期繰越	50,000		
	400,000		400,000

純　資　産　　　　5			
12/31 次期繰越	195,000	1/1 前期繰越	100,000
		12/31 損益	95,000
	195,000		195,000

医業収益　　　　6			
12/31 損益	475,000		475,000

医薬品費　　　　7			
	400,000	12/31 医薬品	40,000
12/31 医薬品	20,000	〃 損益	380,000
	420,000		420,000

損　　益　　　　8			
12/31 医薬品費	380,000	12/31 医業収益	475,000
〃 純資産	95,000		
	475,000		475,000

解　説

合計残高試算表の医薬品 20,000 円は期首医薬品たな卸高である。

　　　　　　　　　　（期首医薬品たな卸高）（医薬品勘定残高）　　（期末たな卸高）
① 医薬品原価 ＝ （ 20,000 ＋ 400,000 ） － 40,000 ＝ 380,000 円
② 純利益を損益勘定から純資産勘定に振り替える。

（3）大陸式決算法による帳簿締切り

　英米式決算法が資産・負債・純資産の各勘定の締切りについて仕訳帳の仕訳を伴わない簡便な繰越処理（締切り）方法であるのに対し、大陸式決算法は、資産・負債・純資産の各勘定の締切りについても仕訳帳を通して行われる繰越処理（締切り）方法である。

　大陸式決算法では決算残高勘定を設けて、これに資産・負債・純資産の各勘定を振替えて各勘定を締切る。このため、損益勘定だけでなく資産・負債・純資産の各勘定の決算残高勘定への振替もすべて仕訳帳を通して行うことになる。また、開始記入は、原則として開始残高勘定を設けて、資産・負債・純資産の各勘定の残高を振替える。

1）資産に関する勘定の振替

　資産勘定は、借方残高を貸方側に記入するとともに、これを決算残高勘定の借方に振替記入する。資産勘定の例として現金勘定を以下に示す。

現　金

1/1	前　期　繰　越	2,900,000	1/31	建　　　　　物	2,000,000
12/1	売　　掛　　金	525,000	12/25	買　　掛　　金	225,000
			12/31	決　算　残　高	1,200,000
		3,425,000			3,425,000

借　方	貸　方
決　算　残　高　　　　×××	現金（資産勘定）　　　×××

2）負債・純資産に関する勘定の振替

　負債勘定は、貸方残高を借方側に記入するとともに、これを決算残高勘定の貸方側に振替記入する。負債勘定の例として買掛金勘定を以下に示す。

買　掛　金

1/31	現　　　　　金	200,000	1/1	前　期　繰　越	225,000
12/20	支　払　手　形	150,000	12/25	診　療　材　料　費	500,000
12/31	決　算　残　高	375,000			
		725,000			725,000

　ただし、純資産勘定の場合、損益勘定振替仕訳後の期末純資産残高を決算残高勘定に振替記入する。

純　資　産

12/31	決　算　残　高	5,350,000	1/1	前　期　繰　越	4,000,000
			12/31	損　　　　　益	1,350,000
		5,350,000			5,350,000

借　　方		貸　　方	
買掛金（負債勘定）	×××	決　算　残　高	×××
純　資　産　勘　定	×××		

3）帳簿の締切り

　以上の記入により、決算残高勘定を含むすべての勘定は貸借一致するから、各勘定の借方と貸方の金額をそれぞれ合計して、その合計額を記入して、合計額の上に単線、合計額の下に複線を引いて締切る。

4）開始記入

　翌期首に、次の開始仕訳を行って、資産・負債・純資産の各勘定と開始残高勘定に記入する。

　　開始記入例

借　　方		貸　　方	
資　産　の　諸　勘　定	×××	開　始　残　高	×××
開　始　残　高	×××	負　債　の　諸　勘　定	×××
		純資産の諸勘定	×××

または、次のように開始仕訳を行ってもよい。

借　　方		貸　　方	
資　産　の　諸　勘　定	×××	負　債　の　諸　勘　定	×××
		純資産の諸勘定	×××

（注）元丁欄は省略　　　　　**仕　訳　帳**　　　　　　　　　　　3

平成○年		摘　　　　要	元丁	借　方	貸　方
12	31	決算仕訳 （医　業　収　益） 　　　　　（損　　　　益） 収益勘定を損益勘定へ振替	省	12,000	12,000
	〃	（損　　　益）　諸　　口 　　　　（診　療　材　料　費） 　　　　（給　　　　料） 　　　　（交　際　費） 費用勘定を損益勘定へ振替		8,000	4,800 2,200 1,000
	〃	（損　　　益） 　　　　（純　資　産） 当期純利益を純資産勘定へ振替		4,000	4,000

第 8 章 決算処理

	〃	(決 算 残 高) 諸 口	略	22,000	
		(現　　　　金)			2,000
		(医 業 未 収 金)			11,000
		(医　薬　品)			9,000
	資産勘定残高を決算残高勘定へ振替				
		諸　　　口 (決 算 残 高)			22,000
	(買　掛　金)		8,000		
	(純　資　産)		14,000		
	負債、純資産勘定残高を決算残高へ振替		68,000	68,000
1	1	諸　　　口　諸　　　口			
	(現　　　　金)		2,000		
	(医 業 未 収 金)		11,000		
	(医　薬　品)		9,000		
		(買　掛　金)			8,000
		(純　資　産)			14,000
	開始記入				

元　帳

医業未収金　3

平成○年		摘要	仕丁	借方	平成○年		摘要	仕丁	貸方
12	5	諸口	1	22,000	12	20	現　金	2	11,000
						31	決算残高	3	11,000
				22,000					22,000
1	1	前期繰越		11,000					

純資産　6

平成○年		摘要	仕丁	借方	平成○年		摘要	仕丁	貸方
12	31	決算残高	3	14,000	12	1	現　金	1	10,000
						31	損　益	3	4,000
				14,000					14,000
					1	1	前期繰越		14,000

損益　10

平成○年		摘要	仕丁	借方	平成○年		摘要	仕丁	貸方
12	31	診療材料費	3	4,800	12	31	医業収益	3	12,000
	〃	給料	〃	2,200					
	〃	交際費	〃	1,000					
	〃	純資産	〃	4,000					
				12,000					12,000

決算残高　12

平成○年		摘要	仕丁	借方	平成○年		摘要	仕丁	貸方
12	31	現金	3	2,000	12	31	買掛金	3	8,000
	〃	医業未収金	〃	11,000		〃	純資産	〃	14,000
	〃	医薬品	〃	9,000					
				22,000					22,000

【問題38】

次の(A)決算整理前の残高試算表及び(B)期末整理事項にもとづいて、損益勘定、決算残高勘定の記入を行いなさい。なお、会計期間は1月1日から12月31日までの1年間である。

(A)

残 高 試 算 表

借　　方	勘 定 科 目	貸　　方
354,000	現 金 及 び 預 金	
300,000	医 業 未 収 金	
530,000	未 収 金	
600,000	有 価 証 券	
620,000	医 薬 品	
0	貯 蔵 品	
800,000	建 物	
300,000	医 療 用 器 械 備 品	
1,000,000	土 地	
	支 払 手 形	230,000
	買 掛 金	290,000
	前 受 金	41,000
	借 入 金	250,000
	貸 倒 引 当 金	7,000
	建 物 減 価 償 却 累 計 額	180,000
	備 品 減 価 償 却 累 計 額	60,000
	純 資 産	3,000,000
	医 業 収 益	2,890,000
	受 取 利 息 及 び 配 当 金	45,000
1,985,000	医 薬 品 費	
280,000	給 料	
89,000	広 告 宣 伝 費	
36,000	保 険 料	
65,000	消 耗 品 費	
14,000	雑 費	
20,000	支 払 利 息	
6,993,000		6,993,000

(B)期末整理事項
(1) 当座預金について調査したところ、次の事実が判明した。
　① 買掛金支払のために80,000円の小切手を作成し、記帳していたが、まだ仕入先に渡していなかった。
　② 入院診療収益の前受金20,000円が振り込まれていたが、未処理であった。
(2) 医業未収金と未収金の期末残高に対し、2%の貸倒引当金を差額補充法により計上する。
(3) 売買目的の有価証券は、A社株式10株（1株の金額50,000円、帳簿価額60,000円、時価57,000円）であり、時価で評価する。
(4) 医薬品の期末たな卸高は次のとおりである。
　　　帳簿たな卸高　数量600個　単価　@1,000円
　　　実地たな卸高　数量580個　単価　@ 950円
　　医薬品の評価は低価法により、たな卸評価損を計上する。
(5) 固定資産の減価償却は次のとおり行う。
　　　建物　　　　　：　定額法　耐用年数20年　残存価額　取得原価の10%
　　　医療用器械備品　：　定率法　償却率年20%
(6) 消耗品の期末たな卸高は20,000円である。
(7) 保険料は3月1日に1年分を支払ったものである。
(8) 支払利息の未払分が5,000円あった。

解答

損　　益

12/31	医 薬 品 費	2,005,000	12/31	医 業 収 益	2,890,000
〃	給　　　料	280,000	〃	受取利息及び配当金	45,000
〃	広 告 宣 伝 費	89,000			
〃	保 険 料	30,000			
〃	消 耗 品 費	45,000			
〃	貸倒引当金繰入額	9,600			
〃	減 価 償 却 費	84,000			
〃	た な 卸 減 耗 費	20,000			
〃	た な 卸 評 価 損	29,000			
〃	雑　　　費	14,000			
〃	支 払 利 息	25,000			
〃	有 価 証 券 評 価 損	30,000			
〃	純　資　産	274,400			
		2,935,000			2,935,000

決 算 残 高

12/31	現 金 及 び 預 金	454,000	12/31	支 払 手 形	230,000
〃	医 業 未 収 金	300,000	〃	買 掛 金	370,000
〃	未 収 金	530,000	〃	前 受 金	61,000
〃	有 価 証 券	570,000	〃	借 入 金	250,000
〃	医 薬 品	551,000	〃	未 払 費 用	5,000
〃	貯 蔵 品	20,000	〃	貸 倒 引 当 金	16,600
〃	前 払 費 用	6,000	〃	建物減価償却累計額	216,000
〃	建 物	800,000	〃	医療用器械備品減価償却累計額	108,000
〃	医 療 用 器 械 備 品	300,000	〃	純 資 産	3,274,400
〃	土 地	1,000,000			
		4,531,000			4,531,000

解 説

・決算整理事項によって、整理仕訳を行う。
・修正前残高試算表の金額を整理仕訳によって修正し、費用・収益の諸勘定は、損益勘定に、資産・負債・純資産の諸勘定は、決算残高勘定に記入する。
・（B）の期末整理仕訳は、次のとおりである。
　(1)　① (借) 現金及び預金　80,000　　(貸) 買 掛 金　80,000
　　　　② (借) 現金及び預金　20,000　　(貸) 前 受 金　20,000
　(2)　差額補充法　医業未収金　300,000 円　未収金　530,000 円
　　　貸倒見積り額（300,000 円 ＋ 530,000 円）×0.02＝16,600 円
　　　繰入額　16,600 円－貸倒引当金残高　7,000 円＝9,600 円
　　　(借) 貸倒引当金繰入　9,600　　(貸) 貸倒引当金　9,600
　(3)　（@60,000 円－@57,000 円）×10 株＝30,000 円
　　　(借) 有価証券評価損　30,000　　(貸) 有価証券　30,000
　(4)　帳簿たな卸高　@1,000 円×600 個＝600,000 円
　　　たな卸減耗費　@1,000 円×（600 個-580 個）＝20,000 円
　　　たな卸評価損（@1,000 円－@950 円）×580　＝29,000 円
　　　実地たな卸高　580 個×@950 円＝551,000 円
　　　(借) 医薬品費　　　620,000　　(貸) 医薬品　　620,000
　　　(借) 医薬品　　　　600,000　　(貸) 医薬品費　600,000
　　　(借) たな卸減耗費　 20,000　　(貸) 医薬品　　 49,000

　　　　　たな卸評価損　　29,000

(5)　建　物（800,000円－80,000円）÷20（年）＝　36,000円
　　　医療用器械備品（300,000円－60,000円）×0.20＝48,000円
　　（借）減価償却費　　　84,000　　（貸）建物減価償却累計額　　　36,000
　　　　　　　　　　　　　　　　　　　　　医療用器械備品減価償却累計額　48,000

(6)　（借）貯　蔵　品　　20,000　　（貸）消耗品費　　20,000

(7)　2か月分前払い　36,000円 × $\dfrac{2か月}{12か月}$ ＝6,000円

　　（借）前払保険料　　　6,000　　（貸）支払保険料　　6,000
(8)　（借）支払利息　　　　5,000　　（貸）未払利息　　　5,000

Ⅱ．医療機関の会計基準

第9章　医療機関の開設主体及び準拠する会計基準

1．医療機関の開設主体について

　わが国の医療機関の開設主体は、次表に示すように多岐に及んでいる。厚生労働省による「医療施設動態調査（平成21年2月末概数）」によると開設主体数は27に分類され、開設主体はそれぞれ病院、一般診療所、歯科診療所を運営している現況となっている。

　施設数として割合が高い開設主体は、医療法人（病院65.05%　一般診療所35.012%　歯科診療所14.966%）と個人（病院5.398%　一般診療所48.59%　歯科診療所84.078%）が施設数全体の88.9%（平成21年2月末現在）を占めている。

（厚生労働省「医療施設（動態）調査」平成21年2月より引用）

2．医療機関の開設主体の準拠すべき会計基準

　1．で示したように、医療機関の開設主体は公私さまざまな開設主体が運営している。それぞれの開設主体は、開設主体の基盤や歴史的な経緯、また採算に関する考え方の違いなどから、それぞれ異なる会計基準に準拠して、会計主体全体の財務諸表を作成するように規定されている。

【主な開設主体における会計基準の適用状況】

	開設主体	適用されている主な会計基準
国	厚生労働省、防衛庁、宮内庁など	会計法
国立大学法人	国立大学附属病院	国立大学法人会計基準
独立行政法人	国立病院	独立行政法人会計基準
	労働者健康福祉機構	独立行政法人会計基準
	その他の独立行政法人	独立行政法人会計基準
自治体	都道府県	地方財政法、地方公営企業法
	市町村	地方財政法、地方公営企業法
特殊法人	日本赤十字社	日本赤十字社法、施行規則
	国家公務員共済組合、連合会	国家公務員共済組合法、施行規則
社会福祉法人	社会福祉事業施設	社会福祉法人会計基準
	介護保険事業施設	指定介護老人福祉施設等会計処理等取扱指導指針など
	その他の社会福祉法人	社会福祉法人会計基準
協同組合	厚生（医療）農業協同組合連合会	農業協同組合法、施行令など
公益法人	社団法人全国社会保険協会連合会	公益法人会計基準
	財団法人厚生年金事業振興団	公益法人会計基準

	財団法人船員保険会	公益法人会計基準
	その他の公益法人	公益法人会計基準
医療法人 （施設別）		病院会計準則など
学校法人		学校法人会計基準
株式会社 （福利厚生が目的のもの）		商法施行規則、財務諸表等規則、企業会計原則
個人		税法

3．開設主体別の会計基準の特徴

　主な開設主体の準拠する会計基準の示す財務諸表の範囲及び会計基準の特徴を以下の表に示す。また、開設主体のうちの大多数を占める医療法人及び個人の準拠すべき会計基準である「病院会計準則」については、第10章以下にて詳細を解説する。

【開設主体別の準拠すべき会計基準の特徴】

準拠すべき会計基準	財務諸表の範囲	主たる特徴
● 国立大学法人 「国立大学法人会計基準」 及び 「国立大学法人会計基準注解」	・貸借対照表 ・損益計算書 ・キャッシュ・フロー計算書 ・利益の処分または損失の処理に関する書類 ・国立大学法人等業務実施コスト計算書 ・附属明細書	・貸借対照表の配列法は固定性配列法による金銭的重要性の観点から、減価償却資産について、固定資産に計上せず、購入時の費用処理ができる範囲は50万円未満。 ・法令、中期計画等で国からの補助金により財源が措置されているものについては引当金計上は要しない。 ・損益計算書について、経常損益計算及び純損益計算の区分を設ける。 ・「特定の償却資産の減価に係る会計処理」の対象の償却資産の減価償却相当額は資本取引及び実務実施コスト計算書で処理。 ・本部が実施する管理運営活動の費用は配賦しない。 ・キャッシュ・フロー計算書が対象とする資金の範囲を現金及び要求払預金並びに現金同等物とする。 ・キャッシュ・フロー計算書の計上区分について、受取利息を投資活動区分に、支払利息を財務活動区分に計上する。 ・附属明細書は、病院会計準則の附属明細表と記載内容が異なる。 ・消費税の会計処理は税込方式を前提。
● 独立行政法人 「独立行政法人会計基準」	・貸借対照表 ・損益計算書 ・キャッシュ・フロー計算書	・運営費交付金などの財源措置が行われる業務について、損益計算に含まれない場合が生じる。例えば、特定の償却資産の減価償却額等。 ・「特定の償却資産の減価に係る会計処理」を行

※独立行政法人会計基準は、企業会計を基礎としているため、会計の構造は病院会計準則と同一である。	・利益の処分または損失の処理に関する書類 ・行政サービス実施コスト計算書 ・附属明細書	うこととされた償却資産の減価資産の減価償却相当額を資本取引とし、費用から除外。 ・法令、中期計画などに照らし、客観的に財源が措置されていると見込まれる将来の支出についての引当金の非計上。 ・独立行政法人への移行にあたり、過去に勤務した分の退職給付債務を負担しないとした場合、実質的に病院に帰属する退職給付部分が退職給付引当金の対象とならない可能性がある。 ・金銭的重要性の観点から、減価償却資産について、固定資産に計上せず、購入時の費用処理ができる範囲は50万円未満。 ・キャッシュ・フロー計算書の資金の範囲には現金同等物が含まれない。 ・独立行政法人の附属明細表は、病院会計準則の附属明細表と記載対象が異なる。
● 地方公営企業 「地方公営企業会計」 ※地方公営企業会計の特徴は官公庁会計と企業会計の両者を取り入れた点にある。企業会計原則の採用（地方公営企業法施行令第9条）、発生主義会計方式の採用（同法第20条第1項）、地方公営企業法に特例規定がある場合を除き、官公庁会計の原則が適用される。	・決算報告書 ・損益計算書 ・貸借対照表 ※キャッシュ・フロー計算書は含まれていない。	・繰延勘定として開発費、試験研究費、退職給与金、控除対象外消費税が存在する。繰延勘定の5事業年度以内の均等償却を規定。 ・借入資本金を資本金に分類。 ・貸借対照表の配列について、固定性配列法を採用。 ・補助金について資本取引と損益取引の区分の原則が明確に適用され、資本剰余金として整理し、みなし償却が行われる。 ・医業費用において、委託費が経費（目）に分類され、建物・設備・無形固定資産に関する減価償却費、資産減耗費が目として計上される。 ・繰延勘定を設け、医業外費用に繰延勘定償却を計上。
● 国家公務員共済組合連合会 「国家公務員共済組合法施行規則」を基本 ※計算構造は準則と同様	・貸借対照表 ・損益計算書 ※財務諸表の作成は、経理単位ごとに行う。 医療施設の経営管連は、医療経理において処理する。	・財務諸表の様式が、勘定科目表とともに明示されている。経常収益及び経常費用の細区分が病院会計準則と異なる。また医業利益、経常利益を段階計算する様式ではない。 ・たな卸資産・有価証券の評価基準は原価法。 ・補助金は、内容に関係なく、すべて収益として処理。 ・創業費開発費の繰延資産処理が認められている。 ・退職給付会計を導入していない。導入した場合との影響額を記載する必要あり。 ・経理単位間取引について繰入金または受入金として損金処理。 ・消費税の会計処理は税込方式を前提。
● 社会福祉法人	・資金収支計算書 ・事業活動収支計算書	・本部がある場合でも、一般会計の本部経理区分で処理し、本部経理区分に計上された費用

「社会福祉法人会計基準」 ※社会福祉法人会計基準は、複式簿記を前提としつつ、企業会計とは異なる計算構造を有す。	・貸借対照表　等 ※本部及び定款で定める事業ごとに経理区分を設ける資金収支計算及び事業活動収支計算において経理区分別の内訳表を作成する。 しかし、社会福祉法人会計基準では、社会福祉法人立の病院は病院経理区分について特別会計とし、財務諸表体系がとられる会計区分ではなく、病院会計準則に従う旨規定。	は、他の経理区分や特別会計に配賦されることはない。 ・法人の施設間取引につき貸借取引や元入取引とするほか、経理区分間繰入金及び会計単位間繰入金として、処理することが認められている。 ・消費税の会計処理について規定がない。 通常、税込方式を採用しているが、病院会計基準では税抜方式を採用しているため、税抜処理した場合の影響額を情報として記載。
● 厚生農業協同組合連合会 「農業協同組合法」 ※原則として会社法を準用する。	・農業協同組合及び農業協同組合連合会の事業報告書 ・貸借対照表 ・損益計算書 ・附属明細書 ※財務諸表の範囲にキャッシュ・フロー計算書は含まれていない。	・創立費、開業費、開発費につき繰延資産の計上が可能　繰延資産を計上した場合、発生時に費用処理した場合との財務状況の比較を記載。 ・ファイナンス・リースは企業会計のリース会計基準に準じて賃貸借処理をすることを認める。 ・厚生農業協同組合連合会の財務諸表様式では、医療収益は病院会計準則における医業収益と同義となっているが、これよりも広い概念で事業収益が定められており、医業外収益に該当するものも一部含まれる。 ・病院部分に限定した事業費用の分類について、「材料費、委託費、人件費、研究研修費、福利厚生費、業務費、施設費、減価償却費、徴収不能引当繰入額、その他の費用」となっており、病院会計準則の分類とは異なる。 ・補助金を特別利益に計上、固定資産は直接圧縮記帳方式が適用、圧縮損は特別損失に計上、貸借対照表には、取得原価から圧縮損を控除した残額を資産の部に記載する。 ・附属明細書の記載対象が、病院会計準則の附属明細表と記載対象が異なる。

● 公益法人 「公益法人会計基準」 ※新公益法人会計基準は「公益法人改革3法」が、平成20年12月1日に施行され、この制度改革にあわせて新たな公益法人会計基準が導入された。 H20年新基準は、平成20年12月1日以後開始する事業年度から実施する。一般社団・財団法人を設立して公益認定を申請する場合、公益法人会計基準及び本運用指針による必要がある。	・貸借対照表 ・正味財産増減計算書 ・キャッシュ・フロー計算書（大規模公益法人のみ） ※企業会計の手法を可能な限り導入。 ※財産目録が財務諸表の範囲外とされた。 ※財務諸表の科目、様式は会計基準ではなく運用指針で定める。	・正味財産増減計算書は、フロー式を採用するが、損益計算書との対応関係は認められるものの、区分・分類については、病院会計準則とは違いが生じる。 ・貸借対照表の区分・分類も準則と異なる。 ・補助金はすべて発生時の正味の財産の増加として取り扱い、負債に計上することはない。 ・たな卸資産の評価基準は、公益法人の会計において、原価法と低価法の双方が認められている。 ・ファイナンス・リースについて賃貸借処理が認められる場合がある。 ・消費税の会計処理は税込方式が一般的である。 ・正味財産増減計算書において病院業務を事業費とする場合、管理費に含まれる本部費相当分を病院に配賦はしない。 〔新公益会計基準のポイント〕 ・正味財産増減計算書をフロー式に統一、企業会計の損益計算書と同様に、収支を経常的なものと経常外のものに区分して表示。 ・企業会計の基準の導入による比較可能性の確保により、固定資産の減価償却を強制適用、さらに、金融商品に係る会計基準や退職給付に係る会計基準など、企業会計の基準を採用。 ・受託責任の明確化寄付金、補助金など寄付者等の意思により使途が拘束される資金について、寄付等を受け入れた部分を指定正味財産として表示することで、法人の受託責任を明確化。 ・注記として資産内容、財源、補助金の内訳や関連当事者との取引等の情報を開示「公益認定のための内訳表」を採用。 ・会計単位を特別会計として区分せず、内訳表によって区分経理。 ・正味財産増減計算書は、一般正味財産増減の部、基金増減の部及び指定正味財産増減の部に区分し、さらに一般正味財産増減の部を経常増減の部と経常外増減の部に区分。 ・貸借対照表は、固定資産を基本財産、特定資産及びその他固定資産の3区分に、正味財産の部を基金、指定正味財産と一般正味財産の3つに区分。 ・キャッシュ・フロー計算書は、事業活動によるキャッシュ・フローの区分において、直接法又は間接法のいずれかを用いて記載。公益認定法第5条第12号の規定により会計監査人を設置する公益社団・財団法人以外の公益法人は、これを作成しないことができる。

第 9 章　医療機関の開設主体及び準拠する会計基準　135

● 学校法人 「学校法人会計基準（文部省令18号）」 ※その目的から、複式簿記を前提としつつ、企業会計とは異なる会計構造を有する。 ※学校法人立の病院は、教育研究活動の一部としての位置づけにより、決算書は、学校法人会計基準にもとづく本来事業の会計に含めなければならない。	・資金収支計算書 ・消費収支計算書 ・貸借対照表 ・附属明細書	・学校法人が設立する病院は資金収支内訳表及び消費収支内訳表で、部門ごとに区別して記載されるため、主要な財務諸表では病院は他の部門に含めて記載される。 ・準則の損益計算書に相当すると認められるものは、消費収支計算書（消費収支内訳表）である。 ・消費収支計算書は、人件費、教育研究経費（医療業務に要するものは、中科目として医療経費を設ける）、管理経費、借入金等利息、資産処分差額及び徴収不能引当金繰入額の区分となる。 ・資金の動きを表すのは資金収支計算書であり、病院会計準則のキャッシュ・フロー計算書に対応する。資金収支計算書の資金はいつでも引出可能な預貯金をいう。現金同等物に含まれる有価証券取引を行っている場合に相違する可能性があるが、相違は組替可能である。 ・資金収支計算書は、収支差額の段階計算を行わず、その上一旦発生ベースで計上した後、その他の収入または支出や資金収入または資金支出調整勘定で加減する方式となる。 ・貸借対照表は、固定性配列法であり、固定資産の区分も有形固定資産とその他の固定資産となっている。 ・消費税の会計処理は、原則　税込方式を採用し、特別の事情がある場合には、税抜方式を採用することができる。 ・消費収支計算では、賞与引当金の計上を予定していない。 ・退職給付会計は導入しない。退職金の支給に備えた外部団体との取引に係る会計処理は、積立方式による外部搬出については、交付金相当額を引当金対象となる期末要支給額から除外する。賦課方式（修正賦課方式）による外部搬出については、掛金累計額と交付金累計額を引当金計算において加減調整する。 ・所有権移転外ファイナンス・リースについて、賃貸借処理もみとめられる。 ・ソフトウェアは原則消耗品支出で経費処理される。 ・補助金は、交付決定があった日の属する年度の帰属収入として処理。 ・たな卸資産有価証券の評価基準は原価法。
● 医療法人 「医療法」 （一般に公正妥当と認められる会計の慣行に従うものとする）	・財産目録 ・貸借対照表 ・損益計算書 ・附属明細書	※医療法人の会計基準は、医療法における届出義務において、財務諸表の種類が定められているにすぎず、具体的な会計基準は存在していない。 ※厚生労働省の研究事業において、「医療法人会計基準の必要性に関する研究」が進められている。医療法人会計基準は、病院会計準則と

Ⅱ．医療機関の会計基準

| | | の整合性を考慮したうえで制定されることが予定されている。 |

　各開設主体は上記のように規定された会計基準に準拠したそれぞれの財務諸表を作成することとなっている。しかし、準拠する会計基準が異なるため、異なる開設主体間においては、会計情報の比較は極めて困難な状況となっている。

　異なる開設主体間において、当該病院の財政状態及び運営状況を適正に把握し、比較可能な会計情報を作成することを可能にするため、平成16年8月厚生労働省医務局により、開設主体の会計基準の適用を前提としたうえで、開設主体横断的に採用され、準拠した財務諸表が作成されることを期待し、「病院会計準則」が全面的に改正された。

第10章　病院会計準則について

1. 病院会計準則の概要

　近年のわが国の医療を取り巻く状況は、高齢化、医療技術の進歩、国民の意識の変化など新たな課題が山積し、大きく変化している。とりわけ、医業経営に関しては、社会経済状況の低迷が続くなか、高齢化に伴い、疾病構造が変化するとともに、医療費が高騰し、医療保険財政が厳しくなるなど、取り巻く環境は極めて厳しい状況である。

　医療機関にはこれらの変化に適切に対応した医療提供体制の構築が求められている。

　第9章で述べたように病院の開設主体はさまざまである。開設主体の準拠する会計基準も開設主体毎の設立根拠、運営に対する考え方等を基礎として制定されており、それぞれの会計基準は異なった内容を有している。開設主体の財務諸表作成時には、病院にも開設主体の会計基準が適用される。

　各病院が開設主体の会計基準を前提としつつ、開設主体の異なる各種の病院の財政状態及び運営状況を統一的に捉え、病院相互に比較可能な会計情報を提供するためには、施設を単位とし、個々の病院ごとに財務諸表を作成する際の会計基準である病院会計準則を横断的に採用し、準拠した財務諸表を作成することが期待されている。病院会計準則に準拠した財務諸表は、開設主体が病院の財政状態及び運営状況を適正に把握するために有用で、かつ病院相互での比較可能な会計情報となる。

　病院が変革期における医療の担い手として、安定的に医療を提供するためには、経営の健全性を高め、効率的かつ透明な医療経営の確立を図ることが重要である。効率的かつ透明な医療経営の確立は、更に厳しさを増すものと見込まれる医療機関相互の競争においても、患者の信頼の獲得や資金調達手段の確保など、実質的な利用可能性が高まり、経営の「安定性」が確保されるものと考えられる。

　病院会計準則の概要を以下に示す。

● 病院会計準則とは
(1) 病院会計準則は、開設主体の異なる各種の病院の財政状態及び運営状況を体系的、統一的に捉えるための「施設会計」としての準則である。
(2) 病院の開設主体が病院の経営実態を把握し、その改善向上に役立てるためそれぞれの病院の経営に有用な会計情報を提供するための「管理会計」としての準則である。
(3) 病院会計は、非営利を原則とする施設会計であることを前提としているが、経営の健全性を高めるため、最新の財務諸表体系及び会計基準を適用可能な形で導入し、病院経営の効率化に向けての活用が図られるよう配慮されている。会計方式としては企業会計方式をとる。これは病院の財政状態及び運営状況を適切に把握する手段として

の採用であり、営利性や利潤追求を伴うとの意味を有するものではない。

● 病院会計準則の位置づけ
(1) 施設会計基準による比較可能性の確保
　　・病院会計準則は病院を会計単位とし、個々の病院毎に開設主体横断的に採用されることで、異なる開設主体間の財務諸表の比較可能性が確保できる。
(2) 開設主体の会計基準との関係
　　・病院会計準則にもとづく開設主体の一部を構成する病院単位の財務諸表と、開設主体の会計基準にもとづく開設主体全体の財務諸表とは、主従の関係にあるものではなく、それぞれ異なった目的と機能を有するものである。
　　・開設主体の異なる各種の病院の財政状態及び運営状況を統一的に捉え、相互に比較可能な会計情報とするために、病院会計準則を具体的に適用する場合、また、そのまま適用することができない場合についての統一的、現実的な対応を病院会計準則適用ガイドラインで図る。

● 病院会計準則と開設主体の会計基準等に相違がある場合の基本的取扱い
(1) 財務諸表の取扱い
　　・開設主体の会計基準において、病院会計準則に規定された財務諸表の一部の作成を要しないなど、財務諸表の範囲が異なる場合は、開設主体の会計基準で作成が求められていないものであっても、病院会計準則に規定された財務諸表について、別途作成する。
(2) 会計処理等の取扱い
　　・開設主体の会計基準において、病院会計準則と異なる会計処理となる場合（会計方針の選択適用が認められている場合に病院会計準則と異なる会計処理を選択した場合を含む）、または、異なる財務諸表の名称や様式等が定められている場合は、次のいずれかによる。
　1）病院会計準則に準拠した財務諸表を別途作成する。
　2）一組の帳簿組織において認識された取引記録を前提として、異なる会計基準等に準拠した財務諸表を作成するための手法である財務諸表の組替を行う。具体的には、1つの会計基準に準拠した帳簿記録または財務諸表から精算表を利用して別の会計基準に準拠した財務諸表を作成する。
　3）開設主体の会計基準に従った財務諸表に、病院会計準則との違いを明らかにした情報を「比較のための情報」として注記する。

2．病院会計準則の構成

病院会計準則は、以下の構成となっている。

名　　　称	作　　　成	作成年月
病院会計準則〔改正版〕	厚生労働省医政局	平成１６年８月
病院会計準則適用ガイドライン	厚生労働省医政局	平成１６年９月
病院会計準則における実務上の取扱い	日本公認会計士協会	平成１６年８月

```
【病院会計準則】
第1章　総　則
        第1    目的
        第2    適用の原則
        第3    会計期間
        第4    会計単位
        第5    財務諸表の範囲
第2章　一般原則
        第6    真実性の原則
        第7    正規の簿記の原則
        第8    損益取引区別の原則
        第9    明瞭性の原則
        第10   継続性の原則
        第11   保守主義の原則
        第12   重要性の原則
        第13   単一性の原則
          一般原則注解
            （注1）　真実性の原則について
            （注2）　正規の簿記の原則について
            （注3）　損益取引区分の原則について
            （注4）　重要性の原則の適用について
            （注5）　重要な会計方針について
            （注6）　会計方針の変更について
            （注7）　重要な後発事象について
            （注8）　追加情報について
第3章　貸借対照表原則
        第14   貸借対照表の作成目的
        第15   貸借対照表の表示区分
        第16   資産、負債の表示方法
```

第17　総額主義の原則
　　　第18　貸借対照表の配列
　　　第19　貸借対照表科目の分類
　　　第20　資産の貸借対照表価額
　　　第21　無償取得資産の評価
　　　第22　有価証券の評価基準及び評価方法
　　　第23　たな卸資産の評価基準及び評価方法
　　　第24　医業未収金、未払金、貸付金等の貸借対照表価額
　　　第25　有形固定資産の評価
　　　第26　無形固定資産の評価
　　　第27　負債の貸借対照表価額
　　　貸借対照表原則注解
　　　　（注9）　純資産の意義と分類について
　　　　（注10）　流動資産又は流動負債と固定資産又は固定負債とを
　　　　　　　　区別する基準について
　　　　（注11）　ソフトウェアについて
　　　　（注12）　リース資産の会計処理について
　　　　（注13）　引当金について
　　　　（注14）　退職給付の総額のうち、貸借対照表日までに発生
　　　　　　　　していると認められる額について
　　　　（注15）　補助金の収益化について
　　　　（注16）　外貨建資産及び負債について
　　　　（注17）　有価証券の評価基準について
　　　　（注18）　満期保有目的の債券とその他有価証券との区分について
　　　（様式例）貸借対照表
　第4章　損益計算書原則
　　　第28　損益計算書の作成目的
　　　第29　収益の定義
　　　第30　費用の定義
　　　第31　損益計算書の区分
　　　第32　発生主義の原則
　　　第33　総額主義の原則
　　　第34　費用収益対応の原則
　　　第35　医業利益
　　　第36　経常損益計算
　　　第37　経常利益

　　　　第38　純損益計算
　　　　第39　税引前当期純利益
　　　　第40　当期純利益
　　　　　損益計算書原則注解
　　　　　　（注19）　資本取引について
　　　　　　（注20）　医業損益計算について
　　　　　　（注21）　経過勘定項目について
　　　　　　（注22）　控除対象外消費税等負担額について
　　　　　　（注23）　本部費の配賦について
　　　　　　（注24）　当期純利益について
　　　　　（様式例）損益計算書
　第5章　キャッシュ・フロー計算書原則
　　　　第41　キャッシュ・フロー計算書の作成目的
　　　　第42　資金の範囲
　　　　第43　キャッシュ・フロー計算書の区分
　　　　第44　受取利息、受取配当金及び支払利息に係るキャッシュ・フロー
　　　　第45　表示方法
　　　　第46　総額表示
　　　　第47　現金等に係る換算差額
　　　　第48　注記事項
　　　　キャッシュ・フロー計算書注解
　　　　　　（注25）　要求払預金について
　　　　　　（注26）　現金同等物について
　　　　　　（注27）　同一開設主体の他の施設(他会計)との取引について
　　　　　　（注28）　利息の表示について
　　　　　　（注29）　キャッシュ・フロー計算書の様式及び項目について
　　　　　　（注30）　総額表示について
　　　　　（様式例）キャッシュ・フロー計算書
　　　　　　　　　・「業務活動によるキャッシュ・フロー」を直接法に
　　　　　　　　　　より表示する場合
　　　　　　　　　・「業務活動によるキャッシュ・フロー」を間接法に
　　　　　　　　　　より表示する場合
　第6章　附属明細表原則
　　　　第49　附属明細表の作成目的
　　　　第50　附属明細表の種類
　　　　　（様式例）附属明細表

1. 純資産明細表
2. 固定資産明細表
3. 貸付金明細表
4. 借入金明細表
5. 引当金明細表
6. 補助金明細表
7. 資産につき設定している担保権の明細表
8. 給与費明細表
9. 本部費明細表

別表　勘定科目の説明

【病院会計準則適用ガイドライン】
1．病院会計準則適用ガイドラインの基本的考え方
　第1　病院会計準則等とガイドラインの関係
　　1．病院会計準則
　　2．開設主体の会計基準
　　3．財務諸表の位置付け
　　4．病院会計準則適用ガイドライン
　第2　病院会計準則と開設主体の会計基準等に相違がある場合の基本的取扱い
　　1．財務諸表の取扱い
　　2．会計処理等の取扱い
　第3　今後の取扱い
2．病院会計準則適用ガイドライン
　第1章　総則
　　　　ガイドライン1－1　会計単位または財務諸表の範囲が異なる場合
　第2章　一般原則
　　　　ガイドライン2－1　会計方針に差異がある場合
　　　　ガイドライン2－2　重要な会計方針記載の留意点
　第3章　貸借対照表原則
　　　　ガイドライン3－1　資産区分の取扱い
　　　　ガイドライン3－2　資産、負債の区分、名称が異なる場合
　　　　ガイドライン3－3　固定性配列法の取扱い
　　　　ガイドライン3－4　負債と純資産の区分の取扱い
　　　　ガイドライン3－5　補助金の会計処理に相違がある場合
　　　　ガイドライン3－6　有価証券の評価基準に相違がある場合
　　　　ガイドライン3－7　たな卸資産の評価基準等に相違がある場合

```
            ガイドライン3-8    ソフトウエアの会計処理に相違がある場合
            ガイドライン3-9    退職給付債務の会計処理等に相違がある場合
            ガイドライン3-10   リース資産の会計処理に相違がある場合
            ガイドライン3-11   引当金の取扱い
    第4章 損益計算書原則
            ガイドライン4-1    費用の範囲が異なる場合
            ガイドライン4-2    内部取引の会計処理に相違がある場合
            ガイドライン4-3    損益計算書の区分・分類が異なる場合
            ガイドライン4-4    消費税の会計処理に相違がある場合
            ガイドライン4-5    本部費の配賦の取扱い
    第5章 キャッシュ・フロー計算書原則
            ガイドライン5-1    資金の範囲が異なる場合
            ガイドライン5-2    キャッシュ・フロー計算書の区分が異なる場合
            ガイドライン5-3    キャッシュ・フローの計上区分に相違がある場合
    第6章 附属明細表原則
            ガイドライン6-1    附属明細表作成の留意点
            ガイドライン6-2    類似の明細表等が存在する場合
```

```
【病院会計準則適用における実務上の取扱い】
 1．はじめに
 2．本研究報告の対象項目
 3．施設間取引の取扱い
 4．本部費の取扱い
 5．消費税等の取扱い
```

〈貸借対照表の様式例〉

貸借対照表
平成×年×月×日

科　　目	金	額
（資産の部）		
Ⅰ　流動資産		
現金及び預金	×××	
医業未収金	×××	
未収金	×××	
有価証券	×××	
医薬品	×××	
診療材料	×××	
給食用材料	×××	
貯蔵品	×××	
前渡金	×××	
前払費用	×××	
未収収益	×××	
短期貸付金	×××	
役員従業員短期貸付金	×××	
他会計短期貸付金	×××	
その他の流動資産	×××	
貸倒引当金	△×××	
流動資産合計		×××
Ⅱ　固定資産		
1　有形固定資産		
建物	×××	
構築物	×××	
医療用器械備品	×××	
その他器械備品	×××	
車両及び船舶	×××	
放射性同位元素	×××	
その他の有形固定資産	×××	
土地	×××	
建設仮勘定	×××	
減価償却累計額	△×××	
有形固定資産合計	×××	
2　無形固定資産		
借地権	×××	
ソフトウェア	×××	
その他の無形固定資産	×××	
無形固定資産合計	×××	
3　その他の資産		
有価証券	×××	
長期貸付金	×××	
役員従業員長期貸付金	×××	
他会計長期貸付金	×××	
長期前払費用	×××	
その他の固定資産	×××	
貸倒引当金	△×××	
その他の資産合計	×××	
固定資産合計		×××
資産合計		×××

貸借対照表つづき

（負債の部）		
Ⅰ　流動負債		
買掛金	×××	
支払手形	×××	
未払金	×××	
短期借入金	×××	
役員従業員短期借入金	×××	
他会計短期借入金	×××	
未払費用	×××	
前受金	×××	
預り金	×××	
従業員預り金	×××	
前受収益	×××	
賞与引当金	×××	
その他の流動負債	×××	
流動負債合計		×××
Ⅱ　固定負債		
長期借入金	×××	
役員従業員長期借入金	×××	
他会計長期借入金	×××	
長期未払金	×××	
退職給付引当金	×××	
長期前受補助金	×××	
その他の固定負債	×××	
固定負債合計		×××
負債合計		×××
（純資産の部）		
Ⅰ　純資産額		×××
（うち、当期純利益又は当期純損失）		（×××）
純資産合計		×××
負債及び純資産合計		×××

〈損益計算書の様式例〉

損益計算書
自　平成×年×月×日　至　平成×年×月×日

科　　　　目	金　　額	
Ⅰ　医業収益		
1　入院診療収益	×××	
2　室料差額収益	×××	
3　外来診療収益	×××	
4　保健予防活動収益	×××	
5　受託診査・施設利用収益	×××	
6　その他の医業収益	×××	
合計	×××	
7　保険等査定減	×××	×××
Ⅱ　医業費用		
1　材料費		
(1)医薬品費	×××	
(2)診療材料費	×××	
(3)医療消耗器具備品費	×××	
(4)給食用材料費	×××	×××
2　給与費		
(1)給料	×××	

(2)賞与		×××		
(3)賞与引当金繰入額		×××		
(4)退職給付費用		×××		
(5)法定福利費		×××	×××	
3　委託費				
(1)検査委託費		×××		
(2)給食委託費		×××		
(3)寝具委託費		×××		
(4)医事委託費		×××		
(5)清掃委託費		×××		
(6)保守委託費		×××		
(7)その他の委託費		×××	×××	
4　設備関係費				
(1)減価償却費		×××		
(2)器機賃借料		×××		
(3)地代家賃		×××		
(4)修繕費		×××		
(5)固定資産税等		×××		
(6)器機保守料		×××		
(7)器機設備保険料		×××		
(8)車両関係費		×××	×××	
5　研究研修費				
(1)研究費		×××		
(2)研修費		×××	×××	
6　経費				
(1)福利厚生費		×××		
(2)旅費交通費		×××		
(3)職員被服費		×××		
(4)通信費		×××		
(5)広告宣伝費		×××		
(6)消耗品費		×××		
(7)消耗器具備品費		×××		
(8)会議費		×××		
(9)水道光熱費		×××		
(10)保険料		×××		
(11)交際費		×××		
(12)諸会費		×××		
(13)租税公課		×××		
(14)医業貸倒損失		×××		
(15)貸倒引当金繰入額		×××		
(16)雑費		×××	×××	
7　控除対象外消費税等負担額			×××	
8　本部費配賦額			×××	×××
医業利益（又は医業損失）				×××
Ⅲ　医業外収益				
1　受取利息及び配当金			×××	
2　有価証券売却益			×××	
3　運営費補助金収益			×××	
4　施設設備補助金収益			×××	
5　患者外給食収益			×××	
6　その他の医業外収益			×××	×××
Ⅳ　医業外費用				
1　支払利息			×××	
2　有価証券売却損			×××	
3　患者外給食用材料費			×××	

	4	診療費減免額	×××	
	5	医業外貸倒損失	×××	
	6	貸倒引当金医業外繰入額	×××	
	7	その他の医業外費用	×××	×××
		経常利益（又は経常損失）		×××
V	臨時収益			
	1	固定資産売却益	×××	
	2	その他の臨時収益	×××	×××
VI	臨時費用			
	1	固定資産売却損	×××	
	2	固定資産除去損	×××	
	3	資産に係る控除対象外消費税負担額	×××	
	4	災害損失	×××	
	5	その他の臨時費用	×××	×××
		税引前当期純利益（又は税引前当期純損失）		×××
		法人税、住民税及び事業税負担額		×××
		当期純利益（又は純損失）		×××

148　Ⅱ．医療機関の会計基準

以下より病院会計準則の解説を示す。

3．第1章　総則（第1～第5）

　総則においては、病院会計準則の目的を確認し、その適用の対象・範囲・方法等の原則を示している。

(1) 病院会計準則の目的

> 第1　目的
> 　病院会計準則は、病院を対象に、会計の基準を定め、病院の財政状態及び運営状況を適正に把握し、病院の経営体質の強化、改善向上に資することを目的とする。

　病院は非営利性、公益性を前提とする非営利組織である。
　病院の開設主体はそれぞれの開設主体に準拠した会計基準にもとづいて財務諸表を作成しているため、異なる開設主体間では財務諸表の比較は極めて困難である。そこで個々の病院ごとの「施設会計」として病院会計基準を定め、病院会計準則に準拠することで、病院相互間の比較可能な財務諸表を作成し、他の病院との経営比較が可能となる。また、すべての病院が病院会計準則を適用し、病院の経営実態を把握することで、経営体質向上に資する「管理会計」としての役割もある。

(2) 適用の原則

> 第2　適用の原則
> 1. 病院会計準則は、病院ごとに作成される財務諸表の作成基準を示したものである。
> 2. 病院会計準則において定めのない取引及び事象については、開設主体の会計基準及び一般に公正妥当と認められる会計の基準に従うものとする。
> 3. 病院の開設主体が会計規則を定める場合には、この会計準則に従うものとする。

　病院会計準則は、企業会計原則と同様に、法律によって強制される会計基準ではない。しかしながら、病院の会計を処理するにあたって従わなければならない重要な基準である。病院会計準則に従って財務諸表を作成することにより、病院を取り巻く利害関係者に対し、経営状況を適切に開示する責任（アカウンタビリティの遂行）を果たすことができる。同時に、病院経営者は財務諸表にもとづき、現在の経営状況を的確に把握し、経営体質の向上を図ることができる。

(3) 会計期間

> 第3　会計期間
> 　病院の会計期間は1年とし、開設主体が設定する。

医療機関の会計期間は、一般企業などと同様 1 年である。なお、医療法人の場合、医療法 53 条により、「医療法人の会計年度は、四月一日に始まり、翌年三月三十一日に終るものとする。ただし、定款又は寄附行為に別段の定めがある場合は、この限りでない。」と定められている。

(4) 会計単位

> 第4　会計単位
> 　病院の開設主体は、それぞれの病院を会計単位として財務諸表を作成しなければならない。

　病院会計準則は、病院という施設を会計単位として、個々の病院ごとに財務諸表を作成することを明示している。
　病院の開設主体は、病院だけでなく、病院以外にも例えば、診療所、介護老人保健施設、社会福祉施設、研究所、学校などのさまざまな施設や事業を営んでいることが多い。
　病院会計準則では複数の病院及び多様の施設や事業を運営している開設主体において、会計単位としては病院施設を 1 単位とし、個々の病院ごとに財務諸表を作成する必要があることを明示している。

(5) 財務諸表の範囲

> 第5　財務諸表の範囲
> 　病院の財務諸表は、貸借対照表、損益計算書、キャッシュ・フロー計算書及び附属明細表とする。

　貸借対照表、損益計算書のほか、施設会計においての資金の状況を正確に把握する必要性から、キャッシュ・フロー計算書が財務諸表に加えられている。また、情報開示の観点から詳細な内容を補足情報として提供する必要があり、附属明細表も財務諸表を形成する 1 つとなっている。
　また、開設主体の会計基準や諸事情により、前述した第4　会計単位、または第5　財務諸表の範囲が異なる場合はガイドライン１－１の対応が必要となる。

・第4　会計単位
・第5　財務諸表の範囲
＜ガイドライン１－１　会計単位または財務諸表の範囲が異なる場合＞
　病院の財務諸表は、病院会計準則の規定に従って、病院を一つの会計単位として貸借対照表、損益計算書、キャッシュ・フロー計算書及附属明細表を作成するのが原則であり、これと異なる場合には、以下のいずれかの方法により、病院の会計情報を記載する。

① 病院ごとに病院会計準則の財務諸表に組み替える。
② 病院ごとに組替えに必要な情報を「比較のための情報」として注記する。

4．第2章　一般原則（第6～第13）

　一般原則とは、会計全般にわたる基本となるべきもので、かつ貸借対照表原則及び損益計算書原則に共通する次の8つの原則のことをいう。

　　(1)　真実性の原則
　　(2)　正規の簿記の原則
　　(3)　損益取引区別の原則
　　(4)　明瞭性の原則
　　(5)　継続性の原則
　　(6)　保守主義の原則
　　(7)　重要性の原則
　　(8)　単一性の原則

　なお、これらの原則については、病院会計準則の本文のほか、その趣旨を明確にするため「一般原則注解」が示されている。以下、それぞれの原則について説明する。
　なお、注解(注1)～(注30)については「(付録3) 病院会計準則　注解一覧表」(P.230)を参照されたい。

(1) 真実性の原則

第6　真実性の原則
　病院の会計は、病院の財政状態及び運営状況に関して、真実な報告を提供するものでなければならない。(注1)

　真実性の原則とは、他の一般原則の上位に位置づけられるもので、病院会計全般に共通する原則である。病院会計準則では採用する会計処理については、個々の病院に合った処理方法を選択する自由を認めている（＝経理自由の原則）。しかし、それはあくまで一般に公正妥当と認められる会計基準を遵守した範囲でのことであって、この原則はその自由性に一定の限界があることを示している。つまり、作成される会計報告は会計処理の選択が違ってもまったく同じになるといった「絶対的真実」ではなく、ある程度の幅を持った「相対的真実」であるということである。病院における会計の目的は、病院の財政状態及び運営状態について、適切で正確な、真実性が確保された情報を開示することにある。真実性の原則は、病院が報告する会計情報（財務諸表）が客観的な取引事実にもとづいた真実なものでなければならないことを要請しており、異なる開設主体間の病院会計情報の比較可能性を確保するために、不可欠な原則である。

【真実性の原則と他の一般原則の関係】

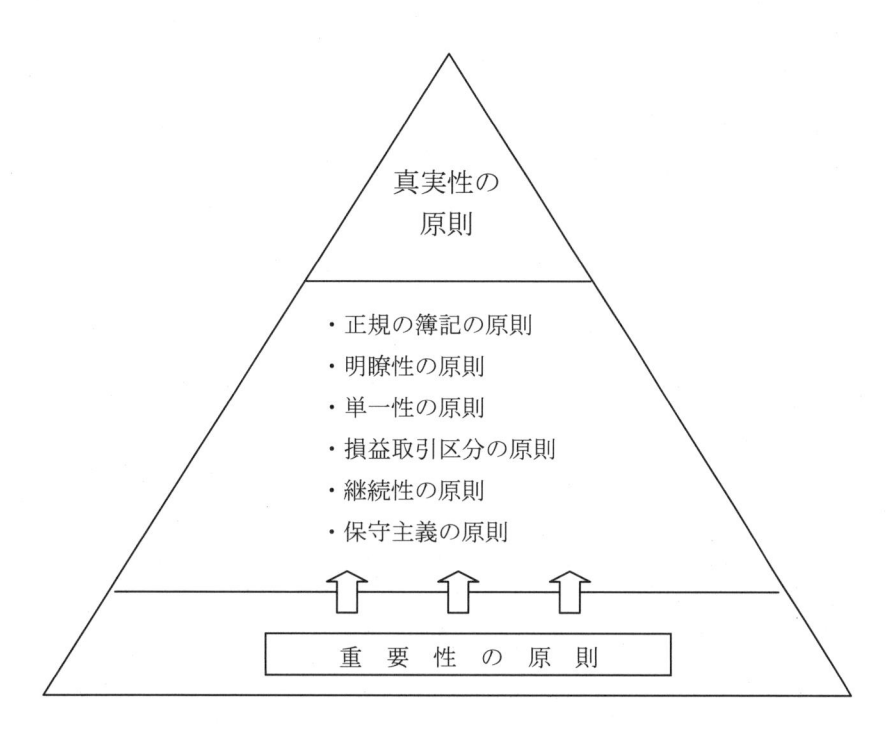

```
                    真実性の
                     原則

              ・正規の簿記の原則
              ・明瞭性の原則
              ・単一性の原則
              ・損益取引区分の原則
              ・継続性の原則
              ・保守主義の原則

                 ⇧  ⇧  ⇧
              ┌─────────────┐
              │ 重 要 性 の 原 則 │
              └─────────────┘
```

（2） 正規の簿記の原則

> 第7　正規の簿記の原則
> 1. 病院は、病院の財政状態及び運営状況に関するすべての取引及び事象を体系的に記録し、正確な会計帳簿を作成しなければならない。
> 2. 病院の会計帳簿は、病院の財政状態及び運営状況に関するすべての取引及び事象について、網羅的かつ検証可能な形で形成されなければならない。
> 3. 病院の財政諸表は、正確な会計帳簿に基づき作成され、相互に整合性を有するものでなければならない。（注2）（注4）

正規の簿記の原則とは、正確に会計帳簿を作成するための原則である。

財務諸表は、個々の取引を記した会計帳簿を基にして作成されるが、真実性の原則で求めている真実な財務諸表を作成・報告するためには、日々におけるすべての取引が仕訳として会計帳簿に正確に記録され、記録された会計帳簿にもとづいて誘導的に財務諸表が作成されなければならない（＝誘導法）ことを示している。

また、正規の簿記の原則には後に述べる重要性の原則が適用される。

正確な会計帳簿の要件としては、下記の要件を満たす必要がある。

1) 正しい会計処理が行われた結果であり、記録すべき事実がすべて正しく記されていること。
2) 網羅性・検証可能性・秩序性を備えていること。
　網　羅　性：すべての取引が網羅されて記帳されており、漏れや架空のものが無いこと。
　検証可能性：客観性のある証拠書類（証憑書類等）にもとづいて記録され、溯って容易に検証ができること。
　秩　序　性：すべての取引が一定の法則によって秩序ある方法で正しく記録されていること。
3) 財務諸表は、相互に整合性を有していること。

（3）損益取引区別の原則

> 第8　損益取引区別の原則
> 　病院の会計においては、損益取引と資本取引とを明瞭に区別し、病院の財政状態及び運営状況を適正に表示しなければならない。（注3）

　損益取引区別の原則においては、資本と利益を区別することを要請している。
　病院会計準則における損益取引区別の原則は、企業会計原則とは性格を異にしている。
　一般の企業会計においては、企業の営利活動による利益の留保額と出資などの資本活動によって得た部分とを明確に区別することが株主や利害関係者にとって重要とされるため、損益取引区分の原則も、利益剰余金と資本剰余金とを混同してはならないとされている。
　しかし、病院会計準則では、非営利性・公益性を前提とする非営利の施設会計を前提としているため、施設としては利益配当等を前提とする利益という概念はない。貸借対照表において資産と負債の差額は資本ではなく純資産であるため、開設主体の会計基準に応じて任意に区分することを前提としている。病院会計準則における損益取引区別の原則では損益取引と資本取引の区別についてのみ定義し、剰余金の区別については求めていない。
　なお、注3の内容は、損益取引とは、純資産を増減させる取引のうち、収益または費用として計上される取引のことを指し、資本取引とはそれ以外であることを明確に定義している。

（4）明瞭性の原則

> 第9　明瞭性の原則
> 　病院の開設主体は、財務諸表によって、必要な会計情報を明瞭に表示し、病院の状況に関する判断を誤らせないようにしなければならない。（注4）（注5）（注7）（注8）

> (注5) 重要な会計方針について
> ＜ガイドライン2－1　会計方針に差異がある場合＞
> 　病院会計準則に規定する以外の会計方針を採用している場合には、その旨、内容又は病院会計準則に定める方法によった場合と比較した影響額を記載する。
> ＜ガイドライン2－2　重要な会計方針記載の留意点＞
> 　重要な会計方針の注記は、「比較のための情報」と同様の意味を有するので、たとえば、固定資産の減価償却の方法の記載には、重要性の原則を適用して償却資産を固定資産に計上しない場合の判断基準（金額）、耐用年数の決定方法等の情報が含まれる点に留意する。

　明瞭性の原則は、財務諸表を通じて、必要な会計事実を明瞭に開示すべきことを要請し、会計の形式的な面に関する原則である。つまり、病院の財務諸表は、病院の利害関係者及び財務諸表の利用者が、病院の財政状態及び運営状況を明瞭かつ容易に理解できるように記載されていなければならないことを規定している。明瞭かつ容易に理解できる財務諸表であるためには、定められた一定の様式で表示され、重要な部分が他の部分に比べて詳細に表示される必要がある。明瞭性の具体例としては、「勘定科目や配列」「総額主義の原則」「附属明細表の作成」があり、財務諸表の注記としては病院会計準則における注5、7、8の「重要な会計方針」や「重要な後発事象」「追加情報」がある。注記情報は、財務諸表の利用者の理解を助けるために必要不可欠な情報である。

(5) 継続性の原則

> 第10　継続性の原則
> 　病院の会計においては、その処理の原則及び手続きを毎期継続して適用し、みだりにこれを変更してはならない。（注5）（注6）

　継続性の原則とは、一度選択し適用した会計処理の原則及び手続は、会計環境が変化するなどの正当な理由による変更を除いて、継続的に適用すべきであることを定義する原則である。

　例えば、1つの会計事実につき、2つ以上の会計処理の原則及び手続の選択適用が認められる場合、選択した会計処理の原則または手続きを継続して適用しなければ、1つの会計事実について異なる計算結果が算定されることになる。その結果、一病院の財務諸表の期間比較が困難になり、そればかりか利益操作を行う余地が生じる。

　したがって、一度適用した会計処理の原則及び手続は、合理的かつ正当な理由による変更の場合を除いてはみだりに変更してはならないことを原則としている。

　ただし、ここでの会計処理の変更とは、「認められた方法」から別の「認められた方法」への変更のことを指し、もともと会計処理の選択適用が認められない場合から「認められ

る方法」への変更の場合は、当然の変更であり、会計処理の継続適用の問題とはならないことを示す。
　また、重要な会計方針につき、どの会計処理を採用したのかを財務諸表に注記として開示するとともに、正当な理由によって会計方針を変更した場合（表示方法の変更もまた、会計方針の変更に含まれる）は、変更の旨、変更理由、変更による影響額などを財務諸表利用者に有用な情報として注記する必要がある。

(6) 保守主義の原則

> 第11　保守主義の原則
> 1.　病院の開設主体は、予測される将来の危機に備えて、慎重な判断に基づく会計処理を行わなければならない。
> 2.　病院の開設主体は、過度に保守的な会計処理を行うことにより、病院の財政状態及び運営状況の真実な報告をゆがめてはならない。

　保守主義の原則は、会計上、将来、病院の財政に不利な影響を及ぼすおそれが予想される場合は、慎重な判断のもとに適切で健全な会計処理を行わなければならないという原則である。
　ここでの将来の危険とは、将来の費用増加や損失増加及び将来の収益減少等（例えば、保険金では賄えない医療事故の高額損害賠償金の支払が見込まれる場合など）について引当金等を適切に計上しなかった場合、病院の財政が不健全な状況に陥る危険が生じる可能性がある場合などを意味する。
　また、適切で健全な会計処理とは以下のような会計処理を意味する。
　　・収益は、確実になった時点で計上し、予想される損失はより早期に計上する。
　　・資産は極力少なく、負債は極力大きめに計上する。
　費用や損失の計上にあたっては、将来生じる事象を予測する必要があるため、慎重な判断が求められているが、反対に慎重すぎて安全主義に偏り、過度に保守的な会計処理（過度の保守主義）を行うことにより、真実の財務報告をゆがめることがあってはならないと要請している。
　保守主義の採用例としては、資産の評価益を認めないこと、たな卸資産の評価について低価法を採用すること、収益を実現主義によって計上することなどが挙げられる。

(7) 重要性の原則

> 第12　重要性の原則
> 　病院の会計においては、会計情報利用者に対して病院の財政状態及び運営状況に関する判断を誤らせないようにするため、取引及び事象の質的、量的重要性を勘案して、記録、集計及び表示を行わなければならない。（注4）（注5）（注7）（注8）

重要性の原則とは、会計処理や表示にあたって、重要性の高い科目については、明確な対応を要請するが、反対に重要性の乏しいものについては、本来の会計処理や表示によらず、他の簡便的な方法にて処理することが正規の簿記の原則として容認されるという原則である。

病院会計の目的は、利害関係者に病院の財政状態及び運営状況に関する有用な情報を提供することであるため、あまりに詳細で膨大な情報はかえって利害関係者の判断を難解にし、また利害関係者の判断上、不必要であるという考え方にもとづき定めている。

なお、重要性の判断は、個々の病院において、質的及び量的重要性に応じて判断すべきである。

(8) 単一性の原則

> 第13　単一性の原則
> 　種々の目的のために異なる形式の財務諸表を作成する必要がある場合、それらの内容は信頼しうる会計記録に基づいて作成されたものであって、政策の考慮のために、事実の真実な表示をゆがめてはならない。

単一性の原則とは、開設主体への情報提供や決算、税務署への提出、金融機関への報告等、目的の違いにより異なる形式の財務諸表を作成する場合において、作成される財務諸表は信頼しうる会計記録にもとづいて誘導的に作成すべきであって、誘導的に作成された結果としての財務諸表について形式的には相違がある場合でも、実質的には一元であり、政策的な考慮によって財務諸表の真実性が歪められることがあってはならないことを述べている。

5．財務諸表の構成要素

(1) 資　産

> 第19　貸借対照表科目の分類
> 1. 資産及び負債の各科目は、一定の基準に従って明瞭に分類しなければならない。（注10)
> 2. 資産
> 　資産は流動資産に属する資産及び固定資産に属する資産に区別しなければならない。
> 　仮払金、未決算等の勘定を貸借対照表に記載するには、その性質を示す適当な科目で表示しなければならない。

資産の定義については、病院会計準則には明確な定義はない。一般企業においては、企

業等の特有の経済主体に帰属する用益潜在力※であり、貨幣額で合理的に評価できるものであると会計学的に定義されている。会計理論としては、「資産」についての定義は大まかに次の3つのように考えられる。

1) 収益獲得のために投資・回収されるもの
2) 売却などによって換価可能なもの
3) 将来の活動におけるサービス提供能力・経済的便宜が期待されるもの

> ※ **用益潜在力** 財産のようにそれ自体を売却することで資金に換金することはできないが、将来利益をもたらす可能性が高いものことをいう。

従来の取得原価主義の考え方では1)の考え方が中心であったが、現在は3)の考え方が主流である。資産は、言葉のイメージから現金や建物、土地など、売却によりお金になる財産であると思われやすいが、財産に限らず将来利益をもたらす可能性のあるもので、貨幣額で合理的に評価できるすべての資産である。すなわち、病院会計準則における資産とは、「病院における医業サービス提供の能力、将来の医業収益獲得が期待できるもの」である。

繰延資産（資産性が認められる繰延資産）についての考え方として、病院会計準則は病院を単位とした施設会計・管理会計であり、病院経営に資する観点から資産性を厳格に判断する必要がある。企業会計における、資産性が無く任意で計上が認められているような繰延資産は、病院会計準則では計上は望ましくない。病院会計準則では、繰延資産は独立した区分に設定されていない。企業会計上、繰延資産に該当するであろう資産性が認められる支出については、固定資産の「その他の資産」の区分において計上する。資産性の判断は、先に述べた資産の定義にもとづき、将来の活動におけるサービス提供能力・経済的便益の期待が判断基準になる。具体的には、病院会計準則は施設会計であること、研究開発費会計が採用されたことから、資産性が認められる繰延資産として該当するものは限定される。例えば病院における医療機関債の発行の際に、債券発行費や債券発行差金が発生するケースが考えられる。このとき、債権発行差金（債権発行時に発生する発行額と償還額との差額）は、差額の金額によって資産の部または負債の部に計上することとなる。

(2) 負債

> 第19　貸借対照表科目の分類
> 3. 負債
> 　負債は流動負債に属する負債と固定負債に属する負債とに区別しなければならない。仮受金、未決算等の勘定を貸借対照表に記載するには、その性質を示す適当な科目で表示しなければならない。

病院会計準則においては、負債について明確に定義はされていないが、資産の定義を準用すると「将来の活動におけるサービス提供能力・経済的便益の減少を期待されるもの」と考えられる。

(3) 純資産

> 第19　貸借対照表科目の分類
> 4．純資産
> 　純資産は、資産と負債の差額として病院が有する正味財産である。純資産には、損益計算書との関係を明らかにするため、当期純利益又は当期純損失の金額を記載するものとする。（注9）

　病院会計準則では、病院は資産と負債の差額は、「純資産」と定義されている。これは病院会計準則の前提として、非営利会計であり、かつ、施設会計であることから「資本＝資金の調達資源の 1 つ」とされている。したがって、病院に属する資産と負債の差額である正味財産は純資産と単に定義することが適切である。

　また、病院の開設主体はさまざまであり、遵守すべき会計基準によって純資産の構成が異なるため、病院会計準則では、資本の部は開設主体が適用している会計基準に応じて任意に区分することを前提としている。

　純資産の内訳科目は開設主体毎の会計基準に応じて区分され、病院会計準則では明記されていない。ただし、施設の当期の損益取引から生じた当期純利益または当期純損失を内書することにより、損益計算書とのつながりを明示することが求められている。

(4) 収益・費用

> 第29　収益の定義
> 　収益とは、施設としての病院における医業サービスの提供、医業サービスの提供に伴う財貨の引渡し等の病院の業務に関連して資産の増加又は負債の減少をもたらす経済的便益の増加である。（注19）
> 第30　費用の定義
> 　費用とは、施設としての病院における医業サービスの提供、医業サービスの提供に伴う財貨の引渡し等の病院の業務に関連して資産の減少又は負債の増加をもたらす経済的便益の減少である。（注19）

　病院会計において、収益とは「医業活動の結果として生じた資産の増加及び経済的便益の増加」であり、費用とは「医業活動の結果として生じた負債の増加及び経済的便益の減少」である。

　損益取引の結果、収益または費用が発生し、純資産を増減させる。純資産の増減要因となる取引として、損益取引のほかに資本取引がある。資本取引は純資産そのものを増減させる取引であり収益・費用は発生しない。この2つは区別しなければならない。

　以下のようなものが資本取引とされる。

158　Ⅱ．医療機関の会計基準

　　　○非償却財産の取得に充てる補助金（補助金の収益化）
　　　○同一開設主体の他の施設、または開設主体外部との資金授受取引（施設間取引）
　　　○その他有価証券評価差額金の計上（有価証券の評価）
　なお、純資産の増減の要因となる損益取引と資本取引の関係を図で示すと以下のようになる。

＜純資産の増減と損益取引と資本取引の関係＞

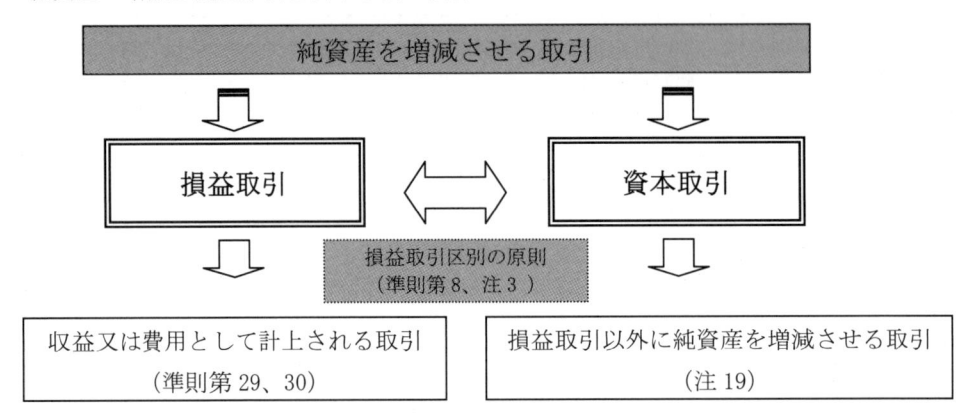

```
           純資産を増減させる取引
              ↓            ↓
          損益取引  ⇔   資本取引
              ↓   損益取引区別の原則   ↓
                  （準則第8、注3）
    収益又は費用として計上される取引    損益取引以外に純資産を増減させる取引
          （準則第29、30）                  （注19）
```

6．認識と測定

(1) 取得原価主義

> 第20　資産の貸借対照表価額
> 　貸借対照表に記載する資産の価額は、原則として、当該資産の取得原価を基礎として計上しなければならない。（注16）

　取得原価主義とは、原則として資産を取得した際には、取得時の価格で資産評価し、その後もこれにもとづいて貸借対照表に計上していくという考え方である。
　資産の価額については、たな卸資産における総平均法、有形固定資産における定率法などのように各種の減価配分方法を適用し、当期の費用額と次期以降の費用額に期間配分し、次期以降の費用額をもって期末の貸借対照表価額とする。このような期間配分の方法を費用配分の原則という。

> 第21　無償取得資産の評価
> 　譲与、贈与その他無償で取得した資産については、公正な評価額をもって取得原価とする。

資産は原則として、取得時に支払った金額で評価するが、時価と比べて著しく安価で取得した場合や、資産を無償で取得した場合に、取得時に支払った金額で評価すると問題が生じる。無償で資産を譲り受けた場合は特に支払金額がゼロとなるので、資産を取得したにも関わらず資産価額がゼロになり、貸借対照表上にも表示されない。これではその資産の価値を適正に貸借対照表上に示しているとはいえない。したがって、無償で資産を取得した場合には、その評価は公正な評価額をもってしなければならないという規定が設けられている。

ここでいう「公正な評価額」とは、原則として時価を基礎とした評価額を指す。有償で取得した場合は、通常の時価によって取引が成立するので購入の対価が時価となる。したがって、無償で取得した場合は、資産価値に対応する時価で評価をすることは取得原価主義の範囲内であるといえる。時価の算定が困難なものについては、実務において、譲渡前の適正な帳簿価額や不動産鑑定評価額などをもって「公正な評価額」としている。

原則として、外貨建資産負債については、決算時の為替相場により円換算することと明記されている。病院会計準則においては、企業会計と同じく「外貨建取引等会計処理基準」において規定されている。外貨建資産及び負債が発生した時点から決算時までに為替相場が変動した場合、その差額を為替換算差益または為替換算差損として収益または費用に計上することとなる。

[例1] 外貨建債権債務の評価

期末日において、外貨建債権（未払金）が $10,000（取引時の為替相場 105円/$であった。決算日の為替相場は 110円/$ である。

借　方		貸　方	
為替差損	50,000	未払金	50,000

（2）有価証券の評価

第22　有価証券の評価基準及び評価方法
1. 有価証券については、購入代価に手数料等の付随費用を加算し、これに移動平均法等の方法を適用して算定した取得原価をもって貸借対照表価額とする。
2. 有価証券については売買目的有価証券、満期保有目的の債券、その他有価証券に区分し、それぞれの区分ごとの評価額をもって貸借対照表価額とする。（注17）（注18）

＜ガイドライン3－6　有価証券の評価基準等に相違がある場合＞
有価証券の評価基準及び評価方法について、病院会計準則と異なる会計処理を行っている場合には、その旨、採用した評価基準及び評価方法、病院会計準則に定める方法によった場合と比較した影響額を「比較のための情報」として記載する。

1）有価証券について

　有価証券は、売買目的有価証券、満期保有目的の有価証券、その他有価証券に区分することができる。これらは、購入価額に手数料等の付随費用を加算したものを有価証券の取得原価とし、貸借対照表価額とする。

　有価証券の評価で注意しないといけないことは、それらの有価証券を異なる単価で取得し、その後売却する場合である。どの評価基準及び評価方法を選択するかによって、売却単価売却後の帳簿単価が変わってしまう。病院会計準則では移動平均法、先入先出法、総平均法（「Ⅰ.医療簿記総論　第8章　決算処理　4.決算本手続－決算整理－　（1）期末たな卸処理　3)たな卸資産の計算方法」（P.92）にて詳細）による評価基準にもとづき評価計算をすることと規定している。

　期中における有価証券の取得や売却は、基本的に取得原価で処理するものであるが、決算時には評価の見直しを行う。有価証券は時価により資産価値が増減するため、貸借対照表で評価替えを行う必要がある。

◆有価証券の売却時

［例1］　有価証券の取得・売却

A社社債について、以下の取引を行った。

月日	取引	単価（円）	数量（口）	金額（円）
（期首残高）		340	1,000	340,000
5月1日	取得	320	3,000	960,000
7月7日	売却	370	2,200	814,000
11月11日	取得	380	1,000	380,000

・総平均法

借　方		貸　方	
現金及び預金	814,000	有価証券	739,200
		有価証券売却益	74,800

売却単価＝（340,000＋960,000＋380,000）÷（1,000＋3,000＋1,000）＝＠336円

売却原価＝＠336×2,200＝739,200円

売却損益＝814,000－739,200＝74,800円（益）

・移動平均法

借　方		貸　方	
現金及び預金	814,000	有価証券	715,000
		有価証券売却益	99,000

売却単価＝（340,000＋960,000）÷（1,000＋3,000）＝＠325円

売却原価＝＠325×2,200＝715,000円

売却損益＝814,000－715,000＝99,000 円（益）

・先入先出法

借　方	貸　方
現金及び預金　　　　814,000	有価証券　　　　　　724,000
	有価証券売却益　　　 90,000

売却原価＝(340×1,000)+(320×1,200)＝724,000 円

売却損益＝814,000－724,000＝90,000 円（益）

2) 有価証券の種類

原則として、病院会計準則では子会社株式などについてはその計上を想定していないため、規定がなされていない。ただし、病院会計準則注18において、「政策的な目的から保有するものは、その他有価証券に含めるものとする」との規定があることから、医療機関においても有価証券を保有目的ごとに区分し、適正に評価する必要がある。

満期保有目的の債券について、病院会計準則と金融商品会計基準とでは「将来売却する可能性がある場合の取扱い」と「保有目的の変更」に関する点で記述が異なる。病院会計準則では売買目的有価証券と満期保有目的債券を厳密に区分していないが、金融商品会計基準では、満期保有目的債券が有価証券の時価評価にまぎれることのないよう、厳密に区分している。

有価証券の種類

売買目的有価証券	時価の変動により利益を得ることを目的に保有する有価証券
満期保有目的債券	償還期限のある有価証券（債券等）につき、満期まで保有することを目的に保有している有価証券
その他の有価証券	売買目的有価証券、満期保有目的の債券以外の有価証券

将来売却する可能性がある場合の取扱い

病院会計準則	金融商品会計に関する実務指針
（注18）満期保有目的の債券とその他有価証券との区分について 2. 余裕資金等の運用として、利息収入を得ることを主たる目的として保有する国債、地方債、政府保証債、その他の債券であって、長期保有の意思をもって取得した債券は、資金繰り等から長期的には売却の可能性が見	満期保有目的債券の要件 69. 以下本文 （一部省略）企業が償還期限まで保有するという積極的な意思とその能力に基づいて保有することをいう。保有期間が漠然と長期であると想定し保有期間をあらかじめ決めていない場合、又は市場金利や為替相場の変動等の

病院会計準則における満期保有目的の債券に関する記述（左列）	金融商品会計に関する実務指針（右列）
込まれる債券であっても、満期保有目的の債券に含めるものとする。	将来の不確定要因の発生いかんによっては売却が予測される場合には、満期まで所有する意思があるとは認められない。 なお、満期まで所有する意図は取得時点において判断すべきものであり、いったん、他の保有目的で取得した債券について、その後保有目的を変更して満期保有目的の債券に振り替えることは認められない。

保有目的の変更

病院会計準則	金融商品会計に関する実務指針
規定はなし	83. 満期保有目的の債券から売買目的有価証券又はその他有価証券への振替
	満期保有目的の債券に分類された債券について、その一部を売買目的有価証券又はその他の有価証券に振り替えたり、償還期限前に売却を行った場合は、満期保有目的の債券に分類された残りのすべての債券について、保有目的の変更があったものとして売買目的有価証券又はその他有価証券に振り替えなければならない。（以下略）

3）有価証券の評価

有価証券の種類・区分に応じて、それぞれ適する方法で評価を行わなければならない。

① 売買目的有価証券とその他有価証券の時価評価

売買目的有価証券及びその他有価証券については時価をもって評価することができる。取得価格と時価との差額を評価差額といい、売買目的有価証券とその他有価証券では評価差額の計上方法が異なる。なお、ここでいう時価とは、公正な評価額であり、市場で取引されている場合の市場価格となる。

　　［例2］　保有する有価証券（取得単価@300円×2,000口）の当期末の時価は@320円であった。また、翌期末は@315円とする。

　有価証券の取得価額＝　300×2,000＝600,000円
　当期末の有価証券評価益＝（320-300）×2,000＝40,000円
　翌期末の有価証券評価益＝（315-300）×2,000＝30,000円

ⅰ）売買目的有価証券の場合

有価証券評価益を当期の損益に計上する。翌期首の洗替処理は行わない。

（当期末）

借　方		貸　方	
有価証券	40,000	有価証券評価益	40,000

　当期末の有価証券評価額＝＠320円×2,000口＝640,000円

　当期末－取得価額＝640,000－600,000＝40,000円

（翌期首）

借　方		貸　方	
仕訳なし			

（翌期末）

借　方		貸　方	
有価証券評価損	10,000	有価証券	10,000

　翌期末の有価証券評価額＝＠315円×2,000口＝630,000円

　当期末評価額－翌期末評価額＝640,000－630,000＝10,000円

ⅱ）その他有価証券の場合

有価証券評価益は損益計上せずに貸借対照表の純資産の部に計上する。また、翌期首の洗替処理を行う。

（当期末）

借　方		貸　方	
その他有価証券	40,000	その他有価証券評価差額※	40,000

　当期末のその他有価証券評価額＝＠320円×2,000口＝640,000円

　当期末－取得価額＝640,000－600,000＝40,000円

（翌期首）

借　方		貸　方	
その他有価証券評価差額	40,000	その他有価証券	40,000

　洗替処理により翌期首の帳簿価額は取得価額＝600,000円に戻る。

（翌期末）

借　方		貸　方	
その他有価証券	30,000	その他有価証券評価差額※	30,000

　翌期末の有価証券評価額＝＠315円×2,000口＝630,000円

　翌期末－取得価額＝630,000－600,000＝30,000円

　※その他有価証券評価差額は、純資産の部に計上される。

② 満期保有目的債券の償却原価法

満期保有目的債券については、償却原価法で評価替えを行わなければならない。償却原価法とは、病院会計準則の注17で述べるとおり、債券を額面金額より低い価額または高い価額で取得した場合において、取得価額と債券金額との差額の性格が金利の調整と認められるときは、当該差額に相当する金額を償還期に至るまで毎期を一定の方法で貸借対照表価額に加減する方法である。

償却原価法による会計処理の方法は定額法と利息法がある。

ⅰ）定額法

定額法とは、債券の金利調整差額を取得日から償還日までの期間で除して各期の損益に分配する方法である。

[例3] 償却原価法額面

2,000,000円の満期保有目的債券を1,700,000円で取得した。償還期限まで期首から5年、契約利子率は4.5％、利払日は3月31日の年1回である。

(取得時)

借　方	貸　方
満期保有目的債券　　1,700,000	現金及び預金　　1,700,000

(当期末)

借　方	貸　方
満期保有目的債券　　60,000	有価証券利息　　60,000
現金及び預金　　90,000	有価証券利息　　90,000

債券の帳簿価額に加算する額＝（2,000,000－1,700,000）÷5＝60,000円

当期の約定利子率による受取利息＝2,000,000×4.5％＝90,000円

翌期末から償還期前年までは(この例題では2年目から4年目まで)同じ仕訳となる。

(5年目償還時)

借　方	貸　方
満期保有目的債券　　60,000	有価証券利息　　60,000
現金及び預金　　90,000	有価証券利息　　90,000
現金及び預金　　2,000,000	満期保有目的債券　　2,000,000

ⅱ）利息法

利息法とは、債券のクーポン受取総額と金利調整差額の合計額を債券の帳簿価額に対し一定率（実効利子率）となるように、複利をもって各期の損益に配分する方法である。

③ 減損処理

　減損処理とは、市場価格のある株式について、実際の価額が著しく低下したときに行う処理である。ちなみに、満期保有目的債券その他有価証券のうち、市場価格のある株式で、時価が著しく下落したときは、回復の見込みが認められる場合を除き、評価差額を当期の損益として計上する。

　減損処理は、一見すると時価評価に含まれるように受け取られがちであるが、あくまで原価基準に従い「取得原価の修正」の処理を行う。よって翌期首に評価差額の洗替は行わず翌年度以降も減損価額をもって取得原価とする。

　その他有価証券については、時価により純資産の部に計上している評価差額を取崩し、評価差額を当期の損益として計上しなければならない。

　市場価格のあるものについての「時価が著しく下落」とは、一般に実質価額が取得原価に比べて50％程度以上低下した場合のことをいう。「回復する見込みがあると認められる」場合とは、「時価の下落が一時的なものであり、期末日後おおむね1年以内に時価が取得原価にほぼ近い水準にまで回復する見込みのあることを十分な証拠によって裏付けることができる場合」と、日本公認会計士協会制度委員会報告第14号「金融商品会計に関する実務指針」91で定義している。

　［例4］　減損処理
　　　　その他有価証券（取得価格@1,500円）を2,000株保有していたが、当期末の時価で1,000円に下落した、翌期末の時価は700円となり回復の見込みが認められないと判断した。

（当期末）

借　方		貸　方	
その他有価証券評価差額	1,000,000	その他有価証券	1,000,000

　（1,500円－1,000円）×2,000株＝1,000,000円

（翌期首）→洗替処理

借　方		貸　方	
その他有価証券	1,000,000	その他有価証券評価差額	1,000,000

（翌期末）

借　方		貸　方	
その他有価証券評価損	1,600,000	その他有価証券	1,600,000

　（1,500円－700円）×2,000株＝1,600,000円

(3) たな卸資産の評価

第23　たな卸資産の評価基準及び評価方法
　医薬品、診療材料、給食用材料、貯蔵品等のたな卸資産については、原則として、購入代価に引取費用等の付随費用を加算し、これに移動平均法等あらかじめ定めた方法を適用

> して算定した取得原価をもって貸借対照表価額とする。ただし、時価が取得原価よりも下落した場合には、時価をもって貸借対照表価額としなければならない。

<ガイドライン3－7　たな卸資産の評価基準等に相違がある場合>
　たな卸資産の評価基準及び評価方法について、病院会計準則と異なる会計処理を行っている場合には、その旨、採用した評価基準及び評価方法、病院会計準則に定める方法によった場合と比較した影響額を「比較のための情報」として記載する。

　医薬品、診療材料、給食用材料、貯蔵品等のたな卸資産の取得原価については、購入時の金額（取得原価）に引取費用などの付随費用を加算して算定してよい。
　たな卸資産は「(1)取得原価主義」に従い、原則、取得原価にて資産計上する。ただし、「時価が取得原価よりも下落した場合には、時価をもって貸借対照表価額としなければならない」として、低価法が強制適用されている。

【医療機関におけるたな卸資産の内容】

資産	内容
医薬品	・投薬用薬品 ・注射用薬品（血液、プラズマを含む） ・外用薬、検査用試薬、造影剤、その他の薬品
診療材料	・カテーテル、縫合糸、酸素、ギブス粉、レントゲンフィルム ・その他1回ごとに消耗する材料
給食用材料	・患者給食及び患者外の従業員等に提供した食事に対する材料
貯蔵品	・医療消耗器具備品：医療用器械、医療用器具、放射性同位元素 ・消耗品：カルテ、検査伝票、医療用用紙、会計伝票、事務用用紙、電球 ・消耗器具備品：事務用機械器具、その他の器械器具 ・その他、固定資産の計上基準額に満たないもので1年以内に消費するもの

1）たな卸資産の適用範囲

　病院会計準則では、たな卸資産の適用範囲について、上表に示す医薬品、診療材料、給食用材料、貯蔵品などと規定されている。

2）評価の方法（移動平均法等）

　病院会計準則では、たな卸資産の評価方法については、総平均法または移動平均法などの手法で評価することと規定されており、原則として、たな卸資産の受払について継続記録を取ることとしている。実際の病院におけるたな卸資産の評価方法については、先入先出法、後入先出法、個別法、平均原価法などの方法による評価法がとられている。これらの方法の中から、各病院の状況に応じて合理的な方法を採用することになるのである。ただし、いったん採用した評価方法は毎期継続していく必要がある。

3) 評価の基準（低価法）

　病院会計準則では、たな卸資産について、取得原価主義の例外である低価法（または低下基準）の採用を求めている。これは、時価が取得原価よりも著しく下落した場合には、時価で評価するというものである。採用する時価としては、正味実現可能価額と再調達原価の2つがあるが、状況に則したものを採用してよい。本来、時価評価するためには、期末時点の時価を市場調査することが望ましいが、医薬品や診療材料は種類が多く、価格も地域によってバラつきがあるため、たな卸資産の時価を知ることは実際困難である。

　また、低価法の適用には、切放し方式（帳簿価額を時価評価したまま据え置く方法）と、洗替方式（期首に帳簿価額を取得原価に洗い替える方法）がある。いったん採用した時価や適用方式は、毎期継続していかなければならない。

(4) 金銭債権の評価（貸倒引当金）

> 第24　医業未収金、未収金、貸付金等の貸借対照表価額
> 1. 医業未収金、未収金、貸付金等その他債権の貸借対照表価額は、債権金額又は取得原価から貸倒引当金を控除した金額とする。なお、貸倒引当金は、資産の控除項目として貸借対照表に計上するものとする。（注10）
> 2. 貸倒引当金は、債務者の財政状態及び経営成績等に応じて、合理的な基準により算定した見積高をもって計上しなければならない。

　病院会計準則では、貸倒引当金は、資産の控除項目として貸借対照表に計上するものと規定している。医業未収金、未収金、貸付金などの金銭債権の評価については、将来貸倒れによる損失が生じる可能性が予想されるので、決められた基準に従い貸倒引当金を計上する。貸倒引当金は貸借対照表上の債権金額を減少させる項目である。

　また、金融商品会計において、医業未収金などの金銭債権の評価は、債権ごとに貸倒引当金を算定する方法により行う。しかしながら、その評価が問題となるのは、病院における債権は一般に医業未収金のうち社会保険診療報酬の保険未収入金であり、少額かつ多数であるということから、債務者の区分を詳細に行うことは困難である。そのため、医療機関ごとに「合理的な基準」を設定し、貸倒引当金を算定する必要がある。具体的な「合理的な基準」としては、以下のものが上げられる。

- 過去貸倒実績率により算定する方法
- 債務先ごとに貸倒の可能性及び金額を見積もり算定する方法
- 過去貸倒実績率と債務先ごとの貸倒を組み合わせて算定する方法

　　上記算定方法について以下に示す。

1) 過去貸倒実績率により算定する方法（一括評価）

　過去の貸倒実績率を、期末の債権残高に乗じて貸倒引当金を算定する方法である。

一般に、算定に必要な期間は、債権の平均回収期間が妥当であるが、実際は過去3年間とする場合が多い。

　　　　　過去貸倒実績率 ＝ 翌期以降における貸倒損失額 ÷ 過去の債権残高

2) 債務先ごとに貸倒の可能性及び金額を見積もり算定する方法

期末において、貸倒れ、または損失が生じる可能性が予想される金銭債権について、債務先ごとの損失見積額を算定し貸倒引当金とする方法である。

3) 過去貸倒実績率と債務先ごとの貸倒を組み合わせて算定する方法

貸倒の可能性がある債権のうち、期末において、2)の方法により債務先ごとに貸倒引当金の額を算定し、残りの債権については1)の方法により算定する方法である。金融商品会計基準における債務者区分を簡便的に行っている点で、病院会計の実務に適している方法である。

[例1] 貸倒引当金（貸倒実績率による計上）
未収金の発生、回収　貸倒れデータ

(単位：千円)

	第1期	第2期	第3期	第4期	第5期	第6期 （当期）	当初元本 損失累計
元金期末残高 当期貸倒損失	4,500	3,000 20	1,500 15	0 10			4,500 45
元金期末残高 当期貸倒損失		1,800	1,200	600 7	0 12		1,800 19
元金期末残高 当期貸倒損失			2,100	1,400	700 9	0 15	2,100 24
元金期末残高 当期貸倒損失				2,400	1,600	800 10	2,400 10
元金期末残高 当期貸倒損失					2,700	1,800	2,700
元金期末残高 当期貸倒損失						3,000	3,000
合計元本期末残高 合計当期貸倒損失	4,500 0	4,800 20	4,800 15	4,400 17	5,000 21	5,600 25	

・債権の平均回収期間＝3年とする。
・貸倒実績率は、当初債権残高に対する、翌期以降3年（算定年度）の貸倒損失発生累計額の割合とする。
・当期に適用する貸倒実績率は、過去3年度に係る貸倒実績率の平均値とする。

（日本公認会計士協会会計制度委員会報告第14号「金融商品に関する実務方針」より引用）

① 原則的な方法

発生年度ごとの貸倒実績率の平均値を算出する。回収期間が3年であるため、発生から3年を経過している第1期～第3期が算定の基準年度となる。

・第1期を基準年度とする貸倒実績率＝45,000÷4,500,000＝1％
・第1期を基準年度とする貸倒実績率＝19,000÷1,800,000＝1.06％
・第1期を基準年度とする貸倒実績率＝24,000÷2,100,000＝1.14％

上記の貸倒実績率の平均値＝（1＋1.06＋1.14）÷3＝1.07％
　当期の貸倒引当金計上額＝（2,400,000＋2,700,000＋3,000,000）×1.07％－10,000
　　　　　　　　　　　　＝　76,000円（千円未満切り捨て）
（注）貸倒実績率を適用するのは、当期末残高ではなく当期末債権の当初元本であることと、貸倒引当金

計上額は貸倒れの当期発生額を控除することに注意が必要である。

借　　方		貸　　方	
貸倒引当金繰入額	76,000	貸倒引当金	76,000

② 合計残高ごとの貸倒実績率の平均による方法
- 第1期を基準とする貸倒実績率＝（20,000＋15,000＋17,000）÷4,500,000＝1.16％
- 第2期を基準とする貸倒実績率＝（15,000＋17,000＋21,000）÷4,800,000＝1.10％
- 第3期を基準とする貸倒実績率＝（17,000＋21,000＋25,000）÷4,800,000＝1.31％

上記の貸倒実績率の平均値＝（1.16＋1.10＋1.31）÷3＝1.19％

当期の貸倒引当金計上額＝5,600,000×1.19％＝66,000円（千円未満切り捨て）

借　　方		貸　　方	
貸倒引当金繰入額	66,000	貸倒引当金	66,000

(5) 有形固定資産の評価

> 第25　有形固定資産の評価
> 1. 有形固定資産については、その取得原価から減価償却累計額を控除した価額をもって貸借対照表価額とする。有形固定資産の取得原価には、原則として当該資産の引取費用等の付随費用を含める。
> 2. 現物出資として受け入れた固定資産については、現物出資によって増加した純資産の金額を取得原価とする。
> 3. 償却済の有形固定資産は、除却されるまで残存価額又は備忘価額で記載する。

　有形固定資産とは1年以上使用することを目的として所有されるもので、かつ、その金額が一定額以上の資産をいう。有形固定資産には、建物、構築物、医療用器械備品、車両及び船舶、放射性同位元素などがある。これらの有形固定資産は、時間の経過、陳腐化など使用とともに価値が減少する償却資産と、土地及び建設仮勘定のように使用等により価値が減少しない非償却資産に区分される。

　有形固定資産の取得原価は、取得時の価格に引取費用などの付随費用を含めた価格とする。他にも買入手数料、運送費、荷役費など購入に伴う費用や据付費、試運転費のように、当該資産を事業用に使用するために直接要した費用も取得原価に含めることができる。

　現物出資など金銭の支出を伴わない受入固定資産については、現物出資対象資産や寄附資産の評価金額を取得原価とする。

　なお、貸借対照表価額については、その取得原価から減価償却累計額を控除した価額をもって貸借対照表価額とする。

◆ 減価償却について

　土地、建設仮勘定以外の有形固定資産は、使用や時の経過とともに消耗、減耗、陳腐化し、利用可能期間にわたって価値が減少していく償却資産である。したがって、その取得原価から残存価額を除いた額をその耐用期間にわたって一定の方法により配分しなければならない。この費用配分の手続を減価償却という。

　実務上、減価償却の方法は定額法、定率法、生産高比例法などの方法が認められており、医療機関は、その中から最良の方法を選択し、毎期継続的に適用する必要がある。なお、定額法、定率法については、「I.医療簿記総論　第8章　決算処理　(4)固定資産の減価償却」（P.100）で詳細を述べている。

(6) 無形固定資産の評価

> 第26　無形固定資産の評価
> 　無形固定資産については、当該資産の取得原価から減価償却累計額を控除した未償却残高を貸借対照表価額とする。（注11）

　法律上の諸権利及び経済上の優位性を表す資産などは、具体的な形態をもたない資産であり、無形固定資産とされる。会計等に広く使用されているソフトウェアについてもこの無形固定資産に属する。

> ＜ガイドライン3-8　ソフトウエアの会計処理に相違がある場合＞
> 　病院が利用する目的で購入するソフトウエア（継続的な利用によって業務を効率的又は効果的に行うことによる費用削減が明確な場合の制作ソフトウエアを含む）は、無形固定資産に計上し、減価償却手続によって、各期の費用に計上しなければならないが、資産計上を行わない会計処理を採用している場合には、その旨、会計処理方法、病院会計準則に定める方法によった場合と比較した影響額を「比較のための情報」として記載する。

　今般、医療分野でもIT化が急速に進んでおり、病院でもさまざまなソフトウェアが利用されている。そうした病院内で利用するソフトウェアの導入に要した費用の処理方法を定めたものがソフトウェア会計である。医療用の器械備品などに組み込まれているソフトウェアについては、当該器械備品などに含めるものとし、個別に資産計上は行わない。ソフトウェアを無形固定資産として資産計上しなければならないのは、それを利用することにより、将来の収益獲得または費用削減が確実であると認められる場合である。

　ソフトウェアは制作目的により分類され、その制作費は次の通り会計処理される。

目的		条件	会計処理
研究開発目的		（すべて研究開発費）	費用
研究開発目的以外	受注制作	（委託費の会計処理に準じた処理）	
	市場販売目的制作	最初に製品化された製品の完成までの制作費	費用（研究開発費）
		製品マスターの完成後の機能の改良・強化に係る制作費	無形固定資産
	自社利用目的制作	将来の収益獲得または費用削減が確実であると認められる場合	無形固定資産
		不確実または不明である場合	費用
	自社利用目的購入	将来の収益獲得または費用削減が確実であると認められる場合	無形固定資産

◆ **市場販売目的制作（ソフトウェアを開発し販売）**

　ソフトウェアの制作費のうち、そのソフトウェアが製品として完成するまでは、研究開発費であり費用計上する。ただし、将来の収益獲得が確実でない費用であるため、「研究開発費等に係る会計基準」では、資産計上を認めていない。ソフトウェア開発が終了し、完成した製品を改良・強化するような制作費は、無形固定資産として資産計上できる。

◆ **自社利用目的制作（ソフトウェアを開発し利用）**

　ソフトウェアを自らの病院で利用する場合でも、将来の収益獲得または費用削減が確実であると認められるまでの原価は研究開発費であり、資産計上できない。確実な場合は、無形固定資産として資産計上できる。

◆ **自社利用目的購入（外部購入）**

　ソフトウェアの外部購入において、「研究開発費等に係る会計基準」では、全額を資産計上することは認められていないが、ソフトウェアを利用して外部にサービスを提供する契約がある場合や、自らの病院で利用するために完成品を購入する場合などは、将来の収益獲得または費用削減が確実であると考えられ、取得に要した費用を無形固定資産に計上することができる。

(7) リース資産の会計処理

　医療法人におけるリース取引とは、リース会社が病院に対し合意されたリース期間にわたりリース物件を貸与し、病院は、それを賃借し使用収益を上げる取引である。

リース取引にはファイナンス・リース取引とオペレーティング・リース取引とに区分される。

多くの病院で医療機器の調達方法としてリースが利用されている。これらのリース取引の処理方法を定めたものがリース会計である。病院会計準則では、ファイナンス・リース取引（実際の購入取引と同等であると認められるリース取引）について、リース物件を購入した場合と同様に資産計上することが定められており、支払リース料を費用処理することは認められていない。

> <ガイドライン3－10 リース資産の会計処理に相違がある場合>
> リース資産に関する会計処理を病院会計準則と異なる方法で行っている場合には、その旨、会計処理方法、病院会計準則に定める方法によった場合と比較した影響額を「比較のための情報」として記載する。

1）ファイナンス・リース取引

ファイナンス・リース取引とは、ノンキャンセラブル（解約不能）とフルペイアウトという2つのリース取引のことをいう。

① ノンキャンセラブル

解約不能なリース取引ともいう。ノンキャンセラブル取引とは次のようなリース取引である。

ⅰ）契約上、中途解約不能なリース取引

ⅱ）解約時に残リース料の全額を支払うなど相当の規定損害金を支払えば中途解約が可能であるというような事実上解約不能なリース取引。他にも、残リース料から利息等を控除した全額を支払えば中途解約が可能であるという事例もある。

ただし、単純に解約可能であることが明記されていなければ解約不能として取り扱われるというわけではないことに留意しなければならない。

事実上解約不能であるかどうかは、契約条項の内容、商習慣等を勘案し契約の実態に応じて判断することになる。

② フルペイアウト

フルペイアウトとは次の2要件を満たすものをいう。

ⅰ）病院がリース物件を自己所有した場合に得られると期待されるほとんどの経済的利益を享受すること

ⅱ）病院がリース物件の取得価額相当額、維持管理等の費用、陳腐化によるリスク等のほとんどすべてのコストを負担すること

2）オペレーティング・リース取引

オペレーティング・リース取引とは、ファイナンス・リース取引以外のリース取引をいう。

◆ リース取引の会計処理

前述の要件にしたがい、リース取引をファイナンス・リース取引とオペレーティング・リース取引に区分した後、それぞれ異なる会計処理を適用する。

［例1］

以下の条件でリース物件を借りている。
- 現金で購入した場合の価額 2,000,000 円
- リース料総支払額　年 240,000 円×10 年＝2,400,000 円
- 隔年のリース料@240,000 円に含まれる利息相当額は、1 年目 80,000 円、2 年目 60,000 円とし、リース料は、年度末に支払う（利息法）。
- 減価償却方法は耐用年数 10 年、残存価額ゼロ、定額法とする。

◆ ファイナンス・リース取引（売買処理）

リース取引を判定した結果、ファイナンス・リースと認められた場合。

（取得時）

借　方	貸　方
リース資産（有形固定資産）　2,000,000	リース債務（長期未払金）　2,000,000

リース料の支払総額ではなく、利息分を除いた見積り現金購入価額により、資産計上する。

（1 年目リース料支払時）

借　方	貸　方
リース債務　　　　　　160,000	現金及び預金　　　　　240,000
支払利息　　　　　　　 80,000	

支払リース料を、利息分と元本返済相当分とに区分して処理する。本例のように毎期の利息相当額が不明の場合、借入利子率などを用いて算出することになる。

借　方	貸　方
減価償却費　　　　　　200,000	減価償却累計額　　　　200,000

有形固定資産の減価償却処理が必要である。

（2 年目リース料支払時）

借　方	貸　方
リース債務　　　　　　180,000	現金及び預金　　　　　240,000
支払利息　　　　　　　 60,000	

借　方	貸　方
減価償却費　　　　　　200,000	減価償却累計額　　　　200,000

◆ オペレーティング・リース取引（賃貸借処理）

リース取引を判定した結果、オペレーティング・リース取引と認められた場合。

(取得時)

借　方	貸　方
仕訳なし	

（1年目以降リース料支払時）

借　方	貸　方
支払リース料　　　　　　　240,000	現金及び預金　　　　　　　240,000

(8) 退職給付引当金

> 第27　負債の貸借対照表価額
> 4. 退職給付引当金については、将来の退職給付の総額のうち、貸借対照表日までに発生していると認められる額を算定し、貸借対照表価額とする。なお、退職給付総額には、退職一時金のほか年金給付が含まれる。（注14）

　退職給付会計とは、退職金や企業年金に関して企業が将来負担すべき退職給付額のうち、期末までに発生している部分を退職給付に関する債務として財務諸表に計上するものである。

　企業会計に国際会計基準が導入されたことに伴い、一般上場企業では平成13年3月期から導入されたが、医療機関についても病院会計準則の改正により導入された。

　退職給付会計の導入は必ずしも強制されるものではなく、各病院の判断により採用するものとされているが、退職金制度がある病医院では、将来間違いなく支出する費用であるから、その債務を認識して病医院の将来の退職金負担額を負債に計上することによって、財政状態を正しく決算書に反映させることが財務の信頼性を高めることになる。

　また、支給方法や積立方法の違いによって会計処理が異なったままでは他の病医院との比較もできないので、比較可能性確保のためにも退職給付会計の導入が望まれるわけである。

1）退職給付について

　退職給付とは、一定の期間にわたり労働を提供したことなどの事由にもとづいて、退職後に従業員に支給される給付をいい、典型的なものとしては、退職一時金及び退職年金などがある。

　退職給付は、従業員（職員）に対する確定債務ではないものの、従業員（職員）が提供する労働の対価として支払われる賃金の後払いであり、基本的に勤務期間を通じた労働の提供に伴って発生するという発生主義の考え方にもとづいている。

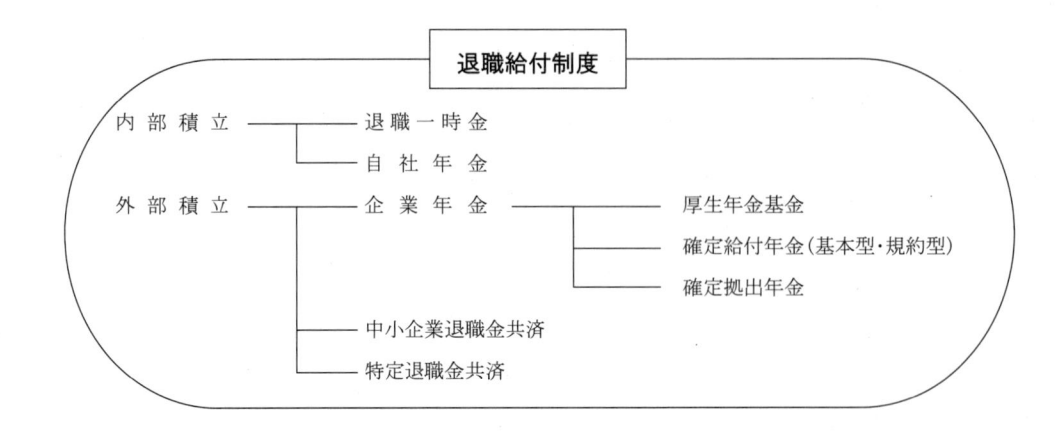

```
                        ┌─────────────┐
                        │ 退職給付制度 │
                        └─────────────┘
   内部積立 ─┬─ 退職一時金
            └─ 自社年金
   外部積立 ─┬─ 企業年金 ─┬─ 厚生年金基金
            │              ├─ 確定給付年金（基本型・規約型）
            │              └─ 確定拠出年金
            ├─ 中小企業退職金共済
            └─ 特定退職金共済
```

　医療機関における基本的な退職給付会計基準の考え方は、企業会計で導入されている退職給付会計の制度と同様である。

2）退職給付債務認識のしくみ

　退職給付会計においては、退職年金と一時金はいずれも従業員の労働の対価として支払われる後払い賃金であり勤務期間を通じ発生する点で差異はないことから、統一した基準で病院の債務として認識する。

　債務認識の手順は以下のようになる。

① すべての従業員の退職時に見込まれる退職給付を数理計算などで見積もる。
② ①を現在の価値に割引計算する（これを「退職給付債務」という）。
③ 年金資産が企業年金に拠出して運用されている場合は、これを時価で評価する。
④ 退職給付債務から年金資産を引いた差額を「退職給付引当金」として認識し、負債として貸借対照表に計上する。
⑤ ④の差額については「会計基準変更時差異」とする。
⑥ ⑤については15年以内に定額法により費用処理する。

3）退職給付引当金の計算

　退職給付引当金は、退職給付債務に未認識数理計算上の差異及び未認識過去勤務債務を加減した額から年金資産の額を控除して算出する。

　将来支給する予定の退職給付金のうち、当期の負担になる金額を退職給付費用として当期の費用とし、退職給付引当金に繰入れる。当該引当金はその残高として貸借対照表の負債の部に計上する。つまり退職給付費用は、期首退職給付引当金の期末時点における残高と期末に計上すべき退職給付引当金の差額である。

　なお、退職一時金制度を採用している病院については退職給付引当金を考慮しなくてよい。それ以外の病院については、企業年金制度もしくは退職一時金制度のどちらの制度を

採用していたとしても同一の計算方法になる。

　実務的には、退職給付債務等に係る期末の実際額の確定を待って引当金が計算されるわけではなく、期首時点における実際の退職給付債務等をスタートとして期中増加及び減少要因（勤務費用、利息費用、期待運用収益相当額等）を加味して計算された期首の予測数値にもとづいている。

$$退職給付引当金 = 退職給付債務_{※1} - \left\{年金資産_{※2} + \begin{array}{l}会計基準変更時差異_{※3}\\未認識過去勤務債務\\未認識数理計算上の差異\end{array}\right\}$$

※1 将来支払うべき退職給付見込額のうち期末までに発生している額を現在債務に割り引いた退職給付債務
※2 時価評価した年金資産（年金制度を採用している場合）
※3 会計基準変更時差異、過去勤務債務、数理計算上の差異の未処理額

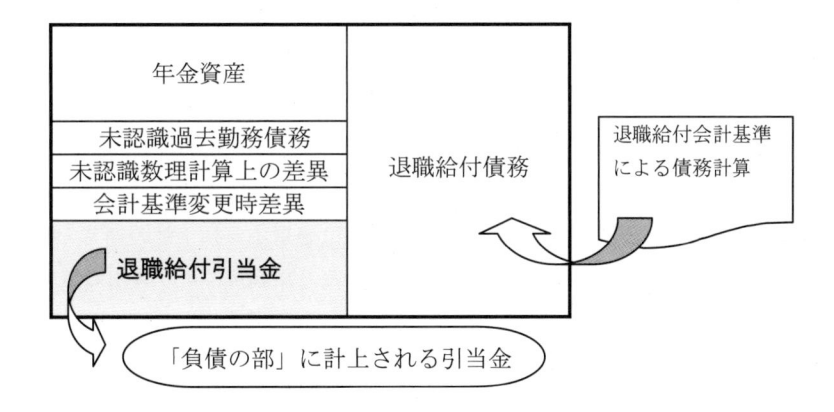

・年金資産
　年金資産とは、企業年金制度にもとづき退職給付に充てるために積立てられた資産のことである。厚生年金基金制度及び確定給付年金制度において保有する資産は年金資産とする。

・勤務費用
　勤務費用とは、一定期間の労働の対価として発生した退職給付費用のことである。退職給付債務と退職給付見込額のうち当期に発生した額を一定の割引率残存勤務期間にもとづき割り引いて計算するものである。

・利息費用
　利息費用とは、割引計算により算定された期首における退職給付債務について、期末までの時間経過により発生する計算上の利息のことである。期首の退職給付債務に割引率を乗じて計算する。

・期待運用収益相当額

期待運用収益相当額とは、期首の年金資産額に期待運用収益率を乗じて計算し、退職給付費用から控除した金額である。これは、年金資産の運用収益を年金資産として積み上げることによって、実際に退職給付の支払いに備えていくためのものである。

・過去勤務債務

過去勤務債務とは、退職給付水準の改定等に起因して発生した退職給付債務の増減部分であり、退職金規程等の改定に伴い退職給付水準が変更された結果、発生するものである。改定前と改定後の退職給付債務の改定時点における差異を意味する。なお、このうち費用処理されていないものを未認識過去勤務債務という。

・数理計算上の差異

数理計算上の差異とは、退職給付債務の数理計算に用いた見積数値と実績との差異、年金資金の期待運用収益と実際の運用成果との差異及び見積数値の変更等により発生した差異をいう。なお、このうち費用処理されていないものを未認識数理計算上の差異という。

・会計基準変更時差異

会計基準変更時差異とは、退職給付会計基準の適用初年度における、従来の会計処理と新しい会計処理との差異であり、これらは適用する初年度の期首で算定する。会計基準変更時差異は、15年以内の一定の年数にわたり定額法により費用処理する。

4) 簡便法について
・小規模病院等における簡便法

従業員数300人未満の小規模な医療法人等によっては、高い信頼性をもって数理計算上の差異の見積を行うことが困難である場合や退職給付の重要性が乏しい場合がある。このような場合には、簡便法により計算した退職給付債務を用いて、退職給付引当金及び退職給付費用を計上することが認められている。その1つとして、期末時点の自己都合要支給額を退職給付債務とする方法がある。

・簡便法による退職給付債務の計算方法

① 退職一時金制度
 ⅰ) 退職給付会計基準の適用初年度の期首における退職給付債務の額を原則法にもとづき計算し、当該退職給付債務の額と自己都合による退職者に必要となる支給額との比較指数を求め、期末時点の自己都合による退職者に必要となる支給額に比較指数を乗じた金額を退職給付債務とする方法
 ⅱ) 期末自己都合による退職者に必要となる支給額に平均残存勤務期間に対応する割引率及び昇給率の係数を乗じた額を退職給付債務とする方法

iii) 期末自己都合による退職者に必要となる支給額を退職給付債務とする方法
② 企業年金制度
　i) 退職給付会計基準の適用初年度の期首における退職給付債務の額を原則法にもとづき計算し、当該退職給付債務の額と年金財政計算上の責任準備金との比較指数を求め、直近の年金財政計算における責任準備金の額に比較指数を乗じた金額を退職給付債務とする方法
　ii) 在籍する従業員については前述した①-ⅱ) または①-ⅲ) の方法により計算した金額を退職給付債務とし、年金受給者待機者については直近の年金財政計算の責任準備金の額を退職給付債務とする方法
　iii) 直近の年金財政計算の責任準備金をもって退職給付債務とする方法

(9) 施設間取引について

病院会計準則では、原則として施設ごとに準則にもとづいた財務諸表を作成する。

開設主体が複数の施設(本部を含む)を保有する場合、開設主体内の各施設間の取引をどのように処理するかが問題となるが、各施設間における取引は、その取引内容に応じた会計処理を行う。下表にその処理方法を示すこととする。

【医療機関のにおける施設間取引】

処理の方法	勘定科目	説　　明
貸借勘定で処理	施設勘定または本部勘定 (資産・負債)	本部施設または他施設間の収益処理。 短期的な資金の融通のほか、費用に対応するものなどの処理に用いる。 各施設間で最終的には債権債務の精算を行う。
貸付金または 借入金で処理	他会計貸付金 他会計借入金	貸付金・借入金のうち、各施設に属することが明確であり、明確な約定があるものに用いる。 各施設間で返済・回収が行われるものである。
純資産の増減取引 として処理	繰入金勘定 施設勘定または本部勘定 (純資産)	本部施設または他施設間の収益・費用に関するもののほか、資金の移管や、費用の肩代わり処理に用いる。 施設間で精算を行わない。
収益及び費用 として処理	(収益・費用)	施設間取引であっても、準則の収益費用に該当する取引については、医業サービス提供の内容に応じた科目を用いて処理する。資金移動を行わない場合、施設間での精算予定の有無により、相手科目が貸借勘定か純資産の増減取引になる。

実際の施設間取引の会計処理は、日本公認会計士協会が出した「非営利法人委員会研究報告第12号　病院会計準則適用における実務上の取扱い」に従うこととする。

[例1]　A病院から同一グループの法人B病院に、資金を移動した。
① 本部勘定を使って処理する方法
　・仕訳例
　　A病院：(本　　　部)　×××　／　(現　　　金)　×××

B病院：（現　　　　金）　×××　／　（本　　　　　部）　×××
本　部：（B　病　院）　×××　／　（A　病　院）　×××
② 本部勘定を使わずに、施設勘定を使用して処理する方法
・仕訳例
A病院：（B　病　院）　×××　／　（現　　　　　金）　×××
B病院：（現　　　　金）　×××　／　（A　病　院）　×××
③ 繰入金勘定を使用して処理する方法
・仕訳例
A病院：（B病院繰入金）　×××　／　（現　　　　　金）　×××
B病院：（現　　　　金）　×××　／　（A病院繰入金）　×××

［例2］ A病院が同一グループの法人B病院の職員の健康診断を行った。
① 本部勘定を使って処理する方法
・仕訳例
A病院：（本　　　　部）　×××　／　（保険予防活動収益）　×××
B病院：（福利厚生費）　×××　／　（本　　　　　部）　×××
本　部：（B　病　院）　×××　／　（A　病　院）　×××
② 本部勘定を使わずに、施設勘定を使用して処理する方法
・仕訳例
A病院：（B　病　院）　×××　／　（保険予防活動収益）　×××
B病院：（福利厚生費）　×××　／　（A　病　院）　×××

7．財務諸表の体系

病院にとっても、医業活動における効率性を把握したい場合には、損益計算書は有益な情報である。病院会計準則では、損益計算書と貸借対照表の順番が入れ替わっており、このことは、近年の貸借対照表重視の風潮が見て取れる。結果として、企業会計原則と同じになったことになる。

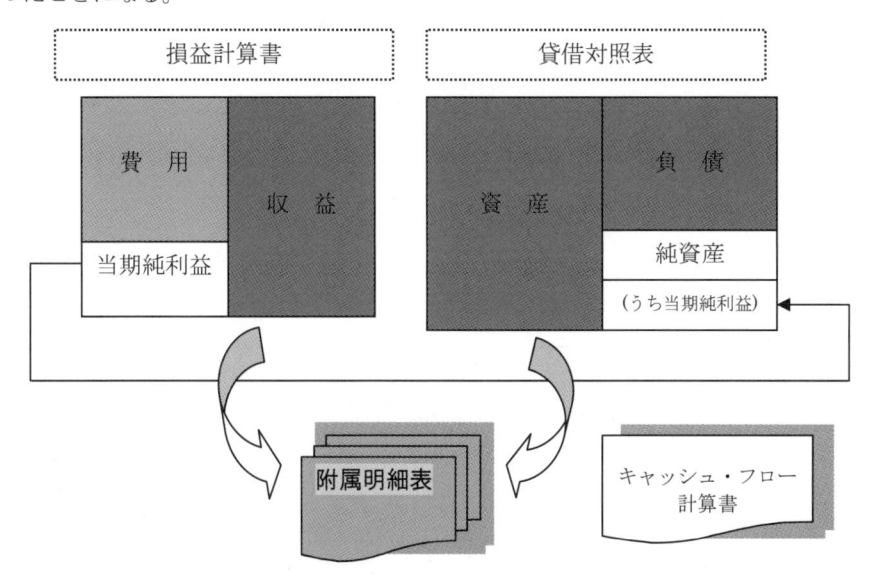

【病院会計準則における財務諸表の体系】

8．第3章 貸借対照表原則（第14～第27）

(1) 貸借対照表の意義・目的

第14 貸借対照表の作成目的
　貸借対照表は、貸借対照表日におけるすべての資産、負債及び純資産を記載し、経営者、出資者(開設者)、債権者その他の利害関係者に対して病院の財政状態を正しく表示するものでなければならない。（注9）
1. 債務の担保に供している資産等病院の財務内容を判断するために重要な事項は、貸借対照表に注記しなければならない。
2. 貸借対照表の資産の合計金額は、負債と純資産の合計金額に一致しなければならない。

貸借対照表は、どこのどの資金がどこへ使われたかというような財務状態を表示する帳票である。貸借対照表の資産の合計金額は、負債と純資産の合計金額に一致しなければな

らない。なお、会計処理されない事項であっても、重要な事項については、財務内容を判断するために貸借対照表に注記しなければならない。

　すべての資産、負債純資産を漏れなく貸借対照表に記載し、病院の財政状態を適正に把握しなければならない。ただし、取得時に費用として計上した消耗品などの資産や、重要性が低く計上しなかった引当金などの負債については、貸借対照表に記載しないことも認められている。

　旧準則では、貸借対照表は、病院会計において資産、負債及び資本から構成されるものとされている。これに対して新準則では、資本の概念は医療法人には一般的でないとし、資産と負債との差額を純資産と定義し、病院が保有する正味の財産とした。企業会計の資本とは性格の異なる概念として純資産を意義づけている。なお、純資産の内訳は新準則においては規定していない。ただ、当期純利益または当期純損失を内書すると規定されているのみである。

(2) 貸借対照表の表示

> 第15　貸借対照表の表示区分
> 　貸借対照表は、資産の部、負債の部及び純資産の部の三区分に分け、さらに資産の部を流動資産及び固定資産に、負債の部を流動負債及び固定負債に区分しなければならない。
> 第16　資産、負債の表示方法
> 　資産、負債は、適切な区分、配列、分類及び評価の基準に従って記載しなければならない。
> 第17　総額主義の原則
> 　資産、負債及び純資産は、総額によって記載することを原則とし、資産の項目と負債又は純資産の項目とを相殺することによって、その全部又は一部を貸借対照表から除去してはならない。
> 第18　貸借対照表の配列
> 　資産及び負債の項目の配列は、流動性配列法によるものとする。

<ガイドライン3-1　資産の区分の取扱い>
　病院会計準則においては、流動資産及び固定資産以外の、いわゆる繰延資産の計上は認められない。開設主体の会計基準に基づき繰延資産を計上する場合には、その旨及び損益計算書に与える影響額を「比較のための情報」として記載する。
<ガイドライン3-2　資産、負債の区分、名称が異なる場合>
　開設主体の会計基準により、資産、負債の区分又は科目名称について、病院会計準則と異なる場合には、その内容を「比較のための情報」として記載する。
<ガイドライン3-3　固定性配列法の取扱い>
　貸借対照表において流動資産と固定資産、流動負債と固定負債が区別されている限り、項

目の配列が病院会計準則と異なっても利用者が病院の財政状態及び運営状況を判断することは困難ではない。開設主体の会計基準により、固定性配列法を採用している場合であっても、組替え又は「比較のための情報」記載は要しないものとする。

　資産と負債を相殺してしまうと、病院の適正な資産規模の把握ができなくなってしまう。よって、資産と負債または純資産とを相殺してはならない。
　また、資産負債の項目の配列は、流動性配列法によるものとする。資産、負債及び純資産は他の項目と相殺せずに、総額で記載することを原則としている。
　流動性配列法とは、ワンイヤールール等によって分類され、貸借対照表において流動性の高いものから先に並べて表示する方法である。反対に、固定項目から配列する方法を固定性配列法という。
　なお、「ガイドライン3－3」によれば、貸借対照表において流動資産、固定資産、流動負債、固定負債と大きく区別されていれば、多少項目の並びが病院会計準則と異なっていたとしても、利用者が病院の財政状態及び運営状況を判断することは困難なことではない。病院の会計基準により、固定性配列法を採用している場合にも、組替えまたは「比較のための情報」記載は要しないとされている。

第19　貸借対照表科目の分類
1. 資産及び負債の各科目は、一定の基準に従って明瞭に分類しなければならない。(注10)

　流動・固定の分類については、医業活動基準と1年基準（ワンイヤールール）の2種類を適用する。
　① 医業活動から生じた債権や債務は医業活動の基準により、原則として流動に区分し、1年を超えて回収される債権については、固定に区分する。
　② 医業活動以外から生じた債権や債務については、1年基準を適用して流動と固定に区分する。
　③ 医業活動により発生した債権債務のうち、「特別の事情によって1年以内に回収されないことが明らかな債権」が固定資産に区分されるとされている。ちなみに、破産債権、更正債権及びこれに準ずる債権がこれにあたる。

(3) 資産の勘定科目

第19　貸借対照表科目の分類
2. 資産
　資産は、流動資産に属する資産及び固定資産に属する資産に区別しなければならない。仮払金、未決算等の勘定を貸借対照表に記載するには、その性質を示す適当な科目で表示しなければならない。

> (1)　現金及び預金、経常的な活動によって生じた未収金等の債権及びその他1年以内に回収可能な債権、売買目的有価証券等、医薬品、診療材料、給食用材料、貯蔵品等のたな卸資産は、流動資産に属するものとする。
> 　　前払費用で1年以内に費用となるものは、流動資産に属するものとする。未収金その他流動資産に属する債権は、医業活動上生じた債権とその他の債権とに区分して表示しなければならない。
> (2)　固定資産は、有形固定資産、無形固定資産及びその他の資産に区分しなければならない。建物、構築物、医療用器械備品、その他の器械備品、車両及び船舶、放射性同位元素、その他の有形固定資産、土地、建設仮勘定等は、有形固定資産に属するものとする。
> 　　借地権、ソフトウェア等は、無形固定資産に属するものとする。(注11)(注12)
> 　　流動資産に属さない有価証券、長期貸付金並びに有形固定資産及び無形固定資産に属するもの以外の長期資産は、その他の資産に属するものとする。
> (3)　債権のうち役員等内部の者に対するものと、他会計に対するものは、特別の科目を設けて区別して表示し、又は注記の方法によりその内容を明瞭に表示しなければならない。

　資産及び負債の各科目は、基準に従って明確に分類する必要がある。
　基準に従って明確に分類記載するとは、特別の科目を設けて区別して表示することである。例えば、未収金その他流動資産に属する債権を、医業活動上生じた債権とその他の債権とに区分して表示することや、債権のうち役員など内部者に対するものと、他会計に対するものを区別して表示することである。

◆　貸借対照表の各勘定科目の詳細については、「(付録4)病院会計準則　別表　勘定科目の説明　資産の部」(P.236)にて例示されている。

(4) 負債の勘定科目

> 第19　貸借対照表科目の分類
> 3. 負債
> 　負債は、流動負債に属する負債と固定負債に属する負債とに区別しなければならない。仮受金、未決算等の勘定を貸借対照表に記載するには、その性質を示す適当な科目で表示しなければならない。
> (1)　経常的な活動によって生じた買掛金、支払手形等の債務及びその他期限が1年以内に到来する債務は、流動負債に属するものとする。
> 　　買掛金、支払手形その他流動負債に属する債務は、医業活動から生じた債務とその他の債務とに区別して表示しなければならない。
> 　　引当金のうち、賞与引当金のように、通常1年以内に使用される見込みのものは、流動負債に属するものとする。(注13)

(2) 長期借入金、その他経常的な活動以外の原因から生じた支払手形、未払金のうち、期間が1年を超えるものは、固定負債に属するものとする。
　引当金のうち、退職給付引当金のように、通常1年を超えて使用される見込のものは、固定負債に属するものとする。(注14)
(3) 債務のうち、役員等内部の者に対するものと、他会計に対するものは、特別の科目を設けて区別して表示し、又は注記の方法によりその内容を明瞭に表示しなければならない。
(4) 補助金については、非償却資産の取得に充てられるものを除き、これを負債の部に記載し、補助金の対象とされた業務の進行に応じて収益に計上しなければならない。設備の取得に対して補助金が交付された場合は、当該設備の耐用年数にわたってこれを配分するものとする。(注15)
　なお、非償却資産の取得に充てられた補助金については、これを純資産の部に記載するものとする。

<ガイドライン3－4　負債と純資産の区分の取扱い>
　開設主体の会計基準により、病院会計準則で負債に該当するものを純資産の部に計上している場合には、その旨、内容及び金額を「比較のための情報」として記載する。
<ガイドライン3－11　引当金の取扱い>
　病院会計準則における引当金の設定要件を満たしながら、当該事象において引当金を計上していない場合には、その旨、会計処理方法、病院会計準則に定める方法によった場合と比較した影響額を「比較のための情報」として記載する。
　病院会計準則の引当金の定義に該当しない引当金を計上している場合も同様とする。
<ガイドライン3－5　補助金の会計処理に相違がある場合>
　補助金の会計処理について、病院会計準則と異なる会計処理を行っている場合には、その旨、採用した会計処理方法、病院会計準則に定める方法によった場合と比較した影響額を「比較のための情報」として記載する。

第27　負債の貸借対照表価額
　貸借対照表に記載する負債の価額は、原則として、過去の収入額又は合理的な将来の支出見込額を基礎として計上しなければならない。(注16)
1. 買掛金、支払手形、その他金銭債務の貸借対照表価額は、契約に基づく将来の支出額とする。
2. 前受金等の貸借対照表価額は、過去の収入額を基礎とし、次期以降の期間に配分すべき金額とする。
3. 将来の特定の費用等に対応する引当金の貸借対照表価額は、合理的に見積もられた支出見込額とする。

4. 退職給付引当金については、将来の退職給付の総額のうち、貸借対照表日までに発生していると認められる額を算定し、貸借対照表価額とする。なお、退職給付総額には、退職一時金のほか年金給付が含まれる。（注14）

> <ガイドライン3－9　退職給付債務の会計処理等に相違がある場合>
> 　退職給付債務に関する会計処理を病院会計準則と異なる方法で行っている場合には、その旨、採用した引当金の計上基準、病院会計準則に定める方法によった場合と比較した影響額を「比較のための情報」として記載する。
> 　病院の従事者に係る退職給付債務のうち、当該病院外で負担するため、病院の財務諸表には計上されないものが存在する場合には、その旨及び概要を「比較のための情報」に記載する。

　負債の部の各勘定科目の内容は病院会計準則の別表に記述されている。病院会計準則では、賞与引当金を流動負債に、退職給付引当金を固定負債に表記することとしている。なお、退職給付引当金に関しては、退職給付会計が導入されている。

◆　貸借対照表の各勘定科目の詳細については、「（付録4）病院会計準則　別表　勘定科目の説明　負債の部」（P.238）にて例示されている。
　なお、負債勘定科目の中でも特に重要なものとして、賞与引当金、その他の引当金、補助金（前受補助金）について以下に説明する。

1) 賞与引当金

　病院会計準則において、従業員賞与を定期に支給している場合は、支給対象期間にもとづき賞与引当金を計上するものとされている。例えば、賞与の支給月を6月、12月とした場合、翌期6月に支給するとされる賞与額のうちに、当期3月末までに発生している、あるいは負担すべき賞与額を見積り、引当金として計上しなければならない。
　もっとも、実務においては、その賞与額の決定にあたっては、各人の人事評価のみならず、開設主体の業績についても考慮せざるを得ない。したがって、3月決算時までに6月の実際の賞与支給額を見積ることは困難である。そのため、実際には過去1年間の支給実績を基に賞与引当金の額を算出する場合が多い。

[例1] 賞与引当金
　A病院の決算月は3月であり、6月と12月の年2回、賞与を支給している。賞与の金額は、原則として基本給の2.5か月分を支給することとしている。各賞与の査定期間は、6月支給分については12月から5月の6か月とし、12月支給分については6月から11月の6か月とする。
　なお、全職員の1か月の基本給総額は15,000,000円である。また、当期及び次期におい

て昇給の事実及び予定はない。

賞与支給月と計算期間を図で示すと以下のようになる。

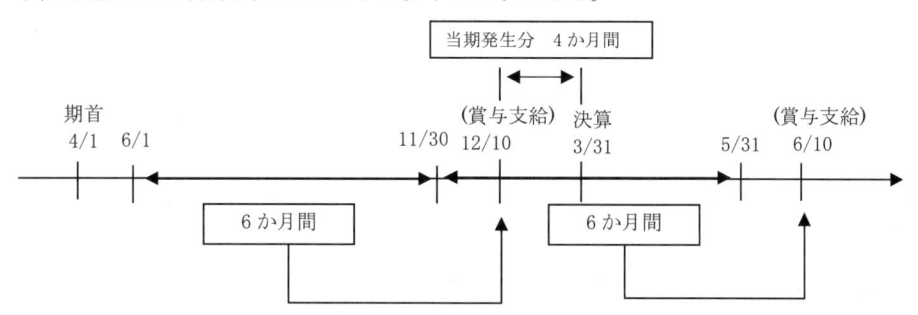

```
                              当期発生分 4か月間
                                    ←→
  期首                      (賞与支給) 決算        (賞与支給)
  4/1  6/1           11/30  12/10  3/31   5/31  6/10
───┼───┼──────────────┼───┼────┼────┼───┼──→
       ←────6か月間────→    ←──6か月間──→
```

決算日に引当金として計上すべきは、翌期の6月に支給することとなる賞与のうち、12月1日から3月31日までの4か月分である。

・6月賞与の支給予定総額＝15,000,000×2.5＝37,500,000円
・当期発生分4か月分に対応する金額＝37,500,000×4/6(12月〜3月)＝25,000,000円

＜期末時＞

借　方		貸　方	
賞与引当金繰入額	25,000,000	賞与引当金	25,000,000

＜賞与支給時＞

借　方		貸　方	
賞与引当金	25,000,000	現金及び預金	37,500,000
賞与	12,500,000		

2) その他の引当金

病院会計準則においては、修繕引当金やその他の引当金を勘定科目の説明の中であげていない。しかしながら、賞与引当金や退職給付引当金、貸倒引当金以外にも、引当金の4つの要件を満たすものがある。つまり、①将来の特定の費用または損失であり、②発生の原因が当期以前の事象に起因し、③発生の可能性が高く、④その金額を合理的に見積ることができる場合には当該金額を引当金として計上することとなる。

医療訴訟などに要する損害賠償費用についても、上記の引当金の用件を満たす場合は、「損害賠償損失引当金」「医療訴訟損失引当金」などの名称で計上が必要になる場合があるが、言い換えれば、訴訟となる原因が当期以前に発生し、裁判による金額の提示などがあり、その支払が確実と認められるようになるまでは計上することができない。

3）補助金の収益化

> 第19　貸借対照表科目の分類
> 3．負債
> （4）　補助金については、非償却資産の取得に充てられるものを除き、これを負債の部に記載し、補助金の対象とされた業務の進行に応じて収益に計上しなければならない。設備の取得に対して補助金が交付された場合は、当該設備の耐用年数にわたってこれを配分するものとする。（注15）
> 　　なお、非償却資産の取得に充てられた補助金については、これを純資産の部に記載するものとする。

＜ガイドライン3－5　補助金の会計処理に相違がある場合＞
補助金の会計処理について、病院会計準則と異なる会計処理を行っている場合には、その旨、採用した会計処理方法、病院会計準則に定める方法によった場合と比較した影響額を「比較のための情報」として記載する。

　病院が特定の事業目的のために、国や地方公共団体から補助金を受けた場合には、その収益を繰延処理することが定められている。すなわち、補助金を受けた際には、「前受補助金」などの負債勘定によって計上し、補助金の対象とされた業務の進行に応じて「運営費補助金収益」や「施設設備補助金収益」（病院会計準則に例示されている）などの勘定科目を用いて収益に振り替える。この会計処理により、補助金を受けた病院は、将来にわたり補助目的に従った事業を行うための費用と収益とを期間対応させることができる。この結果、当期の損益計算書上に適切に反映されることとなる。
　なお、寄付金や受贈益については、補助金のような一般性はないため（補助金と同様な条件を付されている場合もあるが）、受け取った年度の収益または純資産の増減とし、繰延処理はしないこととする。
　実務では、「業務の進行」による収益の期間対応をどのようにするべきか、このことに対して、病院会計準則には明確な方法は示されていない。一般的には、独立行政法人会計基準や国立大学法人会計基準における費用進行基準に従って収益化していくと考えられる（以下参照）。
　また、補助金事業に係る経費と、他の事業に係る経費とを区別しておく必要がある。固定資産を取得した場合、それが償却資産であれば減価償却により費用化されていくので、補助金により購入した償却資産の減価償却費については、他の経費と同様、毎期把握しておく必要がある。そのうえで、当該経費と減価償却費とを合わせた額が、毎期収益化されていくことになる。
　土地や電話加入権などの非償却資産の場合は、補助金により購入した固定資産であっても、原則として売却するまで費用化されることはない。つまり、負債の部に計上した補助

金額が長い期間、計上されたままということになる。かといって収益化できるかというと、それに見合う費用が計上されないため、非償却資産の取得価格だけ損益計算書上で利益が計上されてしまい、財務諸表の比較可能性に支障をきたすこととなる。そのため、非償却資産の取得に充てられた補助金については、これを純資産の部に記載することにより、このような状況を回避しているのである。

なお、準則においては純資産の部の勘定科目名は定められていない。そのため、開設主体の会計基準に従うことが原則となるが、独立行政法人会計基準及び国立大学法人会計基準においては、資本剰余金に計上するものとされている。

［例1］ 補助金の収益化

当期において病院開設のための補助金70,000,000円の交付を受けた。病院開設のためには以下の費用が見込まれていて、そのうち50％を当該補助金でまかなうことにしている。
・土地取得価額　70,000,000円
・建物建築価額　50,000,000円　（残存価額10％、耐用年数50年、定額法）
・開設諸経費　　20,000,000円
・当期において土地を取得し、諸経費のうち8,000,000円が発生した。また建物建築の前金として10,000,000円を支払い、建設仮勘定で処理している。
・来期において建物が完成し、建築費用残額を支払うとともに、期首から事業の用に供する予定である。また、諸経費のうち残額12,000,000円を支払う。

（注）例題として単純にしているので、実際の補助金をうけた際の実務とは異なる。

【当期】
＜補助金受領時＞

借　方		貸　方	
現　金	70,000,000	長期前受補助金	70,000,000

＜土地取得時＞

借　方		貸　方	
土　地	70,000,000	現　金	70,000,000
長期前受補助金	35,000,000	純資産	35,000,000

＜諸経費支払時＞

借　方		貸　方	
費　用	8,000,000	現　金	8,000,000
長期前受補助金	4,000,000	施設設備補助金収益	4,000,000

＜建物前金支払時＞

借　方		貸　方	
建設仮勘定	10,000,000	現　金	10,000,000

【来期】
<建物完成時>

借 方		貸 方	
建 物	50,000,000	現 金	40,000,000
		建設仮勘定	10,000,000

<諸経費支払時>

借 方		貸 方	
費 用	12,000,000	現 金	12,000,000
長期前受補助金	6,000,000	施設設備補助金収益	6,000,000

<決算時>

借 方		貸 方	
減価償却費	900,000	減価償却累計額	900,000
長期前受補助金	450,000	施設設備補助金収益	450,000

長期前受補助金 a/c

純資産	35,000,000	現 金	70,000,000
施設設備補助金収益	4,000,000		
施設設備補助金収益	6,000,000		
施設設備補助金収益	450,000		
（残額）	(24,550,000)		

　長期前受補助金の残額 24,550,000 円は、当該建物の残存耐用年数 49 年にわたって収益化されていくこととなる。
　（長期前受補助金の残額）24,550,000 円 －（毎期の収益価額）450,000 円 × 49 年 ＝ 2,500,000 円となり、2,500,000 円は建物の残存価額のうち、補助金見合いの分となる。

(5) 純資産の勘定科目

> 第19　貸借対照表科目の分類
> 4. 純資産
> 　純資産は、資産と負債の差額として病院が有する正味財産である。純資産には、損益計算書との関係を明らかにするため、当期純利益又は当期純損失の金額を記載するものとする。（注9）

　病院の貸借対照表上、資本剰余金と利益剰余金の区別は必要ではないが、当期の業務活動の結果である損益を適正に算定するためには、収益または費用を発生させる取引とこれらを伴わないで純資産の増加または減少をもたらす取引とを区別しておかなければならな

い。これが損益取引区別の原則の意義である。

　なお、純資産の内訳は新準則においては規定されておらず、純資産の部において、当期純利益または当期純損失を内書きし、当期の業務活動の結果、増減した純資産の額を独立して表示し、純資産全体の中での構成を明示するのである。したがって実際には開設主体の会計基準及び取引実態に合わせ、勘定科目が決定されることとなる。

(6) 貸借対照表の様式

以下に貸借対照表の例示を記載する。

貸借対照表（例）

平成×年×月×日

科　　目	金　　額	
（資産の部）		
Ⅰ　流動資産		
現金及び預金	×××	
医業未収金	×××	
未収金	×××	
有価証券	×××	
医薬品	×××	
診療材料	×××	
給食用材料	×××	
貯蔵品	×××	
前渡金	×××	
前払費用	×××	
未収収益	×××	
短期貸付金	×××	
役員従業員短期貸付金	×××	
他会計短期貸付金	×××	
その他の流動資産	×××	
貸倒引当金	△×××	
流動資産合計		×××
Ⅱ　固定資産		
1　有形固定資産		
建物	×××	
構築物	×××	
医療用器械備品	×××	
その他器械備品	×××	
車両及び船舶	×××	
放射性同位元素	×××	
その他の有形固定資産	×××	
土地	×××	
建設仮勘定	×××	
減価償却累計額	△×××	
有形固定資産合計	×××	
2　無形固定資産		
借地権	×××	
ソフトウェア	×××	
その他の無形固定資産	×××	
無形固定資産合計	×××	
3　その他の資産		

192 Ⅱ．医療機関の会計基準

有価証券	×××	
長期貸付金	×××	
役員従業員長期貸付金	×××	
他会計長期貸付金	×××	
長期前払費用	×××	
その他の固定資産	×××	
貸倒引当金	△×××	
その他の資産合計	×××	
固定資産合計		×××
資産合計		×××

（負債の部）
Ⅰ　流動負債

買掛金	×××	
支払手形	×××	
未払金	×××	
短期借入金	×××	
役員従業員短期借入金	×××	
他会計短期借入金	×××	
未払費用	×××	
前受金	×××	
預り金	×××	
従業員預り金	×××	
前受収益	×××	
賞与引当金	×××	
その他の流動負債	×××	
流動負債合計		×××

Ⅱ　固定負債

長期借入金	×××	
役員従業員長期借入金	×××	
他会計長期借入金	×××	
長期未払金	×××	
退職給付引当金	×××	
長期前受補助金	×××	
その他の固定負債	×××	
固定負債合計		×××
負債合計		×××

（純資産の部）
Ⅰ　純資産額　　　　　　　　　　　　　　　　　×××
　　（うち、当期純利益又は当期純損失）　　　（×××）
　　　　　純資産合計　　　　　　　　　　　　×××
　　　　　負債及び純資産合計　　　　　　　　×××

9．第4章　損益計算書原則（第28～第40）

(1) 損益計算書の意義・作成目的

> 第28　損益計算書の作成目的
> 　損益計算書は、病院の運営状況を明らかにするために、一会計期間に属するすべての収益とこれに対応するすべての費用とを記載して当期純利益を表示しなければならない。

損益計算書は、病院の運営状況を明らかにすることを目的としている。つまり、計算期間に係る運営状況、すなわち一会計期間にどれだけの収益を上げ、その収益を獲得するために何をどれだけ使用したのかを示すものである。旧準則では「病院の経営成績」と表現されていたが、「病院の運営状況」という表現に変更された。

(2) 損益計算書の表示

> 第31 損益計算書の区分
> 　損益計算書には、医業損益計算、経常損益計算及び純損益計算の区分を設けなければならない。
> 1. 医業損益計算の区分は、医業活動から生ずる費用及び収益を記載して、医業利益を計算する。（注20）（注22）
> 2. 経常損益計算の区分は、医業損益計算の結果を受けて、受取利息、有価証券売却益、運営費補助金収益、施設設備補助金収益、患者外給食収益、支払利息、有価証券売却損、患者外給食用材料費、診療費減免額等、医業活動以外の原因から生ずる収益及び費用であって経常的に発生するものを記載し、経常利益を計算する。
> 3. 純損益計算の区分は、経常損益計算の結果を受けて、固定資産売却損益、災害損失等の臨時損益を記載し、当期純利益を計算する。

> ＜ガイドライン4―3　損益計算書の区分・分類が異なる場合＞
> 　損益計算書の区分について、病院会計準則と異なる様式を採用している場合には、その旨、病院会計準則に定める区分との対応関係について、「比較のための情報」として記載する。

　損益計算書の表示方法については、医業損益計算、経常損益計算及び純損益計算の区分を設けて当期純利益を算定する形式としている。医業損益計算の区分は、医業活動から生じる費用及び収益を記載して、医業利益を表示する。経常損益計算の区分では、医業利益の計算結果を受けて医業活動以外の原因から生じる収益及び費用であって経常的に発生するものを記載して、経常利益を表示する。純損益計算区分においては、経常損益計算の結果を受けて臨時損益を記載し、当期の負担に属する法人税額等を控除して当期純利益を表示する。

　なお、損益計算書の区分について、開設主体の会計基準やその他の事情で病院会計準則と異なる様式を採用している場合には、その旨、病院会計準則に定める区分との対応関係について、「比較のための情報」として記載する（「病院会計準則適用ガイドラインについて」4―3）。

(3) 発生主義の原則

> 第32 発生主義の原則
> すべての費用及び収益は、その支出及び収入に基づいて計上し、その発生した期間に正しく割当てられるように処理しなければならない。ただし、未実現収益は原則として、当期の損益計算に計上してはならない。
> 前払費用及び前受収益は、これを当期の損益計算から除去し、未払費用及び未収収益は、当期の損益計算に計上しなければならない。(注21)

　収益・費用を認識する基準として、現金主義と発生主義があるが、病院の会計は「発生主義」によって行う。「発生主義」とは、財産の移動や事業活動に伴う取引の認識を、それらの事実の発生した時点で行うことである。
　これに対して、「現金主義」は、収入・支出が実際に行われた時点、すなわち収入の入金時や費用の支払時に取引を認識するものである。

(4) 総額主義の原則

> 第33 総額主義の原則
> 費用及び収益は、原則として、各収益項目とそれに関連する費用項目とを総額によって対応表示しなければならない。費用の項目と収益の項目とを直接に相殺することによってその全部又は一部を損益計算書から除去してはならない。

　総額主義の原則とは損益計算書に費用及び収益を総額で記載することを要請するものである。損益計算書において費用と収益を総額で示さずそれを相殺して利益だけを表示すると、病院の業務活動の規模を把握することができない。そのため費用と収益とは純額で表示することが必要とされる。

(5) 費用収益対応の原則

> 第34 費用収益対応の原則
> 費用及び収益は、その発生源泉に従って明瞭に分類し、各収益項目とそれに関連する費用項目とを損益計算書に対応表示しなければならない。

　費用収益対応の原則とは、期間利益額を算出する際に期間収益と期間費用の金額的な対応関係が成立するように、当期の発生費用額を当期の収益額に対応する部分と次期以降の収益額に対応する部分とに区分することを要請する原則である。
　費用と収益は同時に発生するわけではなく、通常ズレがある。費用は発生主義によって認識され、医業収益は実現基準によって認識される。つまり、費用と収益で認識の基準に差があるのである。この原則では、収益（結果）に費用（原因）を対応させることで、費

用と収益を結び付け、当期の利益を算出する。

　具体的には、当期の収益と因果関係のある費用のみが当期の費用として計上され、当期の費用として計上されなかった費用は資産として計上される。減価償却費なども、費用収益対応の原則にもとづいて設定されている費目である。

　なお、厳密には、医業収益と医業原価は、因果関係にもとづく対応表示がなされる一方、因果関係が見えにくい費用については期間費用として処理される。

　費用収益対応の原則自体は特別なものではないが、改正後の病院会計準則固有の適用例としては、補助金の収益化の処理があげられる。

(6) 実現主義の原則

> 第35　医業利益
> 3. 医業収益は実現主義の原則に従い、医業サービスの提供によって実現したものに限る。

　実現主義とは、収益を計上するに際しては、財貨または役務の提供とその対価としての現金もしくは現金同等物の回収がなければならないとする原則である。

　現金もしくは現金同等物といった貨幣手段としての対価回収がない段階で収益を認識してしまうと、その利益の処分可能性に重大な疑義が生じる可能性がある。

　これを回避する目的で医業収益に関しては、発生主義を認識基準とする費用及び収益とは異なり、より保守的な実現主義を採用することとされている。

　第32条 発生主義の原則においても「ただし、未実現収益は原則として、当期の損益計算に計上してはならない。」とあり、収益計上については実現主義の原則を適用することを示している。

(7)　損益計算書の勘定科目

> 第35　医業利益
> 　医業損益計算は、一会計期間に属する入院診療収益、室料差額収益、外来診療収益等の医業収益から材料費、給与費、経費等の医業費用を控除して医業利益を表示する。
> 1. 医業収益は、入院診療収益、室料差額収益、外来診療収益、保健予防活動収益、受託検査・施設利用収益及びその他の医業収益等に区分して表示する。
> 2. 医業費用は、材料費、給与費、委託費、設備関係費、研究研修費、経費、控除対象外消費税等負担額に区分して表示する。なお、病院の開設主体が本部会計を独立会計単位として設置している場合、本部費として各施設に配賦する内容は医業費用として計上されるものに限定され、項目毎に適切な配賦基準を用いて配賦しなければならない。なお、本部費配賦額を計上する際には、医業費用の区分の末尾に本部費配賦額として表示するとともに、その内容及び配賦基準を附属明細表に記載するものとする。(注22) (注23)

196　Ⅱ．医療機関の会計基準

> 3．医業収益は、実現主義の原則に従い、医業サービスの提供によって実現したものに限る。

　医業収益及び医業費用とは、いわば医業サービスの本業を表す収益・費用の分類であり、その対応関係は極めて重要である。したがって、医業収益と、そのために費やされた医業費用とを対応させることにより、病院本来の活動の成果である医業利益を表す必要がある。

> 第36　経常損益計算
> 　経常損益計算は、受取利息及び配当金、有価証券売却益、患者外給食収益、運営費補助金収益、施設設備補助金収益等の医業外収益と、支払利息、有価証券売却損、患者外給食用材料費、診療費減免額等の医業外費用とに区分して表示する。
> 第37　経常利益
> 　経常利益は、医業利益に医業外収益を加え、これから医業外費用を控除して表示する。

　医業外収益と医業外費用の関係性は、患者外給食収益と患者外給食材料費のように対応関係がある場合もあるが、そのほとんどは対応関係がないものである。つまり、一般的には、金融活動の収益・費用を表すことになるため、おもに財務活動の結果としてみることができる。
　このように、本来の業務である医業サービスではないものについても、1会計期間の発生額として期間対応させる必要がある。

> 第38　純損益計算
> 　純損益計算は、固定資産売却益等の臨時収益と、固定資産売却損、固定資産除却損、資産に係る控除対象外消費税等負担額、災害損失等の臨時費用とに区分して表示する。
> 　（注22）
> 第39　税引前当期純利益
> 　税引前当期純利益は、経常利益に臨時収益を加え、これから臨時費用を控除して表示する。

(9)「施設間取引について」(P.179) で述べたように、他会計からの補助金、負担金または他会計に対する補助金、負担金については、純資産の増減取引として認識される。また、企業会計における「特別損益」という用語は広く解釈されているため、病院会計準則ではできるだけ限定しようという趣旨から「臨時収益」という用語に改められている。

> 第40　当期純利益
> 　当期純利益は、税引前当期純利益から当期の負担に属する法人税額等を控除して表示する。当期の負担に属する法人税額等は、税効果を加味して当期純利益が負担すべき額を計上するものとする。（注24）

　当期の負担に属する法人税額などについては、税効果を加味することとされ、税効果会計については後ほど説明する。
◆　損益計算書の各勘定科目の詳細については、「病院会計準則　別表　勘定科目の説明　損益の部」にて例示されている。
　新準則で新たに規定された会計処理のうち、損益計算書にかかわるものである「消費税の会計処理」「本部費の配賦」「税効果会計」について以下に説明する。

1）消費税の会計処理について

　消費税などの納付額については、開設主体全体で計算されることになるが、病院施設の費用などから発生した金額については、各施設が負担すべき消費税をその財務諸表において表示することにより、各施設の経営状況を適切に把握することができる。

> ＜ガイドライン4－4　消費税の会計処理に相違がある場合＞
> 　消費税の会計処理を病院会計準則と異なる方法で行っている場合には、その旨、会計処理方法及び病院会計準則に定める方法によった場合と比較した影響額を「比較のための情報」として記載する。この場合の影響額とは、医業収益及び医業費用の各区分別に含まれている消費税相当額、控除対象外消費税等（資産に係るものとその他に区分する）と、その結果としての損益計算書の医業利益、経常利益及び税引前当期純利益に与える影響額とする。

① 税抜処理の強制

　消費税等の会計処理方法には税抜方式と税込方式がある。そのほかにも簡易課税制度の採用の有無、免税法人か否か、さらに特定収入割合の計算が必要な場合など、その会計処理・納税方法は非常に多岐に及んでいる。しかしながら、病院会計準則の目的は異なる開設主体間の比較可能性の確保にあるため、消費税などの処理についても、すべての開設主体に対し税抜処理を一律に適用するといった一部制限を加えている。したがって、開設主体が簡易課税制度選択法人や免税法人であったとしても、消費税などの会計処理については税抜処理を行わなければならない。

② 資産に係る控除対象外消費税等負担額の区分表示

　病院においては一般企業と異なり、社会保険診療報酬などが非課税のため、仕入れに係

る消費税などのうち多額の部分が控除対象外となる。この課税売上割合が通常 80%未満であるため、「控除対象外消費税等負担額」及び「資産にかかる控除対象外消費税等負担額」の会計処理を行うことになる。この勘定科目の表示箇所としては、医業損益を適正に計算するために、経常的費用に係るものについては医業費用に「控除対象外消費税等負担額」として計上するとともに、固定資産取得に係るものについては医業外費用に「資産に係る控除対象外消費税等負担額」として区分計上する。

なお、控除対象外消費税などについては支払時に一括して費用計上することが一般的であるが、税法上、「資産に係る控除対象外消費税等負担額」のうち建物などの取得額に対応する金額の大きなものについては、当該年度のみの費用とするのではなく当該資産の取得価額に含めて、5年以上の期間で償却することとされている。

これら消費税等の処理方法については、税抜方式と税込方式のどちらを採用しているか、資産に係る控除対象外消費税などの処理方法は、発生年度に一括費用処理か、複数年にわたる費用処理かなどについても注記することが必要である。

実際の適用については、日本公認会計士協会より出された「非営利法人委員会研究報告第 12 号病院会計準則適用における実務上の取扱い」に従うこととなり、その内容は以下のとおりである。

消費税の納税額を開設主体における実際額とは別に各施設においても計算し、その誤差について修正を加えたうえで、損益計算書に計上すべき控除対象外消費税額を算出する。

開設主体によっては、仕入税額控除の計算を、個別対応方式をとるなどしているが、そのような実際の計算方式とは関係なく、一括方式で施設別金額と実際の金額を計算する。

以下、日本公認会計士協会非営利法人委員会研究報告第 12 号「病院会計準則適用における実務上の取扱い」から「消費税等の取扱い」に関する箇所を引用して解説する。

③ 消費税等の取扱い

ⅰ）病院会計準則の規定

各施設が負担すべき消費税等の額について病院会計準則では、医業費用の区分として「控除対象外消費税等負担額」を、臨時費用の区分として「資産に係る控除対象外消費税等負担額」を規定している。また、注22において「消費税等の納付額は、開設主体全体で計算される。病院施設においては開設主体全体で計算された控除対象外消費税等のうち、当該病院の費用等部分から発生した金額を医業費用の控除対象外消費税等負担額とし、当該病院の資産取得部分から発生した金額のうち多額な部分を臨時費用の資産に係る控除対象外消費税等負担額として計上するものとする」と解説されている。

ⅱ）簡易課税制度選択法人及び免税法人における会計処理

病院会計準則の役割として、病院施設を有する開設主体すべてに適用することにより、異なる開設主体間の経営比較を可能とし、経営管理に資する有用な会計情報を提

供することがある。そのため、この比較可能性を重視する立場から会計処理自由の原則に一部制限を加えている。消費税等の会計処理もこれに該当することになり、病院会計準則ではすべての開設主体に対し税抜処理を一律に適用することとしている。

したがって、開設主体が簡易課税制度選択法人や免税法人であったとしても消費税等の会計処理については税抜処理を行うことになる。この場合、本則課税適用法人とは異なり、簡易課税制度選択法人においては仮払消費税等の額と仮受消費税等の額との差額から納付すべき消費税等の額を控除したものが、各施設で負担すべき控除対象外消費税等の額の基礎となる。また、免税法人においては仮受消費税等と仮払消費税等との差額のすべてが各施設で負担すべき控除対象外消費税等の額の基礎となる。

ⅲ）控除対象外消費税等負担額の施設別の計算

消費税等の納税額を、開設主体全体で計算した金額と、施設別に計算した金額を合計した金額は、課税売上割合と仕入税額控除の関係で通常一致しない。例えば、仕入税額控除の計算を一括比例配分方式で行っている場合、以下のとおり差異が発生する。

消費税の納付額計算と施設別計算額　　　　　　　　　　　　　　　（単位：千円）

	全体計算	A施設単独	B施設単独	A＋B	差額
課税売上（税込）	36,750	15,750	21,000	36,750	0
課税売上（税抜）	35,000	15,000	20,000	35,000	0
非課税売上	115,000	85,000	30,000	115,000	0
課税仕入（税込）	136,500	94,500	42,000	136,500	0
課税仕入（税抜）	130,000	90,000	40,000	130,000	0
課税売上割合	23.33%	15.00%	40.00%		
仕入税額（4%）	5,200	3,600	1,600	5,200	0
控除対象仕入税額	1,213	540	640	1,180	33
売上税額	1,400	600	800	1,400	0
納付すべき消費税額	187	60	160	220	-33
納付すべき地方消費税額	47	15	40	55	-8
納付税額合計	233	75	200	275	-42
仮受消費税	1,750	750	1,000	1,750	0
仮払消費税	6,500	4,500	2,000	6,500	0
控除対象外消費税等	4,983	3,825	1,200	5,025	-42

このように、施設単位で計算した控除対象外消費税額等の単純合計 5,025,000円と実際の控除対象外消費税額等 4,983,000円の差額（納付すべき消費税額等の差額と同額）が42,000円発生することとなる。

このため、それぞれの施設が実際に負担すべき控除対象外消費税等の金額を計算する必要が生じるが、この場合、施設別に計算した金額に4,983,000／5,025,000を乗じた金額とするのが適当である。

なお、仕入税額控除の計算を個別対応方式で行っている場合でも、上記例に準じて施設別の金額と実際の金額を計算し、上記例に準じて負担すべき控除対象外消費税額等を計算することになる。また、開設主体が公益法人等に該当する場合は、控除対象外消費税額等の金額は、課税売上割合と特定収入割合に影響されるため、計算要素が増えて複雑となるが、施設別金額と実際額をそれぞれ計算し、上記例に準じて負担すべき控除対象外消費税額等を計算することになる。

iv）会計処理

病院会計準則では消費税等の会計処理を税抜方式で行うこととされているため、各取引における消費税等の金額を、課税仕入の場合には「仮払消費税」、課税売上の場合には「仮受消費税」で処理するのが一般的である。上記例のA施設(病院)において、納税計算前におけるそれぞれの勘定科目の金額は以下のようになっている。

- 仮払消費税（借方残）　　4,500,000円
- 仮受消費税（貸方残）　　　750,000円

仮払消費税額のうち、控除対象外消費税を費用に振り替える必要があるが、この際には医業費用となるものと臨時費用になるものとを区別しなければならない。臨時費用とすべき資産取得部分から発生した金額のうち多額な部分とは、法人税上の控除対象外消費税額等を発生時に一括して損金算入できないものと同じ範囲であると解釈するのが適当である。

＜参考＞

法人税法施行令第百三十九条の四（資産に係る控除対象外消費税額等の損金算入等）

内国法人の当該事業年度〔消費税法(昭和六十三年法律第百八号)第三十条第二項(仕入れに係る消費税額の控除)に規定する課税売上割合に準ずる割合として財務省令で定めるところにより計算した割合が百分の八十以上である事業年度に限る〕において資産に係る控除対象外消費税額等が生じた場合において、その生じた資産に係る控除対象外消費税額等の合計額につき、その内国法人が当該事業年度において損金経理をしたときは、当該損金経理をした金額は、当該事業年度の所得の金額の計算上、損金の額に算入する。

2　内国法人の当該事業年度(前項に規定する事業年度を除く)において生じた資産に係る控除対象外消費税額等が次に掲げる場合に該当する場合において、その内国法人が該当事業年度において損金経理をしたときは、当該損金経理をした金額は、当該事業年度の所得の金額の計算上、損金の額に算入する。

一　たな卸資産に係るものである場合
二　二十万円未満である場合(前号に掲げる場合を除く)

第10章 病院会計準則について 201

したがって、まずは法人税法施行令第139条の4により、法人全体で一括損金算入できないものがあるかどうかを判定する必要がある（上記参照）。上記例では法人全体の課税売上割合が23.33％となるため、資産に係る控除対象外消費税が20万円以上かどうかの計算を以下のように行い判定することになる。

臨時費用発生の有無の判定 （単位：千円）

	資産に係るもの	左記以外	合計
課税仕入の額(税抜)	35,000	95,000	130,000
仮払消費税の額(5%)	1,750	4,750	6,500
課税仕入に係る消費税額(4%)	1,400	3,800	5,200
控除対象となる消費税額(4%)	327	886	1,213
同上の地方消費税を含む金額(5%)	409	1,108	1,517
控除対象外消費税等の額	1,341	3,642	4,983

この結果を受け、例えば上記例の仮払消費税4,500,000円のうち、1,500,000円がたな卸資産以外の資産の取得によって生じたものである場合には、以下のように臨時費用部分と医業費用部分を計算することになる。

控除対象外消費税等の費用計上区分の計算（A施設） （単位：千円）

	資産に係るもの	左記以外	合　計
課税仕入の額(税抜)	30,000	60,000	90,000
仮払消費税の額(5%)	1,500	3,000	4,500
課税仕入に係る消費税額(4%)	1,200	2,400	3,600
控除対象となる消費税額(4%)	180	360	540
同上の地方消費税を含む金額(5%)	225	450	675
控除対象外消費税等の額	1,275	2,550	3,825
単純合計控除対象外消費税等			5,025
法人全体実際控除対象外消費税等			4,983
修正率			0.992
損益計算書控除対象外消費税等	1,264	2,529	3,793
医業費用		2,529	
臨時費用	1,264		

この計算の結果の仕訳を示すと以下のようになる。

(単位：千円)

借　方		貸　方	
控除対象外消費税等負担額	2,529	仮受消費税	3,793
資産に係る控除対象外消費税負担額	1,264		

　この結果から、仮払消費税及び仮受消費税勘定を相殺し納付すべき税額を未払消費税勘定の残高とする仕訳は、以下のようになる。

(単位：千円)

借　方		貸　方	
仮受消費税	750	仮払消費税	707
		未払消費税	43

2) 本部費の配賦について

　病院会計準則において「本部費の配賦」についての表記は以下の通りである。

> 第35　医業利益
> 2. 医業費用は、材料費、給与費、委託費、設備関係費、研究研修費、経費、控除対象外消費税等負担額に区分して表示する。なお、病院の開設主体が本部会計を独立会計単位として設置している場合、本部費として各施設に配賦する内容は医業費用として計上されるものに限定され、項目毎に適切な配賦基準を用いて配賦しなければならない。なお、本部費配賦額を計上する際には、医業費用の区分の末尾に本部費配賦額として表示するとともに、その内容及び配賦基準を附属明細表に記載するものとする。

＜ガイドライン4－5　本部費の配賦の取扱い＞
　本部会計を設置し、本部費を配賦していない場合は、その旨、病院会計準則に定める方法によった場合と比較した影響額を「比較のための情報」として記載する。

　施設会計における本部費とは、他会計で発生したものを負担するために、全体として配賦された経費のことであり、各施設自体で発生している経費とは異なるため、損益計算書上でも明確に区分することが望ましい。

　本部会計を設置するか否かは、開設主体（病院等）それぞれが自由に選択できるが、本部会計を設置する場合、本部費の計上範囲や配賦基準を統一していないと、開設主体間の比較可能性が確保できないだけでなく、財務諸表利用者の各施設の経営実態に対する判断を誤らせるおそれがある。そこで、本部費の範囲を医業費用に限定し、各施設への配布額の内容を明確にするとともに、附属明細表でその内訳配賦基準を明示する。

　なお、各施設自体の医業利益を把握するために、本部費配賦前利益を損益計算書上表示することが望ましいという考え方もあるが、一方では各病院の経費の一部を本部が負担しているだけであり、本部費も含めたコストが重要であるという考え方もある。病院会計準

則は後者であり、医業損益のみを表示することとしている。

　本部費は、開設主体全体の経営意思決定、管理広報などに要した費用であり、各施設に費用として配賦される。本部費の配賦基準については、その内容や性質、管理目的との整合性などを考慮し、実務的な簡便性も加味しつつ、適切な基準を設ける必要がある。

　また、本部費は複数の施設に共通して発生する費用（施設共通費等）とは意味合いが異なる。施設共通費は本部において計上されることもあるが、もともとは各施設に計上されるべきものであり、実務上各施設へ配賦計算を行うこともあるが、本質的に本部費とは異なるものである。

　以下、日本公認会計士協会非営利法人委員会研究報告第12号「病院会計準則適用における実務上の取扱い」から「本部費の取扱い」に関する箇所を引用して解説する。

① 病院会計準則の規定

　病院会計準則では、本部費に関し「本部会計を独立会計単位として設置している場合、本部費として各施設に配賦する内容は医業費用として計上されるものに限定され、項目ごとに適切な配賦基準を用いて配賦しなければならない。なお、本部費配賦額を計上する際には、医業費用の区分の末尾に本部費配賦額として表示するとともに、その内容及び配賦基準を附属明細表に記載するものとする」と規定している。

　また、注23では「病院が本部を独立の会計単位として設置するか否かは、各病院の裁量によるが、本部会計を設置している場合には、医業利益を適正に算出するため、医業費用に係る本部費について適切な基準によって配賦を行うことが不可欠である。したがって、この場合には、医業費用の性格に応じて適切な配賦基準を用いて本部費の配賦を行い、その内容を附属明細表に記載しなければならない」と解説している。

② 本部費の意義

　本部費は、法人全体の経営意思決定、管理及び広報等のために要した費用であり、実務上の利便性を理由に行われる一括的な資金調達や支払いを原因とする各施設等に対する肩代わり費用や複数の施設に共通して発生する費用項目（施設共通費等）の配分額とは異なることに留意する必要がある。肩代わり費用や施設共通費等は、本来、各施設等に直課または配賦すべきものであっても、実務上の便宜により、いったん本部会計単位に計上することはあって、最終的には、それぞれの費目ごとに、各施設に振り替えられることになる。この場合、実務的には配賦計算を行う場合も想定されるが、その本質的意味として本部費の配賦とは、別個の問題として取り扱う必要がある。

③ 配賦基準の種類

　本部費の配賦基準としては一般的に以下ようなものが考えられる。

Ⅱ. 医療機関の会計基準

本部費の配布基準

配賦基準	内容
従事者数	各施設等におけるサービス提供者側の人員数である従事者数
患者・利用者数	各施設等におけるサービス受領者側の人員数である患者・利用者数
延面積	各施設等の延利用床面積
総資産額	各施設の総資産額
総収入額	各施設の事業収益額
帳簿価額	各施設等における一定の範囲の資産や負債の金額

　　　配賦基準の選択に当たっては、配賦すべき費目の性質と構成、管理の目的との整合性を考慮し、また、配賦計算の基礎となる計数の集計等に対する実務的効率性、簡便性等を勘案して適切に行われなければならない。

④　会計処理と附属明細表の作成
　　　本部会計単位に集計された医業費用科目について、複数の配賦基準を選択し、各施設に対する配賦額を計算するために、以下のような本部費配賦表を作成する。

本部費配賦表　　　　　　　　　　　　　　　　　　　　　　　　　（単位：千円）

	本部費	A病院	B病院	C老健	配賦基準
給与費	50,000	28,571	17,858	3,571	（従事者数）
保守委託費	2,000	1,143	714	143	（従事者数）
設備関係費	30,000	17,143	10,714	2,143	（従事者数）
研修費	500	286	178	36	（従事者数）
広告宣伝費	1,500	750	500	250	（総資産）
会議費	600	322	214	64	（管理職員数）
交際費	800	400	267	133	（総資産）
その他経費	17,000	9,714	6,072	1,214	（従事者数）
合計	102,400	58,329	36,517	7,554	
〈配賦基準別集約〉					
（従事者数）	700	400	250	50	人
配賦額計	99,500	56,857	35,536	7,107	
（管理職員数）	28	15	10	3	人
配賦額計	600	322	214	64	
（総資産）	120	60	40	20	千円

	配賦額計	2,300	1,150	767	383	
合計		102,400	58,329	36,517	7,554	

　この計算結果にもとづき、配賦額の相手科目として純資産項目を採用した場合の各施設等における仕訳を示すと以下のようになる。

(単位：千円)

	借　方		貸　方	
A病院	本部費配賦額	58,329	純資産(本部)	58,329
B病院	本部費配賦額	36,517	純資産(本部)	36,517
C老人保健施設	本部費配賦額	7,554	純資産(本部)	7,554
本部	純資産(A病院)	58,329	本部費配賦額	102,400
	純資産(B病院)	36,517		
	純資産(C病院)	7,554		

　また、この場合のA病院の附属明細表は以下のとおりとなる。

本部費明細表

(単位：千円)

項　目	本部費	当病院への配賦額	配賦基準
給与費、設備関係費他	99,500	56,857	従事者数
広告宣伝費、交際費	2,300	1,150	総資産
会議費	600	322	管理職員数
合　計	102,400	58,329	

3）税効果会計について

　法人税等（法人税、法人都道府県民税、法人市町村民税及び法人事業税）は利益を基準として課税されるものである。それゆえ、開設主体が課税される法人の場合、税引前当期純利益と当期純利益を区別して損益計算書の段階計算をすることとなる。他の租税と区別され、税引前当期純利益の次に計上することとなるからである。

　実際には、法人税等は税引前当期純利益ではなく課税所得に対して課税するものであり、企業会計の利益である税引前当期純利益と法人税法の課税対象となる課税所得には差異がある。企業会計の利益については、収益と費用の差額として求められ、法人税法の課税所得については、益金と損金の差額として求められる。収益と益金、費用と損金では、それぞれ認められるものと、認められないものとがあるため、企業会計の利益と法人税法の課税所得には差異が生じるのである。

　まず、収益と益金については、収益ではあるが益金ではないもの（益金不算入）と、収益ではないが益金であるもの（益金算入）が存在する。また、費用と損金についても、費用ではあるが損金ではないもの（損金不算入）と、費用ではないが損金となるもの（損金

算入）が存在する。したがって、法人税の課税対象となる課税所得は、税引前当期純利益に益金算入額と損金不算入額を加算し、益金不算入額と損金算入額を減算して求めることになる。

　この差異には、企業会計と法人税法上の考え方の違いから、永久に解消されない差異と、考え方は同じだが認識時点が違うことによる差異とがある。後者は、将来的には解消される差異であるため、税効果会計の対象として将来に繰り延べることとする。

　つまり、税効果会計とは、税引前当期純利益と課税所得の違いにより、当該年度の課税所得に対する法人税等をそのまま損益計算書に計上すると、税引後の当期純利益が、正しい期間損益計算とならないこととなるため、これを調整することを目的としているのである。

　企業会計における「税効果会計に係る会計基準」では、その目的を次のように述べている。

税効果会計に係る会計基準

第一　税効果会計の目的

　税効果会計は、企業会計上の資産又は負債の額と課税所得計算上の資産又は負債の額に相違がある場合において、法人税その他利益に関連する金額を課税標準とする税金の額を適切に期間配分することにより、法人税等を控除する前の当期純利益と法人税等を合理的に対応させることを目的とする手続である。（注1）

　　同　注解

　（注1）法人税等の範囲
　　法人税等には、法人税のほか、都道府県民税、市町村民税及び利益に関連する金額を課税標準とする事業税が含まれる。

　この税効果会計は病院会計準則にも導入されている。これにより、損益計算上の利益（税引前当期純利益）と課税上の所得（課税所得）計算との年度計上の差異を調整する。課税される開設主体であっても、法人税等の納付すべき税額は病院単位ではなく法人全体で計算され、病院単位の損益計算書に計上する金額は以下の手順で計算される。

① 開設主体全体での法人税等納税額の計算について

＜本部会計単位＞
　　・仕訳例
　　　（法人税・住民税及び事業税）　　×××　／　（未払法人税等）　　×××
　　　　　　　　　　　　　　　　　　　　　　　（仮払法人税等）　　×××

　法人全体の課税所得をもとに、当該年度が負担すべき法人税、住民税、事業税の金額を

算出する。それぞれの税金につき、中間納付をしている場合や、利息に係る源泉税等のように法人税等から控除できるものは、「仮払法人税等」として借方に計上しておき、法人税等の確定時には、当該勘定を減少させるとともに、残額を「未払法人税等」とする。

② 開設主体全体の税効果額の計算について

　税効果会計を適用すると、繰延税金資産及び繰延税金負債が貸借対照表上に計上される。繰延税金資産は、将来にわたり法人税等の支払額を減額するものであり、一般的には法人税等の前払いと考えられるため、資産として計上される。また、繰延税金負債は、将来にわたり法人税等の支払額を増額するものであり、法人税等の未払いに相当するため、負債として計上される。また、繰延税金資産と繰延税金負債にはそれぞれ流動と固定の区分があるため、勘定科目も流動・固定をそれぞれ区分して設けることとなる。

＜本部会計単位＞
　・仕訳例
　　　　（繰延税金資産）　　×××　／　（法人税等調整額）　　×××
　　　　（法人税等調整額）　××× 　／　（繰延税金負債）　　×××

　病院会計準則は、開設主体全体（複数の病院や介護施設等を開設している医療法人全体）の会計基準として制定されたものではない。そのため、病院会計準則では規定されていないが、企業会計では、税効果会計の内容について、以下のような注記をすることとなっている。これにより、税効果会計の概要を理解することができる。

＜注記＞
　1. 繰延税金資産及び繰延税金負債の発生原因別の内訳
　　繰延税金資産
　　　　貸倒引当金損金算入限度超過額　　　　　　×××
　　　　賞与引当金損金算入限度超過額　　　　　　×××
　　　　退職給付引当金損金算入限度超過額　　　　×××
　　繰延税金資産小計　　　　　　　　　　　　　　×××
　　　　評価性引当金　　　　　　　　　　　　　△×××
　　　　繰延税金資産合計　　　　　　　　　　　　×××
　　繰延税金負債
　　　　固定資産圧縮積立金　　　　　　　　　　△×××
　　繰延税金資産（負債）の純額　　　　　　　　　×××
　2. 法定実効税率と税効果会計適用後の法人税率等の負担率との差異原因の主な項目別内訳

法定実効税率	××%
（調整）	
交際費等永久に損金に算入されない項目	××%
受取配当金等永久に益金に算入されない項目	××%
住民税均等割等	××%
税効果会計適用後の法人税等の負担率	××%

　利益と課税所得の差異について、その原因が収益または費用の計上年度の差異である場合、その差異が解消されるまでの間、繰延税金資産または繰延税金負債として計上される。上記例の貸倒引当金、賞与引当金、退職給付引当金は、いずれも引当金設定時には、税務上の費用（損金）とは認められないため、課税所得に加算されることになり、その加算額について法人税等の額を納付することになる。

　一方、課税上損金と認められる時点（退職金支出時など）では、会計上引当金を取り崩すため費用とはならないが、法人税等の支払額は引当金を設定した年度ですでに納付しているので、その分だけ少なくてすむ。この差異が解消されるまでの間、この引当金に対応する部分が繰延税金資産となる。また、固定資産圧縮積立金は、利益処分により積み立てるので、税引前当期純利益に反映されていないが、損金となるため、逆に繰延税金負債となり、利益処分による取崩で益金に算入される期間に応じて繰延税金負債も減少させることとなる。

　このように課税所得と利益の計上期間の違いを調整するため、税効果適用後の税引前当期純利益と、法人税等負担額（法人税等と法人税等調整額の合計）の割合は、法定実効税率[注]と近くなるはずである。実効税率と負担率の違いは、課税所得と損益計算上の違いがある項目（交際費や受取配当金等）と所得の多寡とは関係ない部分（住民税均等割）であり、この違いを確認することで正しく税効果会計を適用したかどうかを検証することができる。

　なお、繰延税金資産は、将来の課税所得を減額するものとして資産計上するため、算定した繰延税金資産は、回収可能性を評価しなければならない。この評価により回収不可能と見積もられる部分が評価性引当金である。また、医療法人の場合は、社会保険診療等に係る所得は事業税が非課税となるため、実効税率の算定上この点を考慮する必要がある。

　　（注）課税所得に対する法人税、住民税及び事業税の表面税率にもとづく所定の算定式による総合的な税率のこと。ただし、住民税の課税標準額は、課税所得ではなく法人税額を基礎としており、また、事業税は、支払事業年度の課税所得算定上損金算入が認められている点に注意する。

$$実効税率 = [法人税率 \times (1+住民税率) + 事業税率] \div (1+事業税率)$$
　　　　　　※事業税率は実効税率を割り引くこととなる。

③ 税効果額の各施設への按分
＜本部会計単位＞
　・仕訳例
　　（各病院勘定）　　×××　／　（法人税、住民税及び事業税負担額）　×××
＜当該病院の会計単位＞
　・仕訳例
　　（法人税、住民税及び事業税負担額）　×××　／　（本部勘定）　×××

　法人全体の法人税額等と税金等調整額が確定した後、これを按分計算し、各施設ごとに配賦することで、当該病院の計上額を確定することとなる。配賦基準は、各施設の税引前当期純利益の金額とするのが一般的ではあるが、施設ごとの永久差異項目に著しい差異がある場合には、これを加味する必要があると思われる。

　病院の損益計算書には、この税効果後の配賦額を一括して「法人税、住民税及び事業税負担額」に計上することとなる。なお、この計上における相手勘定の取り扱いについては、病院会計準則には別段の規定はなく、上記例では税効果を加味した総額で本部勘定としているが、未払法人税等、繰延税金資産、繰延税金負債を按分してそれぞれ計上するということも可能である。

（8）損益計算書の様式

以下に損益計算書の例示を記載する。

損益計算書（例）

自　平成×年×月×日　至　平成×年×月×日

科　目	金　額	
Ⅰ　医業収益		
1　入院診療収益	×××	
2　室料差額収益	×××	
3　外来診療収益	×××	
4　保健予防活動収益	×××	
5　受託診査・施設利用収益	×××	
6　その他の医業収益	×××	
合計	×××	
7　保険等査定減	×××	×××
Ⅱ　医業費用		
1　材料費		

(1)医薬品費		×××		
(2)診療材料費		×××		
(3)医療消耗器具備品費		×××		
(4)給食用材料費		×××	×××	
2　給与費				
(1)給料		×××		
(2)賞与		×××		
(3)賞与引当金繰入額		×××		
(4)退職給付費用		×××		
(5)法定福利費		×××	×××	
3　委託費				
(1)検査委託費		×××		
(2)給食委託費		×××		
(3)寝具委託費		×××		
(4)医事委託費		×××		
(5)清掃委託費		×××		
(6)保守委託費		×××		
(7)その他の委託費		×××	×××	
4　設備関係費				
(1)減価償却費		×××		
(2)器機賃借料		×××		
(3)地代家賃		×××		
(4)修繕費		×××		
(5)固定資産税等		×××		
(6)器機保守料		×××		
(7)器機設備保険料		×××		
(8)車両関係費		×××	×××	
5　研究研修費				
(1)研究費		×××		
(2)研修費		×××	×××	
6　経費				
(1)福利厚生費		×××		
(2)旅費交通費		×××		
(3)職員被服費		×××		
(4)通信費		×××		
(5)広告宣伝費		×××		

		(6) 消耗品費	×××		
		(7) 消耗器具備品費	×××		
		(8) 会議費	×××		
		(9) 水道光熱費	×××		
		(10) 保険料	×××		
		(11) 交際費	×××		
		(12) 諸会費	×××		
		(13) 租税公課	×××		
		(14) 医業貸倒損失	×××		
		(15) 貸倒引当金繰入額	×××		
		(16) 雑費	×××	×××	
	7	控除対象外消費税等負担額		×××	
	8	本部費配賦額		×××	×××
		医業利益（又は医業損失）			×××
Ⅲ	医業外収益				
	1	受取利息及び配当金		×××	
	2	有価証券売却益		×××	
	3	運営費補助金収益		×××	
	4	施設設備補助金収益		×××	
	5	患者外給食収益		×××	
	6	その他の医業外収益		×××	×××
Ⅳ	医業外費用				
	1	支払利息		×××	
	2	有価証券売却損		×××	
	3	患者外給食用材料費		×××	
	4	診療費減免額		×××	
	5	医業外貸倒損失		×××	
	6	貸倒医業外繰入額		×××	
	7	その他の医業外費用		×××	×××
		経常利益（又は経常損失）			×××
Ⅴ	臨時収益				
	1	固定資産売却益		×××	
	2	その他の臨時収益		×××	×××
Ⅵ	臨時費用				
	1	固定資産売却損		×××	
	2	固定資産除却損		×××	

212　Ⅱ．医療機関の会計基準

3　資産に係る控除対象外消費税等負担額	×××	
4　災害損失	×××	
5　その他の臨時費用	×××	×××
税引前当期純利益		×××
（又は税引前当期純損失）		
法人税、住民税及び事業税負担額		×××
当期純利益（又は純損失）		×××

10．第5章　キャッシュ・フロー計算書原則（第41～第48）

(1) キャッシュ・フロー計算書の意義、作成目的

> 第41　キャッシュ・フロー計算書の作成目的
> 　キャッシュ・フロー計算書は、病院の資金の状況を明らかにするために、活動内容に従い、一会計期間に属するすべての資金の収入と支出の内容を記載して、その増減の状況を明らかにしなければならない。

　キャッシュ・フロー計算書とは、医業活動の内容に従い、一会計期間におけるすべての資金の流れを収入と支出に区分し、活動別に集計して表示し、その増減を明らかにするために作成するものである。病院会計の収益・費用、利益・損失といった考えを逸するという点で、他の財務諸表とはその作成意義が異なっている。
　企業会計において、損益計算書では利益を計上（黒字）しているにもかかわらず、資金繰りに行き詰って倒産するという事例が相次いだ。例えば、売上げがすべて掛取引で、仕入れ等の支払いがすべて現金払いであるような場合、売上げが費用を上回っていても支払いができず、倒産することになる。そのため、企業会計ではキャッシュ・フロー計算書が導入されたのである。医療機関においても、企業会計にならいキャッシュ・フローを作成し、資金の流れを正確に把握できるようにした。キャッシュ・フロー作成は、損益の状況だけでなく、病院経営においても有益な情報として非常に役立つものである。

(2) 資金の範囲

> 第42　資金の範囲
> 　キャッシュ・フロー計算書が対象とする資金の範囲は、現金及び要求払預金並びに現金同等物（以下「現金等」という。）とする。（注25）（注26）

第 10 章　病院会計準則について　213

> <ガイドライン5-1　資金の範囲が異なる場合>
> キャッシュ・フロー計算書の資金の範囲が、病院会計準則と異なる場合には、その旨及びキャッシュ・フロー計算書の各区分（現金等の期首残高及び期末残高を含む）に与える影響額を「比較のための情報」として記載する。

　資金の範囲については現金及び要求払預金ならびに現金同等物とする。要求払預金とは、当座預金、普通預金、郵便預金、通知預金等である。現金同等物とは、容易に換金ができ、価値変動に僅少なリスクしか負わない短期投資、例えば 3 か月以内の定期預金、譲渡性預金、公社債投資信託等などを指す。

　病院会計準則を適用し、なおかつ、開設主体それぞれの会計基準にもとづいたキャッシュ・フロー計算書を利用する場合、資金の範囲が異なることや、計算書の各区分に与える影響額を「比較のための情報」として記載することになる。

(3) キャッシュ・フロー計算書の表示区分

第 43　キャッシュ・フロー計算書の区分
　キャッシュ・フロー計算書には、「業務活動によるキャッシュ・フロー」、「投資活動によるキャッシュ・フロー」及び「財務活動によるキャッシュ・フロー」の区分を設けなければならない。（注 27）
1. 「業務活動によるキャッシュ・フロー」の区分には、医業損益計算の対象となった取引のほか、投資活動及び財務活動以外の取引によるキャッシュ・フローを記載する。
2. 「投資活動によるキャッシュ・フロー」の区分には、固定資産の取得及び売却、施設設備補助金の受入による収入、現金同等物に含まれない短期投資の取得及び売却等によるキャッシュ・フローを記載する。
3. 「財務活動によるキャッシュ・フロー」の区分には、資金の調達及び返済によるキャッシュ・フローを記載する。

> <ガイドライン5-2　キャッシュ・フロー計算書の区分が異なる場合>
> キャッシュ・フロー計算書が、病院会計準則の区分、すなわち、「業務活動によるキャッシュ・フロー」、「投資活動によるキャッシュ・フロー」及び「財務活動によるキャッシュ・フロー」に区分されていない場合には、その旨、病院会計準則によった場合の業務活動によるキャッシュ・フロー、投資活動によるキャッシュ・フロー及び財務活動によるキャッシュ・フローを「比較のための情報」として記載する。

　キャッシュ・フロー計算書の区分は損益計算書の区分とは違い、「業務活動によるキャッシュ・フロー」、「投資活動によるキャッシュ・フロー」及び「財務活動によるキャッシュ・フロー」という活動ごとにキャッシュの流れを区分し、表示する必要がある。

214   Ⅱ. 医療機関の会計基準

◆ 業務活動によるキャッシュ・フロー

　業務活動に係る取引である。医業損益計算の対象となった取引と、投資活動に係る取引及び財務活動に係る取引以外の取引によるキャッシュ・フローを表示する。

◆ 投資活動によるキャッシュ・フロー

　投資活動に係る取引である。固定資産の取得及び売却、施設整備補助金の受入による収入、現金同等物に含まれない短期投資の取得及び売却によるキャッシュ・フローを表示する。

◆ 財務活動によるキャッシュ・フロー

　財務活動に係る取引である。資金の調達及び返済によるキャッシュ・フローを表示する。

(4) 施設間取引の取扱い

　また、同一開設主体の他の施設(他会計)との取引に係るキャッシュ・フローについては当該取引の実態に照らして独立した科目により適切な区分に記載しなければならない。

　具体的には、会計処理方法ごとに以下のように区分することとなる。

　病院会計準則では、支払利息に係るキャッシュ・フローは、「業務活動」の区分にしか認められていない。なお、受取利息に係るキャッシュ・フローと、支払利息に係るキャッシュ・フローは相殺してはならない。

キャッシュ・フロー計算書における施設間取引の取扱い

区分	会計処理方法	表示科目例
財務活動または投資活動による	施設間の貸借勘定を用いる場合（資金融通のケース）	・他会計繰入金支出 ・他会計からの繰入金収入
財務活動または投資活動による	借入金または貸付金として取扱う場合	・他会計長期借入による収入 ・他会計長期貸付による支出
財務活動による	純資産の直接増減として取扱う場合（資金融通のケース）	・他会計繰入金支出 ・他会計からの繰入金収入
業務活動による	収益または費用に対応する場合	（直接法）他会計医業収入 （間接法）他会計収入又は支出 ・他会計からの利息受取額、他会計への利息支払額

◆ 業務活動によるキャッシュ・フロー

第44　受取利息、受取配当金及び支払利息に係るキャッシュ・フロー
　受取利息、受取配当金及び支払利息に係るキャッシュ・フローは、「業務活動によるキャッシュ・フロー」の区分に記載しなければならない。(注28)
第45　表示方法
　「業務活動によるキャッシュ・フロー」は次のいずれかの方法により表示しなければな

らない。(注29)
1. 主要な取引ごとにキャッシュ・フローを総額表示する方法(以下、「直接法」という。)
2. 税引前当期純利益に非資金損益項目、営業活動に係る資産及び負債の増減、「投資活動によるキャッシュ・フロー」及び「財務活動によるキャッシュ・フロー」の区分に含まれる損益項目を加減して表示する方法（以下、「間接法」という。)

<ガイドライン5－3 キャッシュ・フローの計上区分に相違がある場合>
　キャッシュ・フロー計算書が、病院会計準則の区分、すなわち、「業務活動によるキャッシュ・フロー」、「投資活動によるキャッシュ・フロー」及び「財務活動によるキャッシュ・フロー」に区分されている場合であって、病院会計準則と異なる区分に計上されている項目がある場合には、その旨、病院会計準則によった場合の業務活動によるキャッシュ・フロー、投資活動によるキャッシュ・フロー及び財務活動によるキャッシュ・フローを「比較のための情報」として記載する。

　「業務活動によるキャッシュ・フロー」の表示方法は、直接法と間接法がある。
　直接法とは、現金収支に収益・費用を関連付けて計算する方法である。
　間接法とは、税引前当期純利益に、非資金損益、業務活動に係る資産負債の増減、税引前当期純利益の損益のうち「投資活動によるキャッシュ・フロー」及び「財務活動によるキャッシュ・フロー」に含まれる項目を加減して計算する方法である。
　ちなみに、実務においては、作成方法が簡便という利点により間接法を採用している場合が多い。しかしながら、独立行政法人や国立大学法人では、直接法しか認められていない。病院会計準則ではどちらの方法も認められているが、いったん選択した方法は、継続して適用しなくてはならない。

◆ 投資活動によるキャッシュ・フローと財務活動によるキャッシュ・フロー

第46　総額表示
「投資活動によるキャッシュ・フロー」及び「財務活動によるキャッシュ・フロー」は、主要な取引ごとにキャッシュ・フローを総額表示しなければならない。
（注29）（注30）

　「投資活動によるキャッシュ・フロー」及び「財務活動によるキャッシュ・フロー」は、主要な取引ごとにキャッシュ・フロー計算書を総額表示しなければならない。なお、「業務活動によるキャッシュ・フロー」のように直接法・間接法という表示方法はない。また、短期借入金の借入と返済を短期間に繰り返しているようなものは純額表示が認められている。

◆ 現金等に係る換算差額

> 第47　現金等に係る換算差額
> 　現金等に係る換算差額が発生した場合は、他と区分して表示する。

　現金などの資産に外貨建てのものが含まれている場合、期末日の為替相場によって円換算による換算差額が発生する。換算差額は業務活動・投資活動・財務活動のどの活動にも含まれない。そのため、他と区分して表示しなければならない。

◆ 注記事項

> 第48　注記事項
> 　キャッシュ・フロー計算書には、次の事項を注記しなければならない。
> 1. 資金の範囲に含めた現金等の内容及びその期末残高の貸借対照表科目別の内訳
> 2. 重要な非資金取引
> 3. 各表示区分の記載内容を変更した場合には、その内容

　以下の事項をキャッシュ・フロー計算書に注記することとする。
① 　資金の範囲に含めた現金などの内容及びその期末残高の貸借対照表科目別の内訳。
　　キャッシュ・フロー計算書の資金と、貸借対照表の勘定科目との関係を表すためである。
② 　重要な非資金取引。
　　キャッシュ・フローを伴わない取引のうち、翌会計期間のキャッシュ・フローに重要な影響を与える取引のことである。
　・現物の受入による資産の取得
　・資産の交換
　・PFI（Private Finace Initiative）による資産の取得
③ 　各表示区分の記載内容を変更した場合、その内容。
　　キャッシュ・フロー計算書においても、継続性の原則が当然に適用されるためである。

(5) キャッシュ・フロー計算書の様式例

病院会計準則によるキャッシュ・フロー計算書の直接法と間接法による様式を以下に示す。

様式例：キャッシュ・フロー計算書（直接法）

キャッシュ・フロー計算書
自　平成×年×月×日　　至　平成×年×月×日

区　　分	金　　額
Ⅰ　業務活動によるキャッシュ・フロー	
医業収入	×××
医療材料等の仕入支出	△×××
給与費支出	△×××
委託費支出	△×××
設備関係費支出	△×××
運営費補助金収入	×××
………	×××
小　計	×××
利息及び配当金の受取額	×××
利息の支払額	△×××
………	△×××
………	×××
業務活動によるキャッシュ・フロー	×××
Ⅱ　投資活動によるキャッシュ・フロー	
有価証券の取得による支出	△×××
有価証券の売却による収入	×××
有形固定資産の取得による支出	△×××
有形固定資産の売却による収入	×××
施設設備補助金の受入れによる収入	×××
貸付けによる支出	△×××
貸付金の回収による収入	×××
………	×××
投資活動によるキャッシュ・フロー	×××
Ⅲ　財務活動によるキャッシュ・フロー	
短期借入れによる収入	×××
短期借入金の返済による支出	△×××
長期借入れによる収入	×××
長期借入金の返済による支出	△×××
………	×××
財務活動によるキャッシュ・フロー	×××
Ⅳ　現金等の増加額（又は減少額）	×××
Ⅴ　現金等の期首残高	×××
Ⅵ　現金等の期末残高	×××

様式例：キャッシュ・フロー計算書（間接法）

キャッシュ・フロー計算書
自　平成×年×月×日　　至　平成×年×月×

区　　　　　分	金　　額
Ⅰ　業務活動によるキャッシュ・フロー	
税引前当期純利益	×××
減価償却費	×××
退職給付金引当金の増加額	×××
貸倒引当金の増加額	×××
施設設備補助金収益	△×××
受取利息及び配当金	△×××
支払利息	×××
有価証券売却益	△×××
固定資産売却益	△×××
医業債権の増加額	△×××
たな卸資産の増加額	△×××
仕入債務の増加額	×××
………	×××
小　計	×××
利息及び配当金の受取額	×××
利息の支払額	△×××
………	△×××
………	×××
業務活動によるキャッシュ・フロー	×××
Ⅱ　投資活動によるキャッシュ・フロー	
有価証券の取得による支出	△×××
有価証券の売却による収入	×××
有形固定資産の取得による支出	△×××
有形固定資産の売却による収入	×××
施設設備補助金の受入れによる収入	×××
貸付けによる支出	△×××
貸付金の回収による収入	×××
………	×××
投資活動によるキャッシュ・フロー	×××
Ⅲ　財務活動によるキャッシュ・フロー	
短期借入れによる収入	×××
短期借入金の返済による支出	△×××
長期借入れによる収入	×××
長期借入金の返済による支出	△×××
………	×××
財務活動によるキャッシュ・フロー	×××
Ⅳ　現金等の増加額（又は減少額）	×××
Ⅴ　現金等の期首残高	×××
Ⅵ　現金等の期末残高	×××

11. 第6章　附属明細表原則

(1) 附属明細表の意義、作成目的

第49　附属明細表の作成目的
　附属明細表は、貸借対照表、損益計算書及びキャッシュ・フロー計算書の記載を補足する重要な事項について、その内容、増減状況等を明らかにするものでなければならない。

　財務諸表の作成にあたっては、内部の者及び利害関係者などの外部の者に対し明瞭かつ理解可能なものになるように配慮しなければならない。貸借対照表、損益計算書は過度に詳細であったり、複雑であったりしないよう一覧性のある簡潔明瞭な様式での作成が必要である。しかし、情報開示するためにも、詳細な情報も必要なのである。
　貸借対照表、損益計算書が煩雑にならないよう、かつ、明瞭なものを求めた時に、補足情報の意味において附属明細表が必要になるのである。附属明細表は重要な財務諸表のひとつと位置づけられている。

(2) 附属明細表の種類、様式

第50　附属明細表の種類
　附属明細表の種類は、次に掲げるとおりとする。
1. 純資産明細表
2. 固定資産明細表
3. 貸付金明細表
4. 借入金明細表
5. 引当金明細表
6. 補助金明細表
7. 資産につき設定している担保権の明細表
8. 給与費明細表
9. 本部費明細表

<ガイドライン6－1　附属明細表作成の留意点>
　附属明細表に関連する項目について、病院会計準則と異なる処理を行っている場合には、以下のいずれかの方法により、附属明細表を作成する。
① 　附属明細表は、病院会計準則の処理方法に従ったものを作成し、損益計算書及び貸借対照表との関係について必要に応じて注記する。
② 　附属明細表は、開設主体の会計基準に従った損益計算書及び貸借対照表を基礎に作成し、「比較のための情報」に係る附属明細書の項目について注記する。

220　Ⅱ．医療機関の会計基準

> <ガイドライン6-2　類似の明細表等が存在する場合>
> 　開設主体の会計基準に定められた類似の附属明細表又は明細書が存在する場合は、病院会計準則で規定している内容を「比較のための情報」として当該明細表又は明細書に注記することにより、代替することができる。

　次に記載している附属明細表の様式は、あくまでも記載例である。これらの附属明細表は必要に応じて書式を変えたり情報を追加したりすることができる。追加する情報としては、長期借入金・長期貸付金明細表などの償還期限などが考えられる。
　病院会計準則で規定している附属明細表の様式を以下に説明する。

1）純資産明細表

　純資産明細表は、純資産の増減を表すための補足情報であり、当期純利益または当期純損失以外の純資産の増減要因を注記することで、純資産に関する情報を明確にしている。

【純資産明細表】

項　目	期首残高	当期増加額	当期減少額	当期純利益又は当期純損失	期末残高
純資産額					

（記載上の注意）
　純資産明細表には、純資産の期首残高、当期増加額、当期減少額及び期末残高について記載する。なお、当期における増加額及び減少額は、当期純利益及び当期純損失を区分して記載する。また、当期純利益又は当期純損失以外の増加額及び減少額は、その内容を注記する。

2）固定資産明細表

　次頁の固定資産明細表は、有形固定資産明細表、無形固定資産明細表、減価償却費明細表をひとつにまとめたものである。

【固定資産明細表】

資産の種類	期首残高	当期増加額	当期減少額	期末残高	減価償却累計額又は償却累計額	当期償却額	差引期末残高	摘要
有形固定資産								
計								
無形固定資産								
計								
その他資産								
計								

（記載上の注意）

固定資産明細表には、有形固定資産、無形固定資産及びその他の資産（長期貸付金を除く。）について資産の種類ごとに期首残高、当期増加額、当期減少額、期末残高、減価償却累計額及び当期償却額、差引期末残高の明細を記載する。

3）貸付金明細表、借入金明細表

貸付金明細表及び、借入金明細表とは、貸付金・借入金に関する情報の一覧性を確保するための明細表である。

病院施設において、貸付金・借入金には通常のもの、役員従業員に対する内部のもの、他会計に対するものがある。さらに、貸借対照表では1年基準により、長期と短期とに区分される。貸付金及び借入金は重要なことであり、明確にしなければならないことから、明細表を長期貸付金と短期貸付金及び長期借入金と短期借入金とに区分し、貸借対照表上の勘定科目と整合する。また、1年以内に返済予定の長期貸付金・借入金の金額を記載することにより、振替えの　末も明確になる。

【貸付金明細表】

① 長期貸付金明細表

貸付先	期首残高	当期増加額	当期減少額	期末残高（うち1年内返済予定額）
				(　　　　)
				(　　　　)
計				(　　　　)

② 短期貸付金明細表

貸付先	期首残高	期末残高	増減額
1年以内返済予定の長期貸付金			
計			

(記載上の注意)
　貸付金明細表には、長期貸付金及び短期貸付金を区分し、長期貸付金は貸付先(役員従業員、他会計を含む)ごとに期首残高、当期増加額、当期減少額及び期末残高の明細を、短期貸付金は貸付先ごとに期首残高、期末残高の明細を記載する。

【借入金明細表】

① 長期借入金明細表

借入先	期首残高	当期増加額	当期減少額	期末残高 (うち1年内返済予定額)
				( )
				( )
				( )
計				( )

② 短期借入金明細表

借入先	期首残高	期末残高	増減額
1年以内返済予定の長期借入金			
計			

(記載上の注意)
　借入金明細表には、長期借入金及び短期借入金を区分し、長期借入金は借入先(役員従業員、他会計を含む)ごとに期首残高、当期増加額、当期減少額及び期末残高の明細を、短期借入金は借入先ごとに期首残高、期末残高の明細を記載する。

4) 引当金明細表

　引当金明細表については、当期の減少額を「目的使用」と「その他」とに区分して記載する必要がある。
　その他の場合とは、貸倒引当金における繰入計算の年度洗替処理に伴う取崩しなどである。

【引当金明細表】

区分	期首残高	当期増加額	当期減少額		期末残高	摘要
			目的使用	その他		

(記載上の注意)
　引当金明細表には、引当金の種類ごとに、期首残高、当期増加額、当期減少額及び期末残高の明細を記載する。目的使用以外の要因による減少額については、その内容及び金額を注記する。

5) 補助金明細表

　補助金明細表は、補助金の収益化の処理が導入されたために必要になったものである。

　補助金の交付を受け、交付の種類及び交付元ごとに、目的に従って施設設備の取得に係るものと運営費に係るものとに区分し、補助総額のうち当期収益額と負債計上額を記載する。

【補助金明細表】

種類		交付元	収入総額	当期収益額	負債計上額	補助金交付基準の概要
施設設備						
	小計					
運営費						
	小計					
計						

(記載上の注意)
　補助金明細表には、交付の目的が施設設備の取得の補助に係るものと運営費の補助に係るものとに区分し、交付の種類及び交付元ごとに、補助総額、当期収益計上額、負債計上額等の明細を記載する。なお、非償却資産の取得のために交付を受けた補助金はその内容及び金額を注記する。

6) 資産につき設定している担保権明細表

　資産につき設定している担保権明細表は、病院会計準則が企業会計に準じて適用した明細表である。債務の担保になっている資産は、病院の経営内容を判断するうえで重要な情報であり、貸借対照表に注記しなければならない。よって、明細表においても資産の種類と詳細な債務の内容ごとに記載する。

【資産につき設定している担保権明細表】

担保に供している資産			担保権によって担保されている債務	
種　類	期末帳簿価額	担保権の種類	内　容	期末残高
計			計	

（記載上の注意）
　資産につき設定している担保権明細表には、担保に供している資産の種類ごとに当期末における帳簿価額、担保権の種類、担保権によって担保されている債務の内容及び残高の明細を記載する。

7）給与費明細表

　給与費明細表とは、損益計算書において給与費を職種別に表示することを廃止したことにより、これを補助するために必要となった明細表である。

　これにより給料や賞与だけでなく、賞与引当金繰入額や退職給付費用も職種別に区分して記載するが、法定福利費は職種別に配賦することは実務的に困難であるので、一括で表示する様式となっている。

【給与費明細表】

	給料	賞与	賞与引当金繰入額	退職給付費用	小　計	法定福利費	計
医　　師							
看　護　師							
理学療法士又は作業療法士							
医業技術員							
事　務　員							
技能労務費							
そ　の　他							
計							

（記載上の注意）
　給与明細表には、職種ごとに当期における給料、賞与、退職給付金等の明細を記載する。

8) 本部費明細表

　病院施設の会計において、本部費配賦額に関する会計情報は重要である。よって、本部費明細表は項目ごとに、本部費、当病院への配賦額、配賦基準を記載する。

【本部費明細表】

項　目	本部費	当病院への配賦額	配賦基準
計			

（記載上の注意）
　本部費明細表には、設定された配賦基準を適用する項目ごとに当期における本部費及び当病院への配賦額を記載する。

（付録1） 病院会計準則と関連する注解

病院会計準則	関連する注解
第1章　総　則	
第1　　目的	
第2　　適用の原則	
第3　　会計期間	
第4　　会計単位	
第5　　財務諸表の範囲	
第2章　一般原則	
第6　　真実性の原則	注1
第7　　正規の簿記の原則	注2　注4
第8　　損益取引区別の原則	注3
第9　　明瞭性の原則	注4　注5　注7　注8
第10　　継続性の原則	注5　注6
第11　　保守主義の原則	
第12　　重要性の原則	注4　注5　注7　注8
第13　　単一性の原則	
一般原則注解	
（注1）　真実性の原則について	
（注2）　正規の簿記の原則について	
（注3）　損益取引区別の原則について	
（注4）　重要性の原則の適用について	
（注5）　重要な会計方針について	
（注6）　会計方針の変更について	
（注7）　重要な後発事象について	
（注8）　追加情報について	
第3章　貸借対照表原則	
第14　　貸借対照表の作成目的	注9
第15　　貸借対照表の表示区分	
第16　　資産、負債の表示方法	
第17　　総額主義の原則	
第18　　貸借対照表の配列	
第19　　貸借対照表科目の分類	注9　注10　注11　注12　注13　注14　注15
第20　　資産の貸借対照表価額	注16
第21　　無償取得資産の評価	

第22	有価証券の評価基準及び評価方法	注17　注18
第23	たな卸資産の評価基準及び評価方法	
第24	医業未収金、未収金、貸付金等の貸借対照表価額	注10
第25	有形固定資産の評価	
第26	無形固定資産の評価	注11
第27	負債の貸借対照表価額	注14　注16

貸借対照表原則注解

(注9) 純資産の意義と分類について
(注10) 流動資産又は流動負債と固定資産又は固定負債とを区別する基準について
(注11) ソフトウェアについて
(注12) リース資産の会計処理について
(注13) 引当金について
(注14) 退職給付の総額のうち、貸借対照表日までに発生していると認められる額について
(注15) 補助金の収益化について
(注16) 外貨建資産及び負債について
(注17) 有価証券の評価基準について
(注18) 満期保有目的の債券とその他有価証券との区分について

第4章　損益計算書原則

第28	損益計算書の作成目的	
第29	収益の定義	注19
第30	費用の定義	注19
第31	損益計算書の区分	注20　注22
第32	発生主義の原則	注21
第33	総額主義の原則	
第34	費用収益対応の原則	
第35	医業利益	注22　注23
第36	経常損益計算	
第37	経常利益	
第38	純損益計算	注22
第39	税引前当期純利益	
第40	当期純利益	注24

損益計算書原則注解

(注19) 資本取引について
(注20) 医業損益計算について
(注21) 経過勘定項目について

		控除対象外消費税等負担額について	
(注22)		本部費の配賦について	
(注23)		当期純利益について	
(注24)			

第5章 キャッシュ・フロー計算書原則

第41	キャッシュ・フロー計算書の作成目的	
第42	資金の範囲	注25　注26
第43	キャッシュ・フロー計算書の区分	注27
第44	受取利息、受取配当金及び支払利息に係るキャッシュ・フロー	注28
第45	表示方法	注29
第46	総額表示	注29　注30
第47	現金等に係る換算差額	
第48	注記事項	

キャッシュ・フロー計算書注解

(注25)	要求払預金について
(注26)	現金同等物について
(注27)	同一開設主体の他の施設（他会計）との取引について
(注28)	利息の表示について
(注29)	キャッシュ・フロー計算書の様式及び項目について
(注30)	純額表示について

第6章 附属明細表原則

第49	附属明細表の作成目的	
第50	附属明細表の種類	

　　　1. 純資産明細表
　　　2. 固定資産明細表
　　　3. 貸付金明細表
　　　4. 借入金明細表
　　　5. 引当金明細表
　　　6. 補助金明細表
　　　7. 資産につき設定している担保権の明細表
　　　8. 給与費明細表
　　　9. 本部費明細表

別表　勘定科目の説明

(付録2) ガイドライン項目と関係する開設主体一覧

		国立大学法人	独立行政法人	地方独立行政法人	地方公営企業	日本赤十字社	国家公務員共済組合連合会	社会福祉法人	厚生農業協同組合連合会	公益法人	医療法人	学校法人
1-1	会計単位または財務諸表の範囲が異なる場合									●		●
2-1	会計方針に差異がある場合		●				●			●		●
2-2	重要な会計方針記載の留意点	●	●									
3-1	資産の区分の取扱い				●		●	●				
3-2	資産、負債の区分、名称が異なる場合	●	●	●	●					●		●
3-3	固定性配列法の取扱い	●		●								●
3-4	負債と純資産の区分の取扱い				●							
3-5	補助金の会計処理に相違がある場合				●		●		●	●		●
3-6	有価証券の評価基準等に相違がある場合						●					●
3-7	たな卸資産の評価基準等に相違がある場合						●					●
3-8	ソフトウェアの会計処理に相違がある場合											●
3-9	退職給付債務の会計処理等に相違がある場合		●				●					
3-10	リース資産の会計処理に相違がある場合								●	●		
3-11	引当金の取扱い	●	●	●			●					
4-1	費用の範囲が異なる場合	●	●	●								●
4-2	内部取引の会計処理に相違がある場合						●	●				
4-3	損益計算書の区分・分類が異なる場合	●	●	●	●		●			●		●
4-4	消費税の会計処理に相違がある場合		●	●				●	●			
4-5	本部費の配賦の取扱い	●						●				
5-1	資金の範囲が異なる場合	●	●	●								●
5-2	キャッシュ・フロー計算書の区分が異なる場合											●
5-3	キャッシュ・フローの計上区分に相違がある場合	●										
6-1	附属明細表作成の留意点	●			●					●		●
6-2	類似の明細表等が存在する場合	●	●	●						●		●

(付録 3) 病院会計準則 注解一覧表

(注 1) 真実性の原則について
　病院経営の効率化を図るためには、異なる開設主体間の病院会計情報の比較可能性を確保する必要があり、真実な報告が要請される。

(注 2) 正規の簿記の原則について
　キャッシュ・フロー計算書は、病院の財務諸表を構成する書類のひとつであり、基本的には正確な会計帳簿に基づき作成されるべきものである。

(注 3) 損益取引区別の原則について
　病院会計における損益取引とは、収益又は費用として計上される取引を指し、資本取引とはそれ以外に純資産を増加又は減少させる取引をいう。

(注 4) 重要性の原則の適用について
1. 重要性の乏しいものについては、本来の会計処理によらないで、合理的な範囲で他の簡便な方法によることも、正規の簿記の原則に従った処理として認められる。
2. 重要性の原則は、財務諸表の表示に関しても適用され、本来の財務諸表の表示方法によらないで、合理的な範囲で他の簡便な方法によることも、明瞭性の原則に従った表示として認められる。

(注 5) 重要な会計方針について
　財務諸表には、重要な会計方針を注記しなければならない。会計方針とは、病院が貸借対照表、損益計算書及びキャッシュ・フロー計算書の作成に当たって、その財政状態及び運営状況を正しく示すために使用した会計処理の原則及び手続並びに表示の方法をいう。会計方針の例としては、次のようなものがある。
　　① 有価証券の評価基準及び評価方法
　　② たな卸資産の評価基準及び評価方法
　　③ 固定資産の減価償却の方法
　　④ 引当金の計上基準
　　⑤ 収益及び費用の計上基準
　　⑥ リース取引の処理方法
　　⑦ キャッシュ・フロー計算書における資金の範囲
　　⑧ 消費税等の会計処理方法
　　⑨ その他重要な会計方針

(注 6) 会計方針の変更について
　会計方針を変更した場合には、その旨、理由、影響額等について注記しなければならない。会計方針変更の例としては、次のようなものがある。
　　① 会計処理の原則又は手続きの変更
　　② 表示方法の変更

(注7) 重要な後発事象について

　財務諸表には、貸借対照表、損益計算書及びキャッシュ・フロー計算書を作成する日までに発生した重要な後発事象を注記しなければならない。

　後発事象とは、貸借対照表日後に発生した事象で、次期以降の財政状態及び運営状況に影響を及ぼすものをいう。

　重要な後発事象を注記として記載することは、当該病院の将来の財政状態及び運営状況を理解するための資料として有用である。

　重要な後発事象としては次のようなものがある。
　　① 火災・出水等による重大な損害の発生
　　② 重要な組織の変更
　　③ 重要な係争事件の発生又は解決

(注8) 追加情報について

　土地・建物等の無償使用等を行っている場合、その旨、その内容について注記しなければならない。

(注9) 純資産の意義と分類について

　非営利を前提とする病院施設の会計においては、資産、負債差額を資本としてではなく、純資産と定義することが適切である。

　資産と負債の差額である純資産は、損益計算の結果以外の原因でも増減する。病院は施設会計であるため貸借対照表における純資産の分類は、開設主体の会計の基準、課税上の位置づけによって異なることになり、統一的な取扱いをすることはできない。したがって、開設主体の会計基準の適用にあたっては、必要に応じて勘定科目を分類整理することになる。ただし、当期純利益又は当期純損失を内書し損益計算書とのつながりを明示しなければならない。

(注10) 流動資産又は流動負債と固定資産又は固定負債とを区別する基準について

(1)　医業未収金（手形債権を含む）、前渡金、買掛金、支払手形、預り金等の当該病院の医業活動により発生した債権及び債務は、流動資産又は流動負債に属するものとする。ただし、これらの債権のうち、特別の事情によって1年以内に回収されないことが明らかなものは、固定資産に属するものとする。

(2)　貸付金、借入金、当該病院の医業活動外の活動によって発生した未収金、未払金等の債権及び債務で、貸借対照表日の翌日から起算して1年以内に入金又は支払の期限が到来するものは、流動資産又は流動負債に属するものとし、入金又は支払の期限が1年を超えて到来するものは、固定資産又は固定負債に属するものとする。

(3)　現金及び預金は、原則として流動資産に属するが、預金については貸借対照表日の翌日から起算して1年以内に期限が到来するものは、流動資産に属するものとし、期限が1年を超えて到来するものは、固定資産に属するものとする。

(4)　所有有価証券のうち、売買目的有価証券及び1年内に満期の到来する有価証券は流動

資産に属するものとし、それ以外の有価証券は固定資産に属するものとする。
(5) 前払費用については、貸借対照表日の翌日から起算して1年以内に費用となるものは、流動資産に属するものとし、1年を超える期間を経て費用となるものは、固定資産に属するものとする。未収収益は流動資産に属するものとし、未払費用及び前受収益は、流動負債に属するものとする。
(6) 医薬品、診療材料、給食用材料、貯蔵品等のたな卸資産は、流動資産に属するものとし、病院がその医業目的を達成するために所有し、かつ短期的な費消を予定しない財貨は、固定資産に属するものとする。

(注11) ソフトウェアについて
1. 当該病院が開発し販売するソフトウェアの制作費のうち、研究開発が終了する時点までの原価は期間費用としなければならない。
2. 当該病院が開発し利用するソフトウェアについては、適正な原価を計上した上、その制作費を無形固定資産として計上しなければならない。
3. 医療用器械備品等に組み込まれているソフトウェアの取得に要した費用については、当該医療用器械備品等の取得原価に含める。

(注12) リース資産の会計処理について
リース取引はファイナンス・リース取引とオペレーティング・リース取引に区分し、ファイナンス・リース取引については、通常の売買取引に係る方法に準じて会計処理を行う。

(注13) 引当金について
将来の特定の費用又は損失であって、その発生が当期以前の事象に起因し、発生の可能性が高く、かつ、その金額を合理的に見積ることができる場合には、当期の負担に属する金額を当期の費用又は損失として引当金に繰入れ、当該引当金の残高を貸借対照表の負債の部又は資産の部に記載するものとする。

(注14) 退職給付の総額のうち、貸借対照表日までに発生していると認められる額について
退職給付の総額のうち、貸借対照表日までに発生していると認められる額は、退職給付込額について全勤務期間で除した額を各期の発生額とする方法その他従業員の勤務の対価を合理的に反映する方法を用いて計算しなければならない。

(注15) 補助金の収益化について
補助金については、非償却資産の取得に充てられるものを除き、これを負債の部に記載し、業務の進行に応じて収益に計上する。収益化を行った補助金は、医業外収益の区分に記載する。

(注16) 外貨建資産及び負債について
1. 外貨建資産及び負債については、原則として、決算時の為替相場による円換算額をもって貸借対照表価額とする。
2. 重要な資産又は負債が外貨建であるときは、その旨を注記しなければならない。

(注17) 有価証券の評価基準について

　有価証券については、売買目的有価証券、満期保有目的の債券、その他有価証券に区分し、次のように評価を行う。

1. 売買目的有価証券は、時価で評価し、評価差額は損益計算書に計上する。
2. 満期保有目的の債権は、取得原価をもって貸借対照表価額とする。ただし、債券を債券金額より低い価額又は高い価額で取得した場合においては、取得価額と債券金額との差額の性格が金利の調整と認められるときは、償却原価法に基づいて算定された価額をもって貸借対照表価額としなければならない。償却原価法とは、債券を債券金額より低い価額又は高い価額で取得した場合において、当該差額に相当する金額を償還期に至るまで毎期一定の方法で貸借対照表価額に加減する方法をいう。なお、この場合には、当該加減額を受取利息に含めて処理する。
3. その他有価証券は時価で評価し、評価差額は貸借対照表上、純資産の部に計上するとともに、翌期首に取得原価に洗い替えなければならない。

　なお、満期保有目的の債券及びその他有価証券のうち市場価格のあるものについて時価が著しく下落したときは、回復する見込みがあると認められる場合を除き、時価をもって貸借対照表価額とし、評価差額は当期の費用として計上しなければならない。

(注18) 満期保有目的の債券とその他有価証券との区分について

1. その他有価証券とは、売買目的有価証券、満期保有目的の債券以外の有価証券であり、長期的な時価の変動により利益を得ることを目的として保有する有価証券や、政策的な目的から保有する有価証券が含まれることになる。
2. 余裕資金等の運用として、利息収入を得ることを主たる目的として保有する国債、地方債、政府保証債、その他の債権であって、長期保有の意思をもって取得した債券は、資金繰り等から長期的には売却の可能性が見込まれる債券であっても、満期保有目的の債券に含めるものとする。

(注19) 資本取引について

　収益または費用に含まれない資本取引には、開設主体外部又は同一開設主体の他の施設からの資金等の授受のうち負債の増加又は減少を伴わない取引、その他の有価証券の評価替え等が含まれる。

(注20) 医業損益計算について

　医業において、診療、看護サービス等の提供と医薬品、診療材料等の提供は、ともに病院の医業サービスを提供するものとして一体的に認識する。このため、材料費、給与費、設備関係費、経費等は医業収益に直接的に対応する医業費用として、これを医業収益から控除し、さらに本部会計を設置している場合には、本部費配賦額を控除して医業利益を表示する。

(注21) 経過勘定項目について

1. 前払費用

前払費用は、一定の契約に従い、継続して役務の提供を受ける場合、いまだ提供されていない役務に対し支払われた対価をいう。

　すなわち、火災保険料、賃借料等について一定期間分を前払した場合に、当期末までに提供されていない役務に対する対価は、時間の経過とともに次期以降の費用となるものであるから、これを当期の損益計算から除去するとともに貸借対照表の資産の部に計上しなければならない。前払費用はかかる役務提供契約以外の契約等による前払金とは区別しなければならない。

2. 前受収益

　前受収益は、一定の契約に従い、継続して役務の提供を行う場合、いまだ提供していない役務に対し支払いを受けた対価をいう。

　すなわち、受取利息、賃貸料等について一定期間分を予め前受した場合に、当期末までに提供していない役務に対する対価は時間の経過とともに次期以降の収益となるものであるから、これを当期の損益計算から除去するとともに貸借対照表の負債の部に計上しなければならない。前受収益はかかる役務提供契約以外の契約等による前受金とは区別しなければならない。

3. 未払費用

　未払費用は、一定の契約に従い、継続して役務の提供を受ける場合、すでに提供された役務に対して、いまだその対価の支払いが終わらないものをいう。

　すなわち、支払利息、賃借料、賞与等について、債務としてはまだ確定していないが、当期末までにすでに提供された役務に対する対価は、時間の経過に伴いすでに当期の費用として発生しているものであるから、これを当期の損益計算に計上するとともに貸借対照表の負債の部に計上しなければならない。また、未払費用はかかる役務提供契約以外の契約等による未払金とは区別しなければならない。

4. 未収収益

　未収収益は、一定の契約に従い、継続して役務の提供を行う場合、すでに提供した役務に対して、いまだその対価の支払いを受けていないものをいう。

　すなわち、受取利息、賃貸料等について、債権としてはまだ確定していないが、当期末までにすでに提供した役務に対する対価は、時間の経過に伴いすでに当期の収益として発生しているものであるから、これを当期の損益計算に計上するとともに貸借対照表の資産の部に計上しなければならない。また、未収収益はかかる役務提供契約以外の契約等による未収金とは区別しなければならない。

（注22）控除対象外消費税等負担額について

　消費税等の納付額は、開設主体全体で計算される。病院施設においては開設主体全体で計算された控除対象外消費税等のうち、当該病院の費用等部分から発生した金額を医業費用の控除対象外消費税等負担額とし、当該病院の資産取得部分から発生した金額のうち多額な部分を臨時費用の資産に係る控除対象外消費税等負担額として計上するものとする。

（注23）本部費の配賦について

病院が本部を独立の会計単位として設置するか否かは、各病院の裁量によるが、本部会計を設置している場合には、医業利益を適正に算定するため、医業費用に係る本部費について適切な基準によって配賦を行うことが不可欠である。したがって、この場合には、医業費用の性質に応じて適切な配賦基準を用いて本部費の配賦を行い、その内容を附属明細表に記載しなければならない。

（注24）当期純利益について

開設主体が課税対象法人である場合には、納付すべき税額は、開設主体全体で計算される。したがって、当期の法人税額等として納付すべき額に税効果会計適用によって計算された税金等調整額を加減した金額のうち、当該病院の利益から発生した部分の金額を、法人税、住民税及び事業税負担額として計上するものとする。

（注25）要求払預金について

要求払預金には、例えば、当座預金、普通預金、通知預金及びこれらの預金に相当する郵便貯金が含まれる。

（注26）現金同等物について

現金同等物とは、容易に換金可能であり、かつ、価値の変動について僅少なリスクしか負わない短期投資であり、例えば、取得日から満期日又は償還日までの期間が三か月以内の短期投資である定期預金、譲渡性預金、コマーシャル・ペーパー、売戻し条件付現先、公社債投資信託が含まれる。

（注27）同一開設主体の他の施設（他会計）との取引について

同一開設主体の他の施設（他会計）との取引に係るキャッシュ・フローについては、当該取引の実態に照らして独立した科目により適切な区分に記載しなければならない。

（注28）利息の表示について

利息の受取額及び支払額は、総額で表示するものとする。

（注29）キャッシュ・フロー計算書の様式及び項目について

キャッシュ・フロー計算書の標準的な様式及び各区分における代表的な項目は、様式例（「業務活動によるキャッシュ・フロー」を「直接法」により表示する場合）及び様式例（「業務活動によるキャッシュ・フロー」を「間接法」により表示する場合）のとおりである。

（注30）純額表示について

期間が短く、かつ、回転が早い項目に係るキャッシュ・フローについては、純額で表示することができる。

（付録4）病院会計準則 別表 勘定科目の説明

別表　勘定科目の説明

勘定科目は、日常の会計処理において利用される会計帳簿の記録計算単位である。したがって、最終的に作成される財務諸表の表示科目と必ずしも一致するものではない。なお、経営活動において行う様々な管理目的及び租税計算目的等のために、必要に応じて同一勘定科目をさらに細分類した補助科目を設定することもできる。

資産・負債の部

区分	勘定科目	説明
資産の部		
流動資産		
	現金	現金、他人振出当座小切手、送金小切手、郵便為替小切手、送金為替手形、預金手形（預金小切手）、郵便為替証書、郵便振替貯金払出証書、期限到来公社債利札、官庁支払命令書等の現金と同じ性質をもつ貨幣代用物及び小口現金など
	預金	当座預金、普通預金、通知預金、定期預金、定期積金、郵便貯金、郵便振替貯金、外貨預金、金銭信託その他金融機関に対する各種掛金など。ただし、契約期間が1年を超えるものは「その他の資産」に含める。
	医業未収金	医業収益に対する未収入金（手形債券を含む）
	未収金	医業収益以外の収益に対する未収入金（手形債券を含む）
	有価証券	国債、地方債、株式、社債、証券投資信託の受益証券などのうち時価の変動により利益を得ることを目的とする売買目的有価証券
	医薬品	医薬品（医業費用の医薬品費参照）のたな卸高
	診療材料	診療材料（医業費用の診療材料費参照）のたな卸高
	給食用材料	給食用材料（医業費用の給食用材料費及び医業外給食材料費参照）のたな卸高
	貯蔵品	(ｱ)医療消耗器具備品（医業費用の医療消耗器具備品費参照）のたな卸高 (ｲ)その他の消耗品及び消耗器具備品（医業費用の消耗品費及び消耗器具備品費参照）のたな卸高
	前渡金	諸材料、燃料の購入代金の前渡額、修繕代金の前渡額、その他これに類する前渡額
	前払費用	火災保険料、賃借料、支払利息など時の経過に依存する継続的な役務の享受取引に対する前払分のうち未経過分の金額（ただし、1年を超えて費用化するものは除く）
	未収収益	受取利息、賃借料など時の経過に依存する継続的な役務提供取引において既に役務の提供は行ったが、会計期末までに法的にその対価の支払請求を行えない分の金額
	短期貸付金	金銭消費貸借契約等に基づき開設主体の外部に対する貸付取引のうち当初の契約において1年以内に受取期限の到来するもの
	役員従業員短期貸付金	役員、従業員に対する貸付金のうち当初の契約において1年以内に受取期限の到来するもの

第10章 病院会計準則について 237

	他会計短期貸付金	他会計、本部などに対する貸付金のうち当初の契約において1年以内に受取期限の到来するもの
	その他の流動資産	立替金、仮払金など前掲の科目に属さない債権等であって、1年以内に回収可能なもの。 ただし、金額の大きいものについては独立の勘定科目を設けて処理することが望ましい。
	貸倒引当金	医業未収金、未収金、短期貸付金などの金銭債権に関する取立不能見込額の引当額
固定資産	（有形固定資産）	
	建物	(ｱ)診療棟、病棟、管理棟、職員宿舎など病院に属する建物 (ｲ)電気、空調、冷暖房、昇降機、給排水など建物に附属する設備
	構築物	貯水池、門、塀、舗装道路、緑化施設など建物以外の工作物及び土木設備であって土地に定着したもの
	医療用器械備品	治療、検査、看護など医療用の器械、器具、備品など（ファイナンス・リース契約によるものを含む）
	その他器械備品	その他前掲に属さない器械、器具、備品など（ファイナンス・リース契約によるものを含む）
	車両及び船舶	救急車、検診車、巡回用自動車、乗用車、船舶など（ファイナンス・リース契約によるものを含む）
	放射性同位元素	診療用の放射性同位元素
	その他の有形固定資産	立木竹など前掲の科目に属さないもの。ただし、金額の大きいものについては独立の勘定科目を設けて処理することが望ましい。
	土地	病院事業活動のために使用している土地
	建設仮勘定	有形固定資産の建設、拡張、改造などの工事が完了し移動するまでに発生する請負前渡金、建設用材料部品の買入代金など
	減価償却累計額	土地及び建設仮勘定以外の有形固定資産について行った減価償却累計額
	（無形固定資産）	
	借地権	建物の所有を目的とする地上権及び賃借権などの借地法上の借地権で対価をもって取得したもの
	ソフトウェア	コンピュータソフトウェアに係る費用で、外部から購入した場合の取得に要した費用ないしは制作費用のうち研究開発費に該当しないもの
	その他の無形固定資産	電話加入権、給湯権、特許権などの前掲の科目に属さないもの。ただし、金額の大きいものについては独立の勘定科目を設けて処理することが望ましい。
	（その他の資産）	
	有価証券	国債、地方債、株式、社債、証券投資信託の受益証券などのうち満期保有目的の債券、その他有価証券及び市場価格のない有価証券
	長期貸付金	金銭消費貸借契約等に基づき開設主体の外部に対する貸付取引のうち、当初の契約において1年を超えて受取期限の到来するもの
	役員従業員長期貸付金	役員、従業員に対する貸付金のうち当初の契約において1年を超えて受取期限の到来するもの
	他会計長期貸付金	他会計、本部などに対する貸付金のうち当初の契約において1年を超えて受取期限の到来するもの
	長期前払費用	時の経過に依存する継続的な役務の享受取引に対

		する前払分で1年を超えて費用化される未経過分の金額
	その他の固定資産	関係団体に対する出資金、差入保証金など前掲の科目に属さないもの。ただし、金額の大きいものについては独立の勘定科目を設けて処理することが望ましい。
	貸倒引当金	長期貸付金など金銭債権に関する取立不能見込額の引当額
負債の部		
流動負債		
	買掛金	医薬品、診療材料、給食用材料などたな卸資産に対する未払債務
	支払手形	手形上の債務。ただし、金融手形は短期借入金又は長期借入金に含める。又、建物設備等の購入取引によって生じた債務は独立の勘定科目を設けて処理する。
	未払金	器械、備品などの償却資産及び医業費用等に対する未払債務
	短期借入金	公庫、事業団、金融機関などの外部からの借入金で、当初の契約において1年以内に返済期限が到来するもの
	役員従業員短期借入金	役員、従業員からの借入金のうち当初の契約において1年以内に返済期限が到来するもの
	他会計短期借入金	他会計、本部などからの借入金のうち当初の契約において1年以内に返済期限が到来するもの
	未払費用	賃金、支払利息、賃借料など時の経過に依存する継続的な役務給付取引において既に役務の給付は受けたが、会計期末までに法的にその対価の支払債務が確定していない分の金額
	前受金	医業収益の前受額、その他これに類する前受額
	預り金	入院預り金など従業員以外の者からの一時的な預り金
	従業員預り金	源泉徴収税額及び社会保険料などの徴収額等、従業員に関する一時的な預り金
	前受収益	受取利息、賃貸料など時の経過に依存する継続的な役務提供取引に対する前受分のうち未経過分の金額
	賞与引当金	支給対象期間に基づき定期に支給する従業員賞与に係る引当金
	その他の流動負債	仮受金など前掲の科目に属さない債務等であって、1年以内に期限が到来するもの。ただし、金額の大きいものについては独立の勘定科目を設けて処理することが望ましい。
固定負債		
	長期借入金	公庫、事業団、金融機関などの外部からの借入金で、当初の契約において1年を超えて返済期限が到来するもの
	役員従業員長期借入金	役員、従業員からの借入金のうち当初の契約において1年を超えて返済期限が到来するもの
	他会計長期借入金	他会計、本部などからの借入金のうち当初の契約において1年を越えて返済期限が到来するもの
	長期未払金	器械、備品など償却資産に対する未払債務（リース契約による債務を含む）のうち支払期間が1年を超

第10章　病院会計準則について　239

	勘定科目	説明
		えるもの。
	退職給付引当金	退職給付に係る会計基準に基づき従業員が提供した労働用益に対して将来支払われる退職給付に備えて設定される引当金
	長期前受補助金	償却資産の設備の取得に対して交付された補助金であり、取得した償却資産の毎期の減価償却費に対応する部分を取崩した後の未償却残高対応額
	その他の固定負債	前掲の科目に属さない債務等であって、期間が1年を超えるもの。ただし、金額の大きいものについては独立の勘定科目を設けて処理することが望ましい。

損益の部

区　分	勘定科目	説　　明
医業収益		
	入院診療収益	入院患者の診療、療養に係る収益（医療保険、公費負担医療、公害医療、労災保険、自動車損害賠償責任保険、自費診療、介護保険等）
	室料差額収益	特定療養費の対象となる特別の療養環境の提供に係る収益
	外来診療収益	外来患者の診療、療養にかかる収益（医療保険、公費負担医療、公害医療、労災保険、自動車損害賠償責任保険、自費診療等）
	保健予防活動収益	各種の健康診断、人間ドック、予防接種、妊産婦保健指導等保健予防活動に係る収益
	受託検査・施設利用収益	他の医療機関から検査の委託を受けた場合の検査収益及び医療設備機器を他の医療機関の利用に供した場合の収益
	その他の医業収益	文書料等上記に属さない医業収益（施設介護及び短期入所療養介護以外の介護報酬を含む）
	保険等査定減	社会保険診療報酬支払基金などの審査機関による査定減額
医業費用		
	（材料費）	
	医薬品費	（ア）投薬用薬品の費消額 （イ）注射用薬品（血液、プラズマを含む）の費消額 （ウ）外用薬、検査用試薬、造影剤など前記の項目に属さない薬品の費消額
	診療材料費	カテーテル、縫合糸、酸素、ギプス粉、レントゲンフイルム、など1回ごとに消費する診療材料の費消額
	医療消耗器具備品費	診療、検査、看護、給食などの医療用の器械、器具及び放射性同位元素のうち、固定資産の計上基準額に満たないもの、または1年内に消費するもの
	給食用材料費	患者給食のために使用した食品の費消額
	（給与費）	
	給料	病院で直接業務に従事する役員・従業員に対する給料、手当
	賞与	病院で直接業務に従事する従業員に対する確定済賞与のうち、当該会計期間に係る部分の金額
	賞与引当金繰入額	病院で直接業務に従事する従業員に対する翌会計期間に確定する賞与の当該会計期間に係る部分の

			見積額
		退職給付費用	病院で直接業務に従事する従業員に対する退職一時金、退職年金等将来の退職給付のうち、当該会計期間の負担に属する金額（役員であることに起因する部分を除く）
		法定福利費	病院で直接業務に従事する役員・従業員に対する健康保険法、厚生年金保険法、雇用保険法、労働者災害補償保険法、各種の組合法などの法令に基づく事業主負担額
	（委託費）		
		検査委託費	外部に委託した検査業務の対価としての費用
		給食委託費	外部に委託した給食業務の対価としての費用
		寝具委託費	外部に委託した寝具整備業務の対価としての費用
		医事委託費	外部に委託した医療業務の対価としての費用
		清掃委託費	外部に委託した清掃業務の対価としての費用
		保守委託費	外部に委託した施設設備に係る保守業務の対価としての費用。ただし、器機保守料に該当するものは除く。
		その他の委託費	外部に委託した上記以外の業務の対価としての費用。ただし、金額の大きいものについては独立の科目を設ける。
	（設備関係費）		
		減価償却費	固定資産の計画的・規則的な取得原価の配分額
		器機賃借料	固定資産に計上を要しない器機等のリース、レンタル料
		地代家賃	土地、建物などの賃借料
		修繕費	有形固定資産に損傷、摩滅、汚損などが生じたとき、現状回復に要した通常の修繕のための費用
		固定資産税等	固定資産税、都市計画税等の固定資産の保有に係る租税公課。ただし、車両関係費に該当するものを除く。
		器機保守料	器機の保守契約に係る費用
		器機設備保険料	施設設備に係る火災保険料等の費用。ただし、車両関係費に該当するものは除く。
		車両関係費	救急車、検診車、巡回用自動車、乗用車、船舶などの燃料、車両検査、自動車車損害賠償責任保険、自動車税等の費用
	（研究研修費）		
		研究費	研究材料（動物、飼料などを含む）、研究図書等の研究活動に係る費用
		研修費	講習会参加に係る会費、旅費交通費、研修会開催のために招聘した講師に対する謝金等職員研修に係る費用
	（経費）		
		福利厚生費	福利施設負担額、構成費など従業員の福利厚生のために要する法定外福利費 （ア）　看護宿舎、食堂、売店など福利施設を利用する場合における事業主負担額 （イ）　診療、健康診断などを行った場合の減免額、その他衛生、保健、慰安、修養、教育訓練などに要する費用、団体生命保険料及び慶弔に際して一定の基準により支給される金品などの現物給与。

第10章 病院会計準則について 241

		ただし、金額の大きいものについては、独立の科目を設ける。
	旅費交通費	業務のための出張旅費。ただし、研究、研修のための旅費を除く。
	職員被服費	従業員に支給又は貸与する白衣、予防衣、診察衣、作業衣などの購入、洗濯等の費用
	通信費	電信電話料、インターネット接続料、郵便料金など通信のための費用
	広告宣伝費	機関誌、広報誌などの印刷製本費、電飾広告等の広告宣伝に係る費用
	消耗品費	カルテ、検査伝票、会計伝票などの医療用、事務用の用紙、帳簿、電球、洗剤など1年内に消費するものの費消額。ただし、材料費に属するものを除く。
	消耗器具備品費	事務用その他の器械、器具のうち、固定資産の計上基準額に満たないもの、または1年内に消費するもの
	会議費	運営諸会議など院内管理のための会議の費用
	水道光熱費	電気、ガス、水道、重油などの費用。ただし、車両関係費に該当するものは除く。
	保険料	生命保険料、病院責任賠償保険料など保険契約に基づく費用。ただし、福利厚生費、器機設備保険料、車両関係費に該当するものを除く。
	交際費	接待費及び慶弔など交際に要する費用。
	諸会費	各種団体に対する会費、分担金などの費用
	租税公課	印紙税、登録免許税、事業所税などの租税及び町会費などの公共的課金としての費用。ただし、固定資産税等、車両関係費、法人税・住民税及び事業税負担額、課税仕入れに係る消費税及び地方消費税相当部分に該当するものは除く。
	医業貸倒損失	医業未収金の徴収不能額のうち、貸倒引当金で填補されない部分の金額
	貸倒引当金繰入額	当該会計期間に発生した医業未収金のうち、徴収不能と見積もられる部分の金額
	雑費	振込手数料、院内託児所費、学生に対して学費、教材費などを負担した場合の看護師要請費など経費のうち前記に属さない費用。 ただし、金額の大きいものについては独立の科目を設ける。
	控除対象外消費税等負担額	病院の負担に属する控除対象外の消費税及び地方消費税。ただし、資産に係る控除対象外消費税に該当するものは除く。
	本部費配賦額	本部会計を設けた場合の、一定の配賦基準で配賦された本部の費用
医業外収益		
	受取利息及び配当金	預貯金、公社債の利息、出資金等に係る分配金
	有価証券売却益	売買目的等で所有する有価証券を売却した場合の売却益
	運営費補助金収益	運営に係る補助金、負担金
	施設設備補助金収益	施設設備に係る補助金、負担金のうち、当該会計期間に配分された金額
	患者外給食収益	従業員等患者以外に提供した食事に対する収益
	その他の医業外収益	前記の科目に属さない医業外収益。ただし、金額が大きいものについては、独立の科目を設ける。

医業外費用		
	支払利息	長期借入金、短期借入金の支払利息
	有価証券売却損	売買目的等で所有する有価証券を売却した場合の売却損
	患者外給食用材料費	従業員等患者以外に提供した食事に対する材料費。ただし、給食業務を委託している場合には、患者外給食委託費とする。
	診療費減免額	患者に無料または低額な料金で診療を行う場合の割引額など
	医業外貸倒損失	医業未収金以外の債権の回収不能額のうち、貸倒引当金で填補されない部分の金額
	貸倒引当金医業外繰入額	当該会計期間に発生した医業未収金以外の債権の発生額のうち、回収不能と見積もられる部分の金額
	その他の医業外費用	前記の科目に属さない医業外費用。ただし、金額が大きいものについては、独立の科目を設ける。
臨時収益		
	固定資産売却益	固定資産の売却価額がその帳簿価額を超える差額
	その他の臨時収益	前記以外の臨時的に発生した収益。
臨時費用		
	固定資産売却損	固定資産の売却価額がその帳簿価額に不足する差額
	固定資産除却損	固定資産を廃棄した場合の帳簿価額及び撤去費用
	資産に係る控除対象外消費税等負担額	病院の負担に属する控除対象外の消費税及び地方消費税のうち資産取得部分から発生した金額のうち多額な部分
	災害損失	火災、出水等の災害に係る廃棄損と復旧に関する支出の合計額
	その他の臨時費用	前記以外の臨時的に発生した費用
法人税、住民税及び事業税負担額		法人税、住民税及び事業税のうち、当該会計年度の病院の負担に属するものとして計算された金額

■著者紹介

羽生　正宗（はにゅう　まさむね）

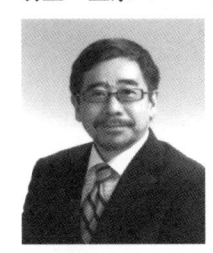

1954 年大分県別府市生まれ
九州大学大学院法学研究科修士課程修了
九州大学大学院医学系学府医療経営・管理学修士課程修了
慶應義塾大学大学院商学研究科修士課程修了
医療マネジメントシステム研究所理事長、㈱羽生会計事務所　代表取締役を経て 2007 年より山口大学　大学院経済学研究科教授〔学術博士：医療・福祉経営論、医療・福祉経営戦略論・社会起業家論〕、税理士
社団法人日本メディカル研究所理事長

主要業績

『医療経営マネジメント論』(財)大蔵財務協会　2009 年 4 月
『具体的計算例・記載例による公益法人移行申請手続の実務マニュアル』(財) 大蔵財務協会　2009 年 2 月
『福祉経営マネジメント論』(財)大蔵財務協会　2008 年 12 月
『社会的課題への取組み　社会起業 NPO 法人－今、求められる新しい NPO 法人像とその可能性－』(財)大蔵財務協会　2008 年 11 月
『新医療法人制度詳解－移行・会計・税務－』(財)大蔵財務協会　2008 年 6 月
社会保険旬報 No.2342『内部通報を促進するマネジメントシステムの確立（実証分析を通して）』2008 年 2 月
『新公益法人移行手続きの実務』(財)大蔵財務協会　2007 年 10 月、全訂版 2008 年 6 月
『公益通報者保護法対応　医療機関における内部通報システム－ HSR（病院の社会的責任）体制の構築－』㈱中央経済社　2006 年 12 月
『社会医療法人の概説』㈱じほう　2006 年 9 月
『財務的視野によるバランスト・スコアカードを活かした病院経営』日総研出版㈱　2006 年 4 月　その他著書多数

医療簿記 I

2010 年 5 月 10 日　初版第 1 刷発行

■著　　　者──羽生正宗
■発 行 者──佐藤　守
■発 行 所──株式会社　大学教育出版
　　　　　　〒 700-0953　岡山市南区西市 855-4
　　　　　　電話 (086)244-1268㈹　FAX (086)246-0294
■印刷製本──サンコー印刷㈱
■装　　　丁──ティーボーンデザイン事務所

Ⓒ Masamune Hanyu 2010, Printed in japan
検印省略　　落丁・乱丁本はお取り替えいたします。
無断で本書の一部または全部を複写・複製することは禁じられています。

ISBN978 - 4 - 88730 - 961 - 6